症例から問いかける
CCUカンファレンス

[編著]
樋口 義治 大阪警察病院循環器内科 部長

[著]
柏瀬 一路 兵庫医科大学循環器内科・冠疾患科 講師
平田 明生 大阪警察病院循環器内科 副部長
竹田 泰治 大阪警察病院循環器内科 副部長
牧野 信彦 大阪警察病院循環器内科 副部長
林　 隆治 大阪警察病院循環器内科 医長

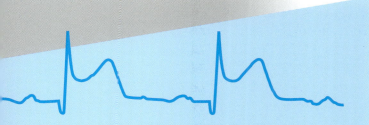

メディカル・サイエンス・インターナショナル

CCU Conference: Case-Based Discussion
First Edition
Edited by Yoshiharu Higuchi

© 2019 by Medical Sciences International, Ltd., Tokyo
All rights reserved.
ISBN 978-4-8157-0147-5

Printed and Bound in Japan

序　文

「CCUで研修する若手循環器内科医にとって，本当に実践的な症例集を作りたい」……その思いから，メディカル・サイエンス・インターナショナル・書籍編集部の染谷繁實エディターと議論を重ねて企画を練り上げました。

本書の狙いはCCUの臨場感を再現することと，疾患に対する応用力を養うことです。症例集ですが，少しヒネリを加えてカンファレンス形式で症例検討が進行していきます。CCUデビュー間もない後期研修医の先生が症例をプレゼンする様子を想像してみてください。オーベンから鋭いツッコミを受けるかもしれません。そのツッコミのポイントが，病歴や心電図，血液検査などからの「問いかけ」にちりばめられています。適宜オーベンからの「Lecture」が入りますので知識を整理してください。知っておくと役に立つことや，強調しておきたいことを「オーベンからのひと言」にまとめました。カンファレンスで議論した結果，「次の一手」が決まります。

本書は大阪警察病院循環器内科の医長以上による分担執筆です。この執筆陣には一定期間ずつ交代でCCU主任としてCCUを管理し，若手医師から構成されるCCUメンバーを指揮・指導してもらっています。本書では，執筆者それぞれが担当期間中にCCU主任として出会い，CCUメンバーとともに議論して治療した症例を選んで，CCUカンファレンスを再現してもらいました。読者諸氏は大阪警察病院でのCCUカンファレンスに立ち会っているような雰囲気を感じ取ってもらえるでしょう。

―症例から何を学ぶか？

教科書の勉強方法と症例集の勉強方法はまったく違います。1つの疾患について縦割りに知識を得るのが教科書の勉強法。症例を通して学ぶことは，次に同じような症例に出会ったときにどうするか，あるいは似ているが細部の異なる症例に出会ったときにどうするかについてのシミュレーションです。想像力と応用力が必要ですが，一朝一夕には得られません。

カンファレンスで経験豊富なオーベンの話を聞いて，自分の経験として咀嚼していくのが最も手っ取り早い方法です。筆者を含め，執筆者たちもそうやって学んできました。研修の合間に本書の症例を追体験してみてください。実際の症例にあたったときに，症例から何を問いかけられているのかが理解できてくると思います。

まるで自分が体験したかのように感じるのが良い症例集といえるでしょう。

本書はさらに，似て非なる症例にも思いを馳せるため，読者諸氏の想像力の啓
発を目指しました。

　本書がCCU研修のサプリメントになれば幸いです。

2019年1月

樋口　義治

著者一覧

■編・著者

樋口　義治
　　大阪警察病院循環器内科 部長（序章，Part Ⅰ 症例1〜3）

■著者

柏瀬　一路
　　兵庫医科大学循環器内科・冠疾患科 講師（Part Ⅰ 症例4，Part Ⅱ 症例1）

平田　明生
　　大阪警察病院循環器内科 副部長（Part Ⅲ 症例1〜3）

竹田　泰治
　　大阪警察病院循環器内科 副部長（Part Ⅱ 症例3〜5，Part Ⅳ 症例2）

牧野　信彦
　　大阪警察病院循環器内科 副部長（Part Ⅱ 症例8，Part Ⅳ 症例1）

林　　隆治
　　大阪警察病院循環器内科 医長（Part Ⅱ 症例2・6・7）

目　　次

序章　　Overview：最近のCCU事情 ………………………………………… 1

Part Ⅰ　虚血性心疾患

症例1　合併症のない急性前壁心筋梗塞 ……………………………………… 4

症例2　右室梗塞を伴った急性下壁心筋梗塞 ……………………………… 21

症例3　心原性ショックを呈した若年亜急性心筋梗塞 ………………… 34

症例4　経過中に血行再建術を必要とした虚血性心疾患合併心不全 …… 52

Part Ⅱ　心不全

症例1　急性非代償性心不全：HFpEFの初回心不全 ………………………… 68

症例2　入退院を繰り返す心不全 …………………………………………… 83

症例3　拡張型心筋症が疑われる左室駆出率の低下した心不全 ……… 97

症例4　急性心筋炎による心不全 …………………………………………… 117

症例5　弁膜症を原因とする心不全 ………………………………………… 140

症例6　右心不全を伴った重症心不全 ……………………………………… 158

症例7　認知症を合併した超高齢者心不全 ……………………………… 172

症例8　糖尿病性腎症によるネフローゼ症候群を合併した心不全 …… 187

Part Ⅲ　不整脈

症例1　頻脈誘発性心筋症による心不全 ………………………………… 204

症例2　頻脈性心房細動により容易に循環破綻する肥大型心筋症 …… 222

症例3　過去にペースメーカのトラブルがあったCCU入室患者 ……… 241

Part Ⅳ　その他の疾患

症例1　待期的に修復術を行った急性大動脈解離 ……………………… 256

症例2　循環破綻に至った急性肺塞栓 …………………………………… 273

索　引 …………………………………………………………………………… 288

目次　vii

Lecture

■Part I

症例1

- ・ischemic preconditioning とは？ ……………………………… 6
- ・気をつけなければいけない急性心筋梗塞の機械的合併症 ……………… 18

症例2

- ・下壁心筋梗塞で注意すべき病態 ……………………………… 22
- ・右室梗塞診断のポイント ……………………………… 24

症例3

- ・心筋梗塞の protective な因子とは？ ……………………… 36
- ・心筋 stunning ……………………………………… 43

症例4

- ・心筋梗塞の定義と分類—Universal Definition より …………… 56

■Part II

症例1

- ・HFpEF の原因や特徴 ……………………………… 73
- ・フロセミドは bolus 投与と持続投与のどちらがいいか？ ……………… 75
- ・心不全急性期のうっ血解除と腎機能悪化について ………………… 79

症例2

- ・虚血性僧帽弁閉鎖不全症とその治療 ………………………… 87
- ・急性心不全に対するトルバプタンの効果 ……………………… 93
- ・心不全チーム医療とコメディカルの役割 ……………………… 95
- ・心不全緩和ケアに使用する薬物 ……………………………… 96

症例3

- ・鑑別するべき二次性心筋症 ……………………………… 103
- ・うっ血の解除と組織灌流の維持 ……………………………… 112

症例4

- ・急性心不全をフォローするポイント ………………………… 134

症例5

- ・機能的僧帽弁逆流と器質的僧帽弁逆流 ……………………… 152

症例6
・体液量の指標 ··· 163
・トルバプタンに期待すること ··· 166

症例7
・高齢者心不全 ·· 174
・老人性アミロイドーシス ·· 175
・トルバプタンの responder/unresponder を知る ······························ 180
・尿所見から組織灌流を知る！ ·· 184

症例8
・再膨張肺水腫 ·· 192
・肺高血圧症の病型分類 ·· 194

■Part Ⅲ
症例1
・心房細動患者では必ず動悸症状があるとは限らない ····················· 206
・心房細動における脳塞栓症発症のリスクスコア ····························· 209
・抗凝固療法の使い分け ·· 218

症例2
・当患者のCRT-Dの植込みについて ·· 226
・CRTにおける至適 AV delay と VV delay ·· 237

症例3
・デバイス感染への対処法 ·· 244
・洞不全症候群の病型（Rubenstein 分類） ······································· 246
・リードレスペースメーカの特徴 ·· 249

■Part Ⅳ
症例1
・血圧の管理目標値と降圧手段 ·· 260
・リハビリテーション ··· 271

オーベンからのひと言

■Part I

症例1

- reciprocal change は紙出力でよくわかる ……………………… 7
- なぜonsetを知ることが大切なのか？ ………………………… 13
- もしも経過中に胸痛を訴えた場合，何を考えてどうするのか？ ………… 19

症例2

- 重症右室梗塞 ……………………………………………………… 27
- Swan-Ganz カテーテル抜去のタイミングは？ …………………… 31

症例3

- 冠動脈造影の前に病態を予測する ……………………………… 38
- PCPSでかろうじて血圧を維持している患者 …………………… 42
- 第2病日に考えること …………………………………………… 45

症例4

- aV$_R$誘導のST上昇でわかること ……………………………… 54
- NSTEMI疑いの全例に緊急カテーテル検査をするか？ ………… 57
- 心内膜下虚血のST低下と陰性T波 …………………………… 59

■Part II

症例1

- 急性心不全へのアプローチ ……………………………………… 73
- 薬剤量は共通言語「γ」で記載する ……………………………… 75
- HFpEFの治療は全人的に行う …………………………………… 81

症例2

- 心不全と緩和ケア ………………………………………………… 89
- 利尿薬が奏功しないとき ………………………………………… 91
- もしも，ドブタミンのウィーニングの途中でうっ血の増悪，あるいは
  尿量の減少，腎機能の再増悪がみられたらどうする？ ………… 93

症例3

- 本症例の初期対応について ……………………………………… 103
- warm upが必要な患者とその方法 ……………………………… 109

症例4
・心エコーは積極的に行う ……………………………………………… 121
・心筋炎重症化に対するリスクマネージメント ……………………… 128

症例5
・本症例の見方 …………………………………………………………… 145
・僧帽弁逆流の捉え方 …………………………………………………… 151

症例6
・女性の心不全を見たらサルコイドーシスを疑え …………………… 161
・薬効評価の簡易な指標 ………………………………………………… 163
・重症心不全にミルリノン併用という一手 …………………………… 164
・VAD導入のタイミング ……………………………………………… 169

症例7
・超高齢者における鎮静と血圧 ………………………………………… 177
・慢性心不全における経口強心薬という選択 ………………………… 182

症例8
・輸血の際に気をつけることは？ ……………………………………… 191
・酸素投与だけでは呼吸状態が改善しないときに考えておくこと … 192
・ループ利尿薬の効果発揮にはアルブミンが必要 …………………… 196
・サードスペースの扱い方 ……………………………………………… 198
・トルバプタン使用時の注意点は？ …………………………………… 200

■Part Ⅲ
症例1
・心房粗動と洞調律の見分け方 ………………………………………… 207
・電気的除細動ができなかったら？ …………………………………… 212
・アブレーション施行のタイミングは？ ……………………………… 216

症例2
・CRT植込み患者における両室ペーシング率 ……………………… 228

症例3
・ペースメーカが挿入できないときは？ ……………………………… 245
・心不全のコントロールがつかないときの，永久ペースメーカを入れる
　タイミングは？ ………………………………………………………… 248
・心不全に対する至適心拍数とは？ …………………………………… 252

■Part Ⅳ
症例1
・ハートチームとは？ ……………………………………………………………… 259
・ニカルジピンは中心静脈ラインから ……………………………………………… 260
・造影剤腎症とは ……………………………………………………………………… 262
・CHDF導入時の血圧低下 ………………………………………………………… 267
・CHDFが奏功しないとき …………………………………………………………… 268
症例2
・急性肺血栓塞栓症 …………………………………………………………………… 277
・急性肺血栓塞栓症の抗血栓療法 …………………………………………………… 280

Mini Case
■Part Ⅰ
症例1
・ST上昇心電図とたこつぼ型心筋症の鑑別 ………………………………………… 8
症例3
・PCPS抜去後に脳塞栓症から出血性梗塞に至った1例 …………………………… 44
■Part Ⅱ
症例4
・急速に病態の進行した劇症型心筋炎 ……………………………………………… 122
■Part Ⅲ
症例2
・心房細動発作から失神に至った閉塞性肥大型心筋症例 ………………………… 234
■Part Ⅳ
症例2
・ヘパリンおよび経口抗凝固薬が有効な典型的経過をたどった肺血栓
　塞栓症例 ……………………………………………………………………………… 286

注　意

本書に記載した情報に関しては，正確を期し，一般臨床で広く受け入れられている方法を記載するよう注意を払った。しかしながら，著者ならびに出版社は，本書の情報を用いた結果生じたいかなる不都合に対しても責任を負うものではない。本書の内容の特定な状況への適用に関しての責任は，医師各自のうちにある。

　著者ならびに出版社は，本書に記載した薬物の選択，用量については，出版時の最新の推奨，および臨床状況に基づいていることを確認するよう努力を払っている。しかし，医学は日進月歩で進んでおり，政府の規制は変わり，薬物療法や薬物反応に関する情報は常に変化している。読者は，薬物の使用にあたっては個々の薬物の添付文書を参照し，適応，用量，付加された注意・警告に関する変化を常に確認することを怠ってはならない。これは，推奨された薬物が新しいものであったり，汎用されるものではない場合に，特に重要である。

序章 Overview：最近のCCU事情

● CCUの現況と歴史

□ はじめに，大阪警察病院における2018年4～10月のCCU入室患者の内訳と平均年齢を示す（図1, 2）。

□ 心不全入院が多いことと，CCU入室患者の高齢化が進んでいることに気がつく。おそらく日本の都市部におけるCCUでは，同じような傾向にあると思われる。実際に本書でも心不全Partに最も多くのページ数を費やすこととなり，その他のPartでも結局は心不全を問題とすることが多くなっている。

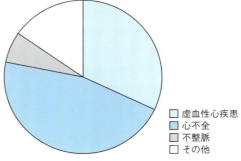

図1　CCU入室患者。疾患群ごとの割合は，虚血性心疾患32％，心不全46％，不整脈6％，その他の疾患16％。

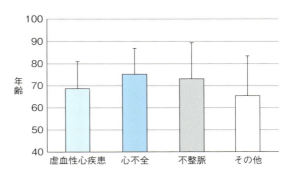

図2　各疾患群の平均年齢。虚血性心疾患69±12歳，心不全75±12歳，不整脈73±16歳，その他の疾患65±18歳。

2 序章

☐ 日本初のCCUが開設されたのは1967年であり，当時は病院到着後死亡率が50％に達していた急性心筋梗塞の救命が主な目的であった。CCUとは冠動脈疾患治療室Coronary Care Unitの略であり，最も重要視されたものは，重症不整脈を監視するための心電図モニターシステムであった。急性期死亡の原因の多くを重症不整脈が占めていた時代であり，不整脈の早期発見と対処により多くの急性心筋梗塞症例が救命された。

☐ 現在は急性心筋梗塞に対するprimary PCI/stentが全盛となり，血行再建に関して困ることは少ない。しかし，血行再建術/再灌流療法を行ってもなお残存する心筋の障害によって，CCUでの滞在が必要となることが多くなっている。

☐ 高齢化社会におけるCCUでは，急性心筋梗塞の占める割合は相対的に低下し，代わって心不全が爆発的に増加している。不整脈分野においても，心不全に関連する不整脈，心不全を惹起する不整脈が，CCUでの治療対象である。CCUは当初のCoronary Care Unitから，CardiacあるいはCardio-vascular Care Unitとして，冠動脈疾患・不整脈疾患・心筋疾患それぞれが心不全に陥るのを未然に防ぐ役割を担い，さらには心不全に陥ってしまった症例の集中治療を行う場になってきている。

● CCU入室基準：総論

☐ 疾患群にかかわらず，循環・呼吸の破綻状態あるいは破綻が切迫した状態は，CCUの絶対的入室適応である。現在進行形の病勢があり，循環・呼吸の破綻に至る可能性がある場合も，CCU入室適応である。

☐ 虚血性心疾患（冠動脈疾患），心不全，不整脈，その他の疾患といった領域の実際のCCU入室基準の考え方は，各Partのトビラに記載する。

[樋口 義治]

Part I

虚血性心疾患

虚血性心疾患のCCU入室基準

急性心筋梗塞では，その梗塞量によって病態が異なる。血行再建術の進歩により進行性に心筋壊死が広がっていくことは少なくなっているが，心筋細胞レベルでの微小循環系の安定には時間がかかり，循環の破綻やそれにつながる不整脈の出現の可能性がある。急性心筋梗塞における重症度評価は，簡便にはKillip分類が用いられる。

急性心筋梗塞のKillip分類
Ⅰ群　心不全徴候なし
Ⅱ群　軽度〜中等度心不全―全肺野の<50%で湿性ラ音聴取
Ⅲ群　中等度以上の心不全―全肺野の≧50%で湿性ラ音聴取
Ⅳ群　心原性ショック

心機能障害の比較的少ないKillipⅠ〜ⅡであってもCCU管理が望ましい。心不全および心原性ショック状態を示すKillipⅢ〜Ⅳでは，絶対的適応である。基本的には，心不全のない状態であっても，梗塞部心筋の安定が得られるまでの期間はCCU滞在とする。機械的合併症（心破裂，心室中隔穿孔，乳頭筋断裂）が好発する発症72時間以内とすることが多い。

症 例
1

合併症のない急性前壁心筋梗塞

> **CCUにて……**
>
> 本日のカンファレンスは，深夜に緊急カテを行った急性前壁心筋梗塞の患者さんです。モニター心電図では洞調律，動脈ライン圧も問題なさそうです。

症　例

- [ ] **症例**　51歳，男性。
- [ ] **主訴**　胸痛。
- [ ] **現病歴**　健康診断は毎年受けていたが，心疾患の指摘はなかった。入院前日23時30分頃，自宅内で突然の胸痛が出現。5分程度持続した後にいったん軽快したが，10分後に再度胸痛が出現し，軽快しないため救急要請した。0時10分に病院到着したときにも，胸痛は同様に持続していた。
- [ ] **既往歴**　気管支喘息。
- [ ] **冠危険因子**　喫煙：15本/日。
- [ ] **身体所見**　意識清明。身長178 cm，体重76 kg，呼吸数24/min，血圧164/110 mmHg，脈拍80/min・整。呼吸音：正常肺胞音。Killip I 型。心音：明らかな雑音は聴取せず。四肢冷感なし，下腿浮腫なし。
- [ ] **心電図**　心拍数73/min，洞調律（図 I -1-1）。胸部誘導V1〜V4でST上昇，V1・V2でR波減高。
- [ ] **胸部X線写真**　肺うっ血および胸水は認めず，CTR 47.6%（図 I -1-2）。
- [ ] **心エコー（救急でのone look echo）**　心嚢液なし。前壁‐心尖部‐中隔心筋に無収縮を認めるが，基部中隔は収縮がみられる。左室径の拡大は認めず，左室壁の菲薄化なし。MRを認めず。

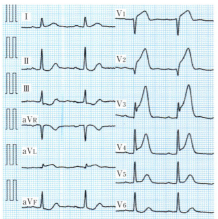

図 I-1-1　心電図：入院時

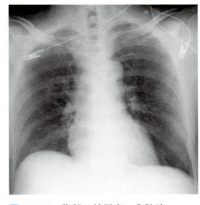

図 I-1-2　胸部X線写真：入院時

□ 血液検査

WBC	9,600/μl	尿素窒素	15.8 mg/dl
RBC	501×10^4/μl	クレアチニン	0.78 mg/dl
Hb	15.3 g/dl	尿酸	6.0 mg/dl
Ht	44.6%	Na	142 mEq/L
Plt	216×10^4/μl	K	3.7 mEq/L
総ビリルビン	0.6 mg/dl	Cl	107 mEq/L
総蛋白	6.8 g/dl	AST	36 U/L
CK	140 U/L	ALT	50 U/L
CK-MB	7 U/L	LDH	185 U/L
トロポニンT	0.034 ng/dl	γ-GTP	96 U/L
血糖	134 mg/dl	CRP	0.05 mg/dl
HbA1c	5.8%	HDLコレステロール	33 mg/dl
		中性脂肪	141 mg/dl
		LDLコレステロール	141 mg/dl

　　　　　　　　　＊　　　　　　＊　　　　　　＊

- □ 急性心筋梗塞症例の病態を知るコツは，得られた情報のなかで整合性がとれているかどうかを意識すること．まずは発症日時（onset）に矛盾がないかを注意して所見をとり，検査を行う．
- □ 目標は　カテーテルを行う前に冠動脈病変を予測し，カテ室で起こり得ることをシミュレートできること．

6　Part I　虚血性心疾患

◉ 現病歴から問いかける

——心筋梗塞の現病歴で重視するのは，onsetの推定に加えて，梗塞前狭心症（pre-infarction angina）の有無。

Question　現病歴から得られる情報は何か？

☐ 予測されるonsetは入院前日の23時40分。来院まで30分であり，速やかな再灌流により予後の改善が期待される。

☐ pre-infarction anginaは，心筋梗塞の予後を規定する因子［p.36，Lecture参照］のなかで代表的なものの1つ。

☐ 2つのパターンがあり，
- 24時間以内にみられた間欠的な胸痛
- それ以上前からのもの（臨床で出会うのは1週間前後のことが多い）

に分かれる。

☐ 前者においては，いわゆる虚血耐性（ischemic preconditioning）の機序が働く。後者においては，対側冠動脈からの側副血行路が発達することにより虚血心筋に対してprotectiveに働く。

Lecture ▶ ischemic preconditioningとは？

　短時間の虚血と再灌流を行うことにより，その後の持続虚血による梗塞領域を減少させることができる現象（Hausenloy DJ. Nat Rev Cardiol 2016）。1980年代に実験動物を用いてその存在が証明された。臨床的には，onsetの24時間以内（遅くとも72時間以内）の梗塞前狭心症があると心筋梗塞量の軽減が期待できる。

　安定症例におけるPCIでも，初回のバルーン拡張でみられたST上昇が，2回目以降のバルーン拡張ではその程度が軽減することにより体験できる。

☐ この症例の場合，onsetの前に5分間の虚血，10分間の再灌流があったと予想される。多少のischemic preconditioning効果を期待する。

◉ 心電図から問いかける

Question　心電図所見と現病歴は整合性がとれるか？

☐ V1～V4のST上昇から，前壁急性心筋梗塞であることは明らか。V3以降のR波残存とQ波がみられないことは，onsetから来院まで早期（ほぼ1時間以内）であることを示している。

● 四肢誘導では，ⅠとaV_LにST上昇がみられる。Ⅱ・Ⅲ・aV_FにみられるST低下は，対側性変化（reciprocal change）と思われる。

👆オーベンからのひと言

—— reciprocal changeは紙出力でよくわかる

電子カルテの普及により，紙出力の心電図を見る機会が少なくなってきた。同時に心電図をスケッチする習慣も絶滅の危機にある。しかし，心電図を理解するにはスケッチしてみるのが一番効果的である。

症例の心電図（図Ⅰ-1-3）では，四肢誘導のST低下はreciprocal changeである。このことは，心電図を紙出力して上下方向に裏返してみるとよくわかる。裏から覗くと，Ⅱ・Ⅲ・aV_FのST部分は心筋梗塞でよくみるST上昇と同じ形をしているのが体感できる。

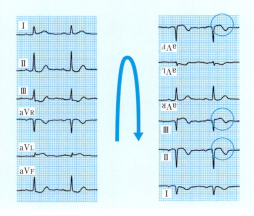

図Ⅰ-1-3 症例の心電図にみられるreciprocal change

Question 心電図所見から心筋梗塞の病態は読み解けるか？

□ 胸部誘導で比較的強いST上昇が続いており，T波も先鋭化している。陰性T波が出現していないことからみて，完全閉塞のまま再灌流されていないことが示唆される。

□ V_1・V_2にST上昇がみられ，LAD近位部が責任病変と思われる。四肢誘導ⅠとaV_LにST上昇がみられるので，対角枝を含む病変。ただし，V_5以降のST上昇がみられないことから，側壁－後壁への梗塞領域の広がりはない。

□ 心電図からは，比較的LCx，OM枝および高位側壁枝の発達した冠構築で，LAD近位部の完全閉塞が疑われる。R波が十分残存しており，再灌流

による心筋救済が期待できる。

Mini Case ■ ST上昇心電図とたこつぼ型心筋症の鑑別

たこつぼ型心筋症の急性期に，胸痛，心電図上のST上昇，心筋バイオマーカー（心筋逸脱酵素）の上昇がみられ，急性心筋梗塞との鑑別を要することがある。

□88歳，女性。発熱と嘔吐のため救急受診となった。入院後の心電図検査でST上昇がみられ，血液検査上も心筋トロポニンの微量上昇が認められた。患者は認知症が強く，胸部症状の訴えはなかった。

□心電図　洞調律98/min，V_1～V_4に異常Q波，V_2～V_6にST上昇がみられた（図Ⅰ-1-4）。

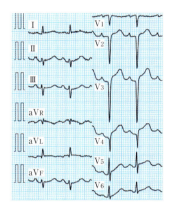

図Ⅰ-1-4　心電図

□血液検査

Hb	9.8 g/dl	クレアチニン	0.58 mg/dl
CK	256 U/L	トロポニンT	0.476 ng/dl
CK-MB	29 U/L		

□急性心筋梗塞が否定しきれないので，緊急カテーテル検査を行ったが（図Ⅰ-1-5），正常冠動脈。

□左室造影（LVG）では，心尖部の無収縮と心基部の過剰収縮を認め，たこつぼ型心筋症の診断を得た。

□ST上昇をきたし，臨床上で急性心筋梗塞との鑑別が必要な疾患に「たこつぼ型心筋症」と「急性心筋心膜炎」がある。心電図のみで鑑別するのは困難な場合があり，禁忌がなければ冠動脈造影（CAG）を行う姿勢で臨む。強いて言えば，心電図でST上昇がみられても，対側冠動脈領域のreciprocal changeはみられないことが多い。

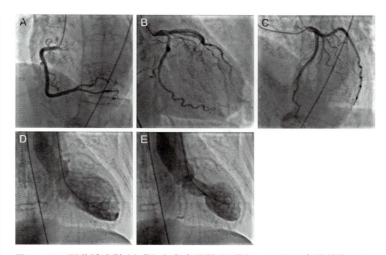

図Ⅰ-1-5 冠動脈造影（上段）と左室造影（下段）。A：RCA左前斜位，B：LCA右前斜位，C：LCA左前斜位，にて冠動脈に病変を認めない。D：左室拡張末期，E：左室収縮末期。前壁中間部以遠～心尖部～下壁中間部以遠に無収縮域があり，心基部は過収縮となっている。

● 心エコーから問いかける

——どんなに切羽詰まった状況でも，救急室で一度はエコープローブを当ててみることが大切（ここではone look echoと呼ぶ）。現病歴・心電図との整合性がとれるかを考える。もしも合わなければ，何か合併症が起こっているのではないかと考える。

Question　one look echoから得られる情報は何か？

☐ 心囊液がなく，有意な弁膜症も認めないことから，急性心筋梗塞の機械的合併症［p.18，Lecture参照］は除外できる。

☐ 次に，左室を観察する。壁運動異常（asynergy）の領域が心電図から想定されるものと一致するかを見る。心筋梗塞では，心エコー上のasynergyと支配冠動脈はおおよそ一致させることができる（図Ⅰ-1-6）。
　● もしも冠動脈支配で説明できないasynergyがみられれば，AMI以外の病態，すなわちなんらかの心筋症の合併も念頭に置かなければならない。

☐ 左室径と壁厚について，細かく計測する必要はない。もしもonsetから1週間程度が経過していたり，あるいはOMI領域の再梗塞であれば，左室径は拡大して壁厚が薄くなっていると想定する。この症例では，左室径の拡大はなく，菲薄化もみられないので，現病歴・心電図から想定されるonsetと整合性がとれる。

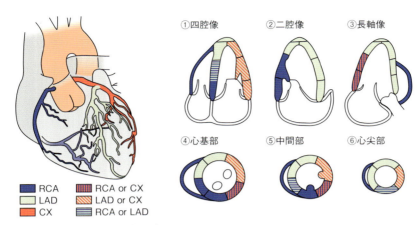

図Ⅰ-1-6　冠動脈と支配領域（Lang RM, et al. Recommendations for chamber quantification：a report from the American Society of Echocardiography's Guidelines and Standards Committee and the Chamber Quantification Writing Group, developed in conjunction with the European Association of Echocardiography, a branch of the European Society of Cardiology. J Am Soc Echocardiogr 2005；18：1440-63, Elsevier）

● 血液検査から問いかける

――血液検査の結果が出揃うのを待つ必要はない．再灌流を優先する．

Question　まずは，心カテは安全に施行できるか？

□ 少なくとも貧血の有無と腎機能は，結果がわかり次第，カテ室に連絡する必要がある．
　―Hb 15.3 mg/dl, クレアチニン0.78 mg/dlと問題なかった．

Question　心筋バイオマーカーをどう評価するか？

□ CK，CK-MBの上昇はなく，高感度トロポニンTが微量増加である．
　―現病歴および心電図から想定されるonsetと矛盾しない．

Question　動脈硬化リスクファクターはどうか？

□ リスクファクターを知り，二次予防を考えておく．
　―病歴聴取上のリスクファクターは喫煙のみであったが，低HDLと高LDLがリスクファクターと思われる．なお，来院時の高血圧・高血糖・低カリウムは，急性心筋梗塞発症による交感神経亢進によると考えられる．

➡ 次の一手は？

☐ この症例は，特に合併症のない初回急性心筋梗塞と思われる。
☐ 病変は対角枝を含むLAD近位部が予想され，発症から極めて早期の来院である。次の一手は，速やかな再灌流に尽きる！ 早速カテ室へ入室となった。
☐ カテ室入室にあたり，アスピリン100 mgとプラスグレル20 mgの服用を行った。

カテ室での対応

☐ 冠動脈造影/PCI（図Ⅰ-1-7）
  ● 責任病変であるLADに対してPCIを施行した。ワイヤークロスでは末梢まで造影されず，血栓吸引を行ったところTIMI-3フローを得た。血栓が多量のため，病変遠位部にフィルター型血栓捕捉デバイス（Filtrap®）を留置のうえで，ステント（DES）3.5×30 mmを留置した。ステント留置後にLAD末梢が造影されなくなり，遊離したdebrisによるフィルターの目詰まり（filter no-reflow）と判断した。吸引およびステント後拡張を行った後にデバイスを抜去すると，良好な血流が得られた。

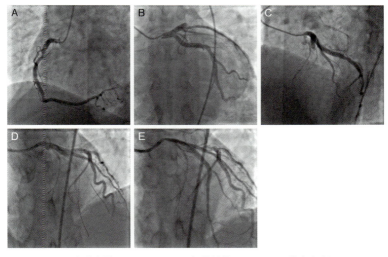

図Ⅰ-1-7　冠動脈造影/PCI。A：RCA左前斜位。#2に50%狭窄を認める。LCAへの側副血行路は認めなかった。B：LAD右前斜位，C：LAD左前斜位。第1対角枝を派生した直後で完全閉塞を認める。D：ステント留置後造影。filter no-reflowとなり末梢まで造影されない。E：フィルター抜去後。LAD末梢，および第2対角枝が造影され，良好なフローを得た。

12　Part I　虚血性心疾患

□ 安定した状態でCCUへ帰室した。
　　onset to balloon time　　85分
　　door to balloon time　　45分
　　needle to balloon time　20分

＊　　　　　　　＊　　　　　　　＊

◉ カテーテル検査結果から問いかける

Question　カテーテル検査結果は予想されたものか？

□ 予想通りLAD近位部の病変であり，比較的大きな第2対角枝より近位部の完全閉塞であった。
□ この症例はFiltrap®が著効した症例であった。もしもfilterで捕らえた塞栓物質がすべて末梢へ飛散していたとすれば，slow flowなどをきたしていた可能性がある。

Question　CCU入室後の観察点と治療方針は？

□ カテ後にCCUで注意すべきことを想定しておく。
□ 再灌流時代になり，急性心筋梗塞の合併症は劇的に減少した。

Question　再灌流が首尾よく成功したことは，どのようにして判断するのか？ もしも再灌流がうまくいかない場合は，どのような合併症に注意すべきか？

□ ステント時代となり，「血管内腔を保つ」ことはほぼ100%可能になった。
　● 「再灌流がうまくいかない」というのは，心筋細胞レベルで灌流されていないことを示す。すなわち，虚血領域周辺の毛細血管構造が破壊され，多くの心筋細胞がnecrosisに陥っている状況を考える。
　● カテーテル中であれば，ST部分の再上昇や胸痛の増強などの再灌流傷害が出現する。ステント留置後は，ST上昇が持続することで判断する。
□ CCU入室後は，心電図変化と心筋バイオマーカーの推移で判断する。
　● 入室後の心電図において，ST上昇の程度がカテ前の1/2以下に下がっていれば，良好な経過である。
　● 心筋バイオマーカーについては，CK上昇が再灌流後12時間以内にピークに達し，以後24時間ごとに半減していけば（wash outという）良好な経過である。wash outが悪く，CK上昇が遷延するようであれば，冠動脈微小循環の破綻や末梢塞栓による側枝閉塞を考える。
□ 再灌流がうまくいかなかった場合には，心室不整脈の多発，心室頻拍の出現などの不整脈イベントや，重症の左室ポンプ機能不全による心不全，心破裂・心室中隔穿孔などの機械的合併症に注意しなければならない。

➡ 次の一手は？

Question 点滴と内服を含めて，薬物療法はどうするか？

☐ 特に合併症のない患者であれば，術中に使用した造影剤を洗い流すための輸液でよい。施設ごとにルーチンの組成と用量があると思われる。

☐ 術後のヘパリンに臨床的意義は少ないが，大きな前壁梗塞で心尖部壁運動異常が遷延する患者では血栓予防のために必要である。

☐ 急性心筋梗塞では，できる限り早期からのACE阻害薬の使用が推奨されている〔日本循環器学会．心筋梗塞二次予防に関するガイドライン（2011年改訂版）〕。さらに「低リスク以外」の心筋梗塞症例では，β遮断薬の使用も推奨されている。これら2種の使用は，長期生命予後を改善することが証明されている。基本的に，前壁梗塞にはβ遮断薬を導入するべきと考えられる（ACE Inhibitor Myocardial Infarction Collaborative Group. Circulation 1998，The CAPRICORN investigators. Lancet 2001）。

☐ 臨床でよく使われるACE阻害薬は，エナラプリル・リシノプリル・ペリンドプリルなどであるが，使い慣れたものでよい。β遮断薬は，カルベジロールあるいはビソプロロールが使われる。

👆 オーベンからのひと言

──なぜonsetを知ることが大切なのか？

　AMI患者の病態を知るうえで大切なことは，area at riskのうちどれくらいが壊死に陥っているのかということ。再灌流時代になり，area at riskの大きなLADの心筋梗塞でも重篤な心不全となることは少なくなっている。これは，早期に（golden timeと言われ，おおむね6時間以内）再灌流を行えば多くの心筋が救済できるためで，onsetの推測が予後の予測につながる。逆に，早期再灌流にもかかわらず心不全を呈する急性心筋梗塞は，心筋に対して保護的に働く要因（protectiveな因子：p.36参照）がほとんどなかったか，onsetの推測が間違っていたかのどちらかである。

　AMIの実臨床では，onsetから3日前後経過して来院した心筋梗塞をみることがある。こういった症例は梗塞量が大きく，心不全を呈していることが多い。あるいは，来院時には心不全症状がなくとも（そもそもAMIを発症して3日間経過できるということは，なんとか血行動態のバランスがとれていたということである），カテ後に血行動態のバランスが崩れて心不全を発症することがある。このとき，onsetの推測を誤ると心不全への対応が後手に回る。

第1病日：CCUにて

- 緊急カテーテルが終了し，CCU入室は午前2時30分であった．以下は朝7時30分のデータである．
- 血行動態，尿量など
  - 心拍数80〜90/min，洞調律．血圧120〜130/70〜80 mmHg．
  - 輸液負荷を生理食塩水100 ml/hとして，CCU帰室後からの尿量は70〜100 ml/hを保っている．
- 心電図
  - 洞調律84/min，V_1〜V_3でQSパターンを呈する．
  - V_1〜V_4でST上昇は残存しており，最大0.3 mV（V_3）（図Ⅰ-1-8）．
- 血液検査

Hb	14.7 g/dl	CK	3,621 U/L
K	3.8 mEq/L	CK-MB	367 U/L
クレアチニン	0.75 mg/dl		

- 心エコー
  - 前壁-心尖部-中間部以遠の中隔はakinesis，基部中隔はhypokinesis．
  - その他領域の壁運動は正常範囲内．

  左房径34 mm，LVDd/s 53/39 mm，EF 45%，左室壁厚：中隔9 mm，後壁9 mm．IVC径14 mm，呼吸性変動あり．有意な僧帽弁膜症・大動脈弁膜症を認めない．TRPGは計測できず．
- 薬物治療
  - 点滴薬
    生理食塩水100 ml/h，ヘパリン1万単位/日

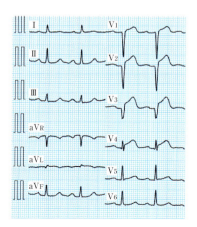

図Ⅰ-1-8 心電図：緊急カテーテル後

●内服薬（1日量，用法）
　アスピリン100 mg 分1 朝食後
　プラスグレル3.75 mg 分1 朝食後
　ファモチジン20 mg 分1 朝食後

*　　　　　*　　　　　*

◉ 心電図から問いかける

Question 心電図からみた心筋梗塞の評価は？

□ V1〜V3はQSパターンを呈しており，心尖部を中心にnecrosisに陥っていると思われる。V4以降はR波が残存しており，梗塞領域・梗塞量はLADの梗塞としては大きくないと判断するが，将来的に心尖部瘤形成の可能性がある。

□ ST上昇が残存している。血栓量が非常に多かったことと，最終的にフローは保たれたがfilter no-reflowを生じたことに起因する。

◉ 血液検査から問いかける

Question 発症早期に気をつけるべき血液検査所見は何か？

① カテ合併症はないか？ 貧血の有無と急性腎障害に注意する。
　● 緊急症例の場合に穿刺部合併症として最も気をつけるのは，鼠径部穿刺による後腹膜出血の合併症。Hbの低下が著しい場合は，CTで確認を行う。

② 血清K値に注意する。
　● 急性期にはKが下がりやすく，それに伴う心室不整脈の増加が懸念される。急性期はK＜4.0にならないように補正する。この症例では20 mEqを2時間で投与した。

③ CK releaseを見て，peak CKの同定と，CK wash outの評価を行う。
　● 症例のCK，CK-MB releaseを示す。

再灌流からの時間（h）	来院時	3	6	9	12	24	48	72
CK（U/L）	140	2,489	3,261	2,920	2,593	1,149	348	127
CK-MB（U/L）	7	279	367	329	261	99	38	14

□ peak CKもLADの梗塞としては中等度以下でとどまり，peakに達するまでの時間，およびwash outも良好と判断する。

16 **Part I 虚血性心疾患**

◉ 心エコーから問いかける

Question 急性期心エコーで気をつけるべき点は何か？

① 心筋梗塞の機械的合併症がないか？
- 血行動態の破綻やショック症状により疑い，心エコーで確定する［p.18,
  Lecture 参照］。
② 左室径，壁運動は予想通りか？
- 急性期の左室リモデリングが生じていない期間であれば，左室拡張末期
  径は正常範囲であることが多い。もしも左室径の拡大がみられるなら，
  過去に心筋梗塞の既往があった可能性や，心筋症の合併を考えなければ
  ならない。同様に，壁厚も急性期であれば正常範囲である。すでに菲薄
  化していれば，心筋梗塞の既往を考える。
- 壁運動異常のなかには，necrosisに陥った部分とstunningによる部分が
  ある。stunningであれば，壁運動は回復してくるので，心エコーで観察
  しておく。
③ 左室壁の性状，心尖部血栓に目を配る。
- 左室壁厚が，浮腫により本来の壁厚よりも厚くなっていることがある。
  pre-infarction anginaのない突然発症の患者や，再灌流傷害の強かった患
  者に多いので気をつける。このときは，左室拡張障害が顕著に現れて，
  左心不全が遷延する。
- また，心尖部への回り込みの大きなLADであれば心尖部血栓を形成する
  ことがあるので，心エコーを詳細に観察する。
- 前胸部誘導で完全なQSパターンになっていたり，ST上昇が遷延する場
  合には，気をつけて疑ってみる。

➡ 今後の治療方針は？

Question 安静度はどうするか？

☐ ステント時代となり，術後の急性冠閉塞はほぼなくなり，さらに抗血小板
  薬2剤併用療法（DAPT）が確立したことで，急性ステント血栓症も少なく
  なった。
☐ 動脈シースを留置する意味は薄くなったので，可能な限り早期に動脈シー
  スを抜去し，安静度を拡大できるようにする。
☐ ただし，心不全を合併している患者はこの限りではない。動脈シースを橈
  骨動脈ラインに入れ替えることを考慮し，安静度の拡大も慎重に行う。
☐ 第2病日からはさらに安静度を拡大し，立位以上の負荷を行うこととした。

1 合併症のない急性前壁心筋梗塞　17

Question　薬物療法はどうするか？

☐ アスピリン・プラスグレルの抗血小板薬2剤併用は少なくとも半年間，可能であれば1年間継続する。アスピリンによる胃粘膜障害は比較的多いので，H2受容体拮抗薬あるいはプロトンポンプ阻害薬などの胃酸抑制薬を処方しておく。

☐ 本症例は，合併症を伴わない急性前壁心筋梗塞である。心不全症状なく経過しているので，ACE阻害薬とβ遮断薬の早期導入が望ましい。また，動脈硬化二次予防目的で，スタチン製剤の導入が望ましい。

☐ 第2病日から，エナラプリル2.5 mgより開始とし，安静度拡大に伴って順次増量することとした。

☐ スタチン製剤は，ストロングスタチンであるアトルバスタチン10 mgを開始した。慢性期および外来での遠隔期のLDLコレステロール値をみて用量を決定する。日本動脈硬化学会の動脈硬化性疾患予防ガイドライン2017年版によると，ACS症例のLDL目標値は＜70 mg/dlに設定された。

第2病日

☐ 内服薬（1日量，用法）
　　アスピリン100 mg 分1 朝食後
　　プラスグレル3.75 mg 分1 朝食後
　　アトルバスタチン10 mg 分1 朝食後
　　エナラプリル2.5 mg 分1 朝食後
　　ファモチジン20 mg 分1 朝食後

☐ 心臓リハビリテーション
　　● 経過良好と考えられたので，第2病日午後に立位負荷テストを行った。

	心拍数	血圧	症状	心電図
立位負荷前	68/min	110/66 mmHg	胸痛なし	
負荷中	一過性に90〜100/minまで上昇するが，すぐに回復		胸痛なし	
負荷後	70/min	106/64 mmHg	胸痛なし	有意変化なし

☐ ベッド上フリーから室内フリーへと安静度を拡大した。

＊　　　　　＊　　　　　＊

18　Part I　虚血性心疾患

Question　第3病日以降の心臓リハビリテーションはどうするか？ 気をつけるべき点は？

☐ 第3病日以降に，歩行負荷テストを予定した。

☐ 再灌流時代となり，合併症は劇的に少なくなった。また，ステントを使用するPCIが標準となったので，カテ後の負荷により胸痛や心電図変化を訴えることは極めて少ない。

☐ ちなみに，direct PTCA以前のPTCRすなわち血栓溶解療法の時代には，たとえ90％狭窄が残存していても，TIMI-3フローが保たれていればカテ室を退出していた。立位負荷や歩行負荷テストはこの時代の名残である側面が強いので，施設により実施しない場合もある。

☐ しかし，急性心筋梗塞後の機械的合併症は極めて少ない確率ながら起こり得ることなので，特に発症から72時間以内は安静度拡大には気をつける必要がある。

Lecture ▶ 気をつけなければいけない急性心筋梗塞の機械的合併症

☐ 機械的合併症の左室自由壁破裂・心室中隔穿孔・乳頭筋断裂は，いずれも脆弱化した梗塞心筋に圧がかかり，裂け目ができることにより起こる。発生頻度は，梗塞巣が脆弱な1週間以内に高率であり，特に約1/3が発症24時間以内に発生する。

☐ 左室自由壁破裂のなかでも貫壁性に破裂するblow-outタイプは，ショック状態になっているので，確認の意味で心囊液をチェックする。しかし，錯綜した裂け目を通じて心囊内へ滲み出るように出血し徐々に心タンポナーデの所見を呈してくるoozingタイプのものは，一見すると安定した状態とみなされることもあり得るので注意が必要である。blow-outは即死に近い急激な経過をたどり，救命は非常に難しい。oozingは，補助循環を併用し手術可能であった場合にのみ救命の可能性がある。

☐ 心室中隔穿孔（ventricular septum perforation：VSP）は中隔心筋に破裂が起こるものであり，乳頭筋断裂（papillary muscle rupture：PMR）は乳頭筋の壊死によって生じる。VSPでは，呼吸困難や血圧低下とともに，傍胸骨左縁に全収縮期雑音を聴取する。PMRでは，急激な肺水腫と心尖部の前収縮期雑音を聴取する。いずれも，カラードプラで確定診断を行う。速やかに手術を行うことにより，救命の可能性がある

1 合併症のない急性前壁心筋梗塞　19

➡ 今後の薬物療法はどうするか？

☐ 血圧の忍容性を確かめながら，ACE阻害薬の増量，およびβ遮断薬の導入を行う。

☐ 本症例では，第3病日よりビソプロロール1.25 mgを処方することとした。

👆 オーベンからのひと言

——もしも経過中に胸痛を訴えた場合，何を考えてどうするのか？

　ステント血栓症による冠閉塞を念頭に置かなければならない。抗血小板薬2剤併用療法が標準となって以来，ステント血栓症は稀なものとなった。しかし，突然の胸痛を訴えた場合には，まず考慮しなければならない。心電図では，同じ梗塞領域なので偏位量は少ないがSTの再上昇がみられる。

　初回の急性心筋梗塞に準じて，緊急カテーテルを行う。通常は血栓吸引術とバルーンによる再拡張でよい。冠動脈血流を十分に保つことが最も大切なので，IABPを装着することも考慮する。また，日本人をはじめアジア系民族にはクロピドグレル代謝活性の低い群が存在する（クロピドグレルはCyp2C19の代謝を受けて活性型となる）。抗血小板薬を，プラスグレルなど他のものに変えてみることも一手である。

　最近では多枝病変を併発したAMI症例も多くなってきた。すなわち，責任冠動脈以外にも有意狭窄をもつ場合がある。この症例のRCAは目視で75%狭窄であったので，後日，待期的に虚血評価を行うこととした。もしもこれが90%狭窄であれば，経過中に胸痛を訴える可能性がある。その場合は，追加の血行再建の後に安静度の拡大と心リハの導入を行う。

その後の経過

☐ 第3病日で歩行負荷を行い，以降は安静度拡大と心臓リハビリテーションを問題なく進めることができた。

☐ 入院1週間でエナラプリルを5.0 mgへ，ビソプロロールを2.5 mgへ増量し，さらに心臓リハビリテーションを進めた。第10病日に退院となった。

☐ 退院時処方は以下の通り（1日量，用法）。

　アスピリン100 mg 分1 朝食後

プラスグレル 3.75 mg 分1 朝食後
アトルバスタチン 10 mg 分1 朝食後
ビソプロロール 2.5 mg 分1 朝食後
エナラプリル 5 mg 分1 朝食後
ファモチジン 20 mg 分1 朝食後

◉　　　　　◉　　　　　◉

症例から学ぶこと……

症例は合併症のない急性前壁心筋梗塞であった。

● 急性心筋梗塞は最初に得られる情報のみで，病態からおおよその予後まで想定することができる。まず，現病歴と心電図から心筋梗塞の病態を読み解く。カテ室を退出する頃には，予後およびCCUでの治療計画ができ上がっている。

● 心不全がない場合，急性心筋梗塞のCCUでの管理は不整脈管理が主となる。

● CCU在室中から，ACE阻害薬とβ遮断薬の導入を考慮する。

● 合併症がなく，心不全を伴っていなければ，CCU在室中から安静度の拡大と心臓リハビリテーションを開始する。

再灌流時代となり，このような症例はいわゆるクリティカル・パスに則って「自動的に」回復して退院していく。しかし，ときに思いもよらないpitfallに陥ることがあるので，常に先のことを想定しておくことが重要である。

［樋口 義治］

症例	
2	右室梗塞を伴った 急性下壁心筋梗塞

CCUにて……

本日のカンファレンスは，昨日昼に緊急カテを行った急性下壁心筋梗塞の患者さんです。モニター心電図では洞調律ですが，動脈ライン圧は収縮期100 mmHg前後で，カテコラミンが持続静注されています。

症 例

□ **症例** 70歳，男性。

□ **主訴** 胸痛。

□ **現病歴** 脳梗塞の既往のために近医で加療されていたが，心疾患の指摘はなかった。入院日の昼12時30分に突然胸痛が出現した。改善しないため救急搬送依頼し，13時30分に病院到着した。

□ **既往歴** 高血圧，50歳時：脳梗塞（構音障害）。

□ **内服歴**（1日量，用法）

アスピリン100 mg 分1 朝食後，ベニジピン4 mg 分1 朝食後，ビソプロロール1.25 mg 分1 朝食後，プラバスタチン10 mg 分1 朝食後。

□ **冠危険因子** 喫煙：20本/日。

□ **身体所見** 意識清明。身長175 cm，体重83 kg，呼吸数24/min，血圧88/66 mmHg。脈拍60/min・整であるが，ときに40/min台に低下する。呼吸音：正常肺胞音。心音：明らかな雑音は聴取せず。四肢冷感あり，下腿浮腫なし，冷汗を伴う。

□ **心電図** 心拍数60/min，洞調律（図Ⅰ-2-1）。四肢誘導Ⅱ・Ⅲ・aVFにST上昇，aVR・aVLにST低下がみられる。

□ **胸部X線写真** 肺うっ血および胸水を認めず，CTR 55.2%（図Ⅰ-2-2）。

□ **心エコー** 心嚢液なし，下壁にakinesisを認める。左室径の拡大認めず，左室壁の菲薄化なし。MRを認めず，右室壁運動異常は明らかではない。

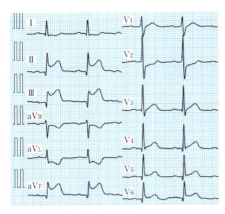

図 I-2-1 心電図：入院時

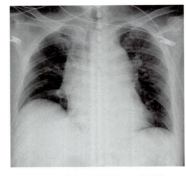

図 I-2-2 胸部 X 線写真：入院時

□ 血液検査

WBC	11,400/μl	尿素窒素	11.5 mg/dl
RBC	524×10^4/μl	クレアチニン	0.96 mg/dl
Hb	16.1 g/dl	尿酸	6.2 mg/dl
Ht	46.5%	Na	142 mEq/L
Plt	273×10^4/μl	K	3.1 mEq/L
総ビリルビン	0.3 mg/dl	Cl	106 mEq/L
総蛋白	5.8 g/dl	AST	25 U/L
CK	92 U/L	ALT	25 U/L
CK-MB	8 U/L	LDH	171 U/L
トロポニン T	0.014 ng/dl	γ-GTP	18 U/L
血糖	190 mg/dl	CRP	0.09 mg/dl
HbA1c	6.1%	HDL コレステロール	34 mg/dl
		中性脂肪	77 mg/dl
		LDL コレステロール	97 mg/dl

*　　　　　*　　　　　*

□ 症例は急性下壁心筋梗塞である。一般に下壁心筋梗塞の予後は前壁心筋梗塞よりも良い。ただし，その理由は心筋梗塞量が前壁の場合に比べて小さい，すなわち RCA の支配領域が LAD よりも小さいからというだけのものである。当然のことながら，下壁梗塞にも注意すべきものがある。

Lecture ▶ 下壁心筋梗塞で注意すべき病態

1. リズムトラブル

下壁心筋梗塞では，迷走神経刺激により洞性徐脈を呈することは多い。心臓下壁付近に迷走神経が走行しているからであり，特に問題に

はならない。注意すべき合併症は，房室結節の虚血による完全房室ブロックや，洞結節枝の虚血による洞停止である。この場合には，患枝の再灌流を行わなければ恒久的な傷害となることがある。元来，刺激伝導系は虚血に対して強いので，たとえ時間が経っていようとも再灌流により回復する。

2. 右室梗塞の合併

右室梗塞は，貫壁性下壁心筋梗塞の1〜2割程度に合併する。下壁心筋梗塞症例で，肺うっ血所見がなく低血圧が遷延する場合には，右室梗塞の合併を疑う。右室枝を含むRCA近位部の閉塞により生じる。右室梗塞を疑う場合には，右室枝の再灌流を行わなければならない。基本的には，輸液負荷を行い，右室機能が回復してくるのを待つ。カテコラミン類が必要な場合もある。

右心不全を呈した場合の予後は悪く，院内死亡率は20%を超えるという報告もある（Engstrom AE. Eur J Heart Fail 2010）。

3. RCA優位の冠構築である場合

#4AV方向への広がりの大きいRCAの場合は，下壁から後側壁へ広がる大きな心筋梗塞となる。

● 現病歴と身体所見から問いかける

`Question` 現病歴から得られる情報は何か？

☐ 現病歴から得られるonsetは12時30分であり，発症から1時間で来院したと思われる。病歴からは動脈硬化ハイリスク患者と思われるが，pre-infarction anginaはなく，突然発症である。

`Question` 低血圧はどう説明するか？

☐ プレショックといってよい状態。いわゆる「肺うっ血を伴う急性左心不全」とは考えにくい状況である。ときに徐脈を伴っており，迷走神経反射か右室梗塞に伴う急性右心不全が考えられる。これだけでは鑑別できない。

● 心電図から問いかける

`Question` 心電図所見と現病歴は整合性がとれるか？

☐ Ⅱ・Ⅲ・aVF誘導はSTが上昇し，Q波は形成過程と思われる。R波は十分残存しているので，発症から1時間後の心電図として矛盾はないと思われる。

`Question` 心電図所見から心筋梗塞の病態は読み解けるか？

☐ ST上昇の誘導から考える。四肢誘導で比較的強いST上昇が続いている。

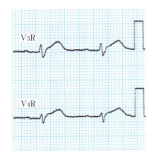
図 I -2-3　右側胸部誘導

陰性T波が出現していないことからみて，完全閉塞のまま再灌流されていないことが示唆される。

☐ Ⅱ・Ⅲ・aVFにST上昇がみられるが，「Ⅲ誘導のST上昇＞Ⅱ誘導のST上昇」である場合には，責任冠動脈はRCAであることが多い。この症例でも，責任冠動脈はRCAであった。

☐ V4〜V6にもST上昇がみられることから，後側壁に大きな広がりをもつRCA優位の（#4AVが大きな）冠構築が予想される。aVLのST低下は下壁梗塞のreciprocal changeと思われる。

☐ この症例では右室梗塞の合併をみるために，右側胸部誘導をとらなければならない。
　―V3R・V4Rで0.1 mV以上のSTの上昇がみられ，右室梗塞の診断基準を満たした（図 I -2-3）。

☐ 心電図診断では，RCA優位の冠構築を有し，右室梗塞を合併していると考えられた。

Lecture ▶ 右室梗塞診断のポイント

☐ 身体所見の特徴
　低血圧に加えて頸静脈怒張，Kussmaul徴候がある。Kussmaul徴候とは，頸静脈が深吸気時に怒張する現象である。しかし，急性期診療で頸静脈をじっくりと観察する時間はない。臨床的に問題となる右室梗塞では，低血圧・乏尿・四肢冷感・意識障害などの低心拍出徴候を認め，ときにショック症状を呈する。

☐ 心電図の特徴
　V1やV3R〜V6Rの右側胸部誘導におけるST上昇は，右室心筋梗塞の所見である。V4Rでの0.1 mV以上のST上昇は感度・特異度が高い。

☐ その他の検査
　胸部X線では，ショックを呈している場合でも肺うっ血像は認めない。

心エコーでは，右室腔の拡大と右室自由壁の収縮異常が評価できるが，救急の現場ではそこまで見えない場合も多い。

◉ 心エコーから問いかける

Question one look echoから得られる情報は何か？

□ 左室径の拡大がみられず，壁の菲薄化もないので，onsetは病歴から予想される12時30分と考えられる。心エコーで右室機能を見るのは大変難しい。のちにレビューすると，右室壁運動は低下しているように見えた。

◉ 血液検査から問いかける

——症例 I-1と同様，血液検査の結果が出揃うのを待つ必要はない。再灌流を優先する。

Question 心筋バイオマーカーをどう評価するか？

□ CK，CK-MBの上昇はなく，高感度トロポニンTもほぼ正常上限内である。現病歴および心電図から想定されるonsetと矛盾しない。

Question 動脈硬化リスクファクターはどうか？

□ もともと脳血管疾患があり，動脈硬化ハイリスクの患者である。来院時のLDLコレステロール97 mg/dlは，従来の基準であれば合格である。しかし，日本動脈硬化学会の動脈硬化性疾患予防ガイドライン2017年版によると，ACS症例には<70 mg/dlが推奨されることとなった。
□ プラバスタチンから，ストロングスタチンへの変更が必要である。

➡ 次の一手は？

□ この症例は下壁梗塞であるが，血圧が低く重症度が高い。「普通ではない」下壁梗塞の可能性を念頭に置く。
□ 体外式ペースメーカは最初から用意しておくこととして，場合によってはIABPを使用する可能性も考える。カテコラミンの準備をしておく心構えが必要。
□ カテ室出棟にあたり，クロピドグレル300 mgの服用を行った。

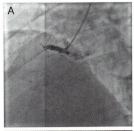
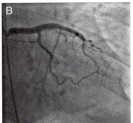
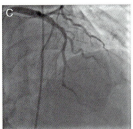
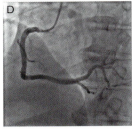

図Ⅰ-2-4 冠動脈造影/PCI。A：RCA。#1で完全閉塞を認める。B：LCA右前斜位。C：LCA正面。有意狭窄を認めず，RCAへの側副血行路も認めない。D：ステント留置後。本幹は良好なフローを得た。右室枝は入口部に高度狭窄があり造影遅延を伴うが，末梢まで描出された。

カテ室での対応

☐ 冠動脈造影/PCI（図Ⅰ-2-4）
- 責任病変はRCA #1の完全閉塞であった。体外式一時ペーシングを使用。血栓吸引カテーテルにより再灌流が得られた。
- なお，再灌流後にいったんST偏位は回復したが，バルーンで前拡張を行うと一時no-reflowとなり，血圧の低下，ST偏位の再上昇と胸痛の増強がみられた。再灌流傷害の発症である。ドブタミンを開始し，塞栓物質の吸引およびニコランジルの冠動脈内注入を繰り返してTIMI-3フローを得た。
- 右室枝を確保した後にステント（DES）3.5×28 mmを留置し，ステント内を後拡張して終了した。
  onset to balloon time　　120分
  door to balloon time　　　60分
  needle to balloon time　　34分

　　　　　　*　　　　　*　　　　　*

● カテーテル検査結果から問いかける

Question カテーテル検査の結果は予想されたものか？

☐ 予想の通り，RCA近位部病変であり，右室枝を含む完全閉塞であった。

#4AV 枝が大きく，梗塞量としては大きいと思われる。

□ 突然発症の心筋梗塞であり，再灌流傷害は想定されるべきものであった。

➡ CCU 入室後の対応は？

□ カテ室から CCU へ入室後に注意すべきことを想定しておく。

Question CCU 入室後の観察点と治療方針は？

□ 本症例では，右室梗塞を伴っていると思われる。右心不全による低左心拍出が遷延する可能性があるので，血圧および尿量に注意する。Swan-Ganz カテーテルによる CO/CI の値に注意する。

□ 基本的には，右室枝も灌流はされたので，stunning［p.43, Lecture 参照］のちに右室機能は回復すると思われる。その間は輸液と薬物療法を継続する。輸液負荷が多くなるので，臓器うっ血の所見が強くないかどうかを，尿量との兼ね合いで見ていく。

□ 稀に重症右心不全が遷延し，薬物療法では十分な心拍出が担保できない場合がある。その場合は，補助循環装置を使用しなければならない。PCPS を装着しなければならないこともある（Inohara T. Eur Heart J Acute Cardiovasc Care 2013）。

👆 オーベンからのひと言

——重症右室梗塞

　右室梗塞に対しては，輸液負荷にて左室前負荷を増加させ左心系心拍出量を保つことが基本である。程度が軽ければ 100～150 ml/h の輸液を続けて，それでも尿量が確保できなければカテコラミン（多くはドブタミン）を 1～3 γ 程度で開始することでこと足りる。

　それでも収縮期血圧＜90 mmHg，尿量＜20 ml/h が遷延するようであれば，重症右心不全である。右室枝が閉塞したままであれば，右室枝の PCI を考慮しなければならない。

　血行動態を維持するには PCPS が必要となる。PCPS は VA（静脈-動脈）バイパスなので右心不全に対して合理的な循環補助が可能である。PCPS が導入されるまでに，かなり大量の輸液が行われて，体液量はかなりのプラスバランスになっているはずである。PCPS 導入後の輸液負荷は過剰に行う必要はなく，むしろマイナスバランスにもっていくように輸液量を調節する。

第1病日：CCUにて

☐ 血行動態
- ドブタミン2γ投与下で，心拍数72/min，血圧110/58 mmHg。
- 輸液負荷：乳酸化リンゲル20 ml/h，生理食塩水80 ml/h。
- 尿量30～40 ml/h。
- Swan-Ganzカテーテルによる血行動態は以下の通り。

RA (mmHg)	PA (mmHg)	PCWP (mmHg)	CI (L/min/m^2)	SVRI	SV	LVSWI
16	28/12	11	2.36	1,896	67	28

☐ 心電図
- 洞調律87/min。
- Ⅱ・Ⅲ・aVF誘導でQ波形成，ST上昇0.2 mVが残存（図Ⅰ-2-5）。

☐ 心エコー：ベッドサイドでのone look echo
- 左室拡大なし，左室壁運動は下壁akinesis，右室自由壁の壁運動低下はあるがakinesisではない。
- 有意な弁膜症を認めず。

*　　　　*　　　　*

● 血行動態から問いかける

Question 血行動態をどう評価するか？

☐ 心係数（CI）と左室仕事量（LVSWI）はやや低値であるが，ドブタミン投与下で1回拍出量（SV）は67 mlとなんとか保たれている。右心不全があると思われるが，輸液負荷により左室前負荷（肺動脈楔入圧：PCWP）が増加し

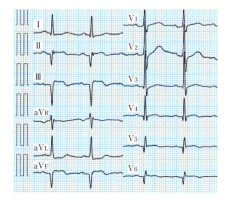

図Ⅰ-2-5　心電図：カテーテル検査時

たと考える。ただし、現在は血圧を保つために末梢血管がやや締まり、体血管抵抗係数（SVRI）を1,896と上げている状態で、十分な心拍出が維持できるようになれば末梢血管抵抗は下がってくると思われる。

☐ 現在は尿量に乏しいが、心拍出量は確保できるようになってきているので、第2病日に期待し、このまま経過観察する。

◉ 心電図から問いかける

Question 心電図の変化をどう解釈するか？

☐ Q波が形成され、心電図の変化としては妥当なものと判断する。ST上昇は残存し、カテ術前の偏位に比べて1/2程度である。CK wash outの遷延が懸念される。

➡ 今後の治療方針は？

☐ 右室梗塞合併症例では、基本的には輸液負荷を行い左室拍出量を担保するように努める。このためにカテコラミンを併用することも多い。ドブタミン2γを併用し、輸液負荷を100 ml/hとした。

☐ CCU帰室後の第1病日は、心電図モニター・血圧に注意しながら、輸液負荷を続ける。尿量は物足りないが、第1病日は経過観察とする。

Question 点滴と内服を含めて、薬物療法はどうするか？

☐ ドブタミンはoff可能と思われるので、経口強心薬へのスイッチを考える必要はない。

☐ できる限り早期にACE阻害薬を開始したいが、この症例の場合は低血圧が遷延することが予想されるので、血圧を担保できてから開始する。β遮断薬も同様で、比較的大きな梗塞となることが予想されるので導入が望ましいが、急がなくてもよい。

☐ スタチンは強化しなければならない。目標値をLDL<70 mg/dlとする。具体的にはストロングスタチンに変更する。

☐ もともとの内服薬のうち、血圧と心拍数を考慮してベニジピンとビソプロロールは中止しておく。

第2病日

☐ 血行動態
　　● 心拍数76/min、血圧112/56 mmHg。

- ドブタミン 2 γ 投与下。
- 乳酸化リンゲル 20 ml/h ＋ 生理食塩水 80 ml/h。
- 尿量 40～50 ml/h。

□ 血液検査

WBC	15,900/μl	尿素窒素	13.4 mg/dl
RBC	439×10^4/μl	クレアチニン	0.69 mg/dl
Hb	43.6 g/dl	尿酸	5.4 mg/dl
Ht	39.9%	Na	142 mEq/L
Plt	23.7×10^4/μl	K	3.7 mEq/L
総ビリルビン	0.5 mg/dl	Cl	111 mEq/L
総蛋白	5.2 g/dl	AST	323 U/L
CK	3,038 U/L	ALT	68 U/L
CK-MB	275 U/L	LDH	791 U/L
血糖	126 mg/dl	γ-GTP	17 U/L
		CRP	1.44 mg/dl

□ 心エコー
- 左室壁運動：下壁に akinesis。
- 右室壁運動：明らかな asynergy なく壁運動良好，右心系拡大なし。
- 左房径 35 mm，LVDd/s 49/31，EF 66%。
- 有意な弁膜症を認めない。TRPG 18 mmHg。

□ 内服薬（1 日量，用法）

アスピリン 100 mg 分 1 朝食後

クロピドグレル 75 mg 分 1 朝食後

ボノプラザン 10 mg 分 1 朝食後

ロスバスタチン 5 mg 分 1 朝食後

*　　　　　*　　　　　*

◉ 血行動態と心エコーから問いかける

□ 本来であれば，Swan-Ganz カテーテルによる評価を行い，輸液量や心臓作動薬を調整しなければならない。しかし Swan-Ganz カテーテルは鼠径部より挿入されていたので，第 2 病日朝に鼠径部動脈シースとともに抜去した。

Question 尿量はいまだに緩慢なようであるが，次にどうする？

□ 右室壁運動が回復している点と，十分な輸液負荷が行われていたことから，左室前負荷は問題ないと判断した。腎灌流も保たれているとすれば，利尿薬で軽く背中を押してあげると尿量が得られる場合がある。第 2 病日 12 時にフロセミド 20 mg を bolus 投与した（図 I -2-6）。

□ フロセミドにより十分な尿量が得られ，以後も利尿が途切れることはな

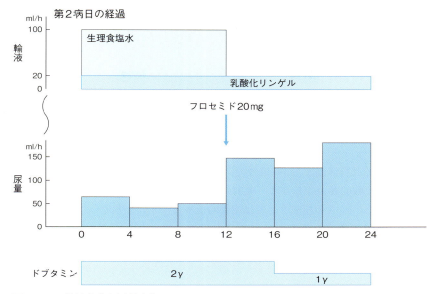

図Ⅰ-2-6　輸液負荷と尿量変化.
輸液：0〜12時：乳酸化リンゲル20 ml/h＋生理食塩水80 ml/h.
　　　12時〜：乳酸化リンゲル20 ml/h. 心拍数76/min, 血圧112/56 mmHg.
尿量：0〜12時：40〜50 ml/h, フロセミド20 mg bolus shot.
　　　12〜24時：150 ml/h.

かった．心機能として改善傾向にあると判断し，同日夕方からドブタミンのウィーニングを開始した．

オーベンからのひと言

── Swan-Ganzカテーテル抜去のタイミングは？

　大腿動脈アプローチでPCIを行い，同側大腿静脈からSwan-Ganzカテーテルを留置した場合に，いつSwan-Ganzカテーテルを抜去するか？
　合併症のないAMIであれば，大腿動脈シースを抜去するのと同じタイミングで抜去してよい．大きなLADによるAMIで左心不全を呈している場合，すなわちSV＜50やLVSWI＜20など低左心機能を示唆する所見があれば，抜去した後に内頸静脈からの再挿入が必要である．右心不全の場合も同様で，本症例でも低心拍出が持続するようであればSwan-Ganzカテーテルの内頸静脈への入れ替えが必要なケースである．

32　Part I　虚血性心疾患

◉血液検査から問いかける

`Question`　CK releaseをどう評価する？

☐ CK，CK-MBの経時的変化を示す。

再灌流からの時間（h）	来院時	3	6	9	12	24	48	72
CK（U/L）	92	2,819	3,756	3,380	3,038	2,695	1,342	508
CK-MB（U/L）	8	290	385	331	275	229	94	39

☐ peak CKは再灌流から6時間後で，3,756 U/Lであった。peak CKに達するまでは比較的速い。しかし，最初の24時間でCKがややwash outが悪く，遷延した。RCAの梗塞としては比較的梗塞量は多いと考えられる。

☐ カテ時に再灌流傷害がみられたことに加えて，右心不全とlow outputによってwash out低下をきたしたと考えられる。次の24時間（第2病日以降）では，利尿が良好となり，CKはwash outされた。

➡ 慢性期に向けての治療方針は？

☐ 第3病日にドブタミンを終了し，心臓リハビリテーションを開始する。

☐ 薬物療法は，ドブタミン終了後に血圧＞100 mmHgであればACE阻害薬を開始することとした。本症例では，第3病日からペリンドプリルを2 mgから開始し，4 mgまで増量を予定した。

☐ また，第4病日からβ遮断薬を開始する予定とし，もともと服用していたビソプロロールではなく，カルベジロール1.25 mgから開始することとした。ビソプロロールとカルベジロールを比較すると，ビソプロロールのほうが心拍数を下げる作用が強く，血圧も若干下げる。

その後の経過

☐ プログラム通りのリハビリテーションを経て，第12病日に退院となった。

☐ 退院時処方は以下の通り（1日量，用法）。
　アスピリン100 mg 分1 朝食後
　クロピドグレル75 mg 分1 朝食後
　ペリンドプリル4 mg 分1 朝食後
　カルベジロール2.5 mg 分1 朝食後
　ロスバスタチン5 mg 分1 朝食後
　ボノプラザン10 mg 分1 朝食後

症例から学ぶこと……

症例は右室梗塞を合併した，比較的大きな急性下壁心筋梗塞であった。

● 一般に，下壁梗塞の予後は前壁梗塞に比べて良好であるが，なかには慎重に対処しなければならない症例がある。

● 右室梗塞を伴う場合は，再灌流後もしばらくは尿量が得られないことがある。3日以内には右室機能は回復してくることが多いので，比較的多めの輸液負荷と，場合によりカテコラミンサポートで対処する。

● 右室機能が回復し左室前負荷が十分な基準に達すれば，自尿は得られる。心エコーなどで頃合いを見計らって，利尿薬で背中を押してあげるのも一手。

［樋口 義治］

症 例

3 心原性ショックを呈した
若年亜急性心筋梗塞

CCUにて……

本日のカンファレンスは，気管挿管・人工呼吸管理されている若年
急性心筋梗塞の患者さんです。昨夕に緊急カテを行い，足元では
PCPSとIABPによる補助循環装置が駆動しています。

症　例

□ **症例**　30歳，男性。

□ **主訴**　呼吸困難。

□ **現病歴**（家族より聴取）　入院4日前から胸痛を自覚していた。持続性で
あったが，医療機関にはかからず，消炎鎮痛薬（パップ製剤）で様子を見て
いた。その後，全身倦怠感が強く自宅で安静にしていたが，入院前日の夜
に呼吸困難が出現。入院当日朝には呼吸困難が増悪したため，午後に近医
を受診。急性呼吸不全に対して同日19時に救急搬送となった。

□ **既往歴**　不明・医療機関受診歴なし。

□ **身体所見**　意識やや混濁。呼吸数48/min，血圧84/56 mmHg，脈拍140/
min・整。全肺野に湿性ラ音を聴取。心音：呼吸音のためはっきりしない
が，明らかな収縮期雑音は聴取せず。下腿浮腫なし。

□ **心電図**　心拍数140/min，洞調律（図Ⅰ-3-1）。

□ **胸部X線写真**　butterfly shadowを伴う急性肺水腫の所見（図Ⅰ-3-2）。

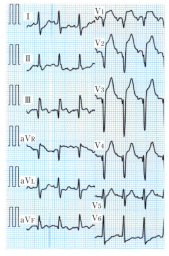

図Ⅰ-3-1　心電図：入院時

図Ⅰ-3-2　胸部X線写真：入院時

□ 血液検査

WBC	26,800/μl	尿素窒素	35.9 mg/dl
RBC	501×10⁴/μl	クレアチニン	1.70 mg/dl
Hb	15.4 g/dl	尿酸	11.4 mg/dl
Ht	44.0%	Na	135 mEq/L
Plt	35.7×10⁴/μl	K	4.8 mEq/L
総ビリルビン	1.1 mg/dl	Cl	97 mEq/L
総蛋白	6.0 g/dl	AST	135 U/L
CK	1,434 U/L	ALT	57 U/L
CK-MB	55 U/L	LDH	873 U/L
血糖	164 mg/dl	NT-proBNP	11,186.0 pg/ml
HbA1c	5.7%	CRP	27.86 mg/dl

＊　　　＊　　　＊

●現病歴から問いかける

——心筋梗塞を見た場合，onsetを常に意識する！　それによって予後の予測ができて，対処法が決まる。

Question　現病歴からonsetは推測できるか？　重症度を推測できるのか？

□ 心筋梗塞患者には典型的な胸部症状を訴えない患者もいる。例えば，高齢者と糖尿病患者。胸痛があったのかもしれないが，それ以上に呼吸困難感が強かったのではないか？ 血圧が下がったことによるショックや組織低灌流の症状が強く出たのではないか？……などと想像してみる。実際この症

例も，近医からの紹介状は呼吸器内科宛であった。

□ 家族からの病歴聴取で，急性あるいは亜急性心筋梗塞による左心不全を疑う。

□ 搬送時にショック状態と急性左心不全による肺水腫が疑われる状態。左前下行枝の亜急性（4日前発症の）心筋梗塞（recent myocardial infarction：RMI）を疑う。閉塞したままなのか，自然再灌流されているのかは，これだけではわからない。

── onsetと同様に大切なのが，pre-infarction anginaの有無。これは心筋梗塞に関わるprotectiveな因子の1つ。

Question この症例ではprotectiveな因子はあったのか？

□ 家族からの病歴聴取では，pre-infarction anginaまでは不明瞭。もしもpre-infarction anginaがなく，突然発症とすれば，責任冠動脈支配領域の心筋viabilityは乏しくなる。たとえ救命できたとしても，予後不良を示唆する。

Lecture ▶ 心筋梗塞のprotectiveな因子とは？

心筋梗塞責任血管の支配領域がすべて不可逆的なnecrosisに陥るわけではない。虚血にさらされた領域（area at risk）のなかで，どれだけが不可逆的necrosisに陥り，残りのviableな心筋細胞がどれだけあるかで，心筋梗塞の予後，すなわち将来的な左室リモデリングの程度が決まる。

心筋梗塞のprotectiveな因子とは，pre-infarction anginaがあること，造影上で側副血行路があること，発症早期の再灌流，再灌流傷害がないこと，血行再建術後のST回復が良いこと，などが挙げられる。これらの因子があると，viableな心筋細胞が多くなる。

primary stentingの時代となり，血行再建に困ることは少ない。しかし，「再灌流療法＝血行再建術＋心筋細胞保護」である。protectiveな因子の有無は，心筋細胞保護に大きく関わる。

◉心電図から問いかける

──虚血性心疾患診療の基本は心電図。心電図を深く読むのが循環器内科医。

Question 心電図から心筋梗塞の病態はどこまでわかるか？

□ 基本的にはST上昇している誘導で部位診断を行い，Q波の有無で貫壁性に

necrosisを生じたかどうかを判断する。陰性T波の有無で，閉塞したままなのか，自然再灌流されているのかを推測する。

☐ この症例の心電図は，
- 洞調律頻脈，心拍数140/min。
- V_1〜V_4でQ波の形成とST上昇があり，陰性T波は出現していない。V_1〜V_2のST上昇が強いので，基部中隔を含む前壁心筋梗塞と思われる。再灌流はされていないと推測される。
- この症例では，III誘導はQ波形成とSTのわずかな上昇，陰性T波出現のように見える。aV_F誘導でもQ波と陰性T波出現のように見えることから，多枝疾患の状態も想定しておく。すなわち，RCAにも虚血イベントが（過去に）あり，現在は再灌流されているという可能性も考えてみる。
- aV_R誘導でのST上昇は，対側（側壁〜後壁）のST低下と同義と考えればわかりやすい場合もある。この症例でも，aV_R誘導のST上昇と，I誘導とaV_L誘導のST低下がみられ，側壁〜後壁の虚血があるかもしれないと考えれば筋が通る。

☐ まとめると……心電図から，第一にはLADの亜急性心筋梗塞でよい。ただし，RCAにも虚血イベント（既往）があった多枝病変の可能性があり得る。

Question 心電図から心筋のviabilityや予後がわかるのか？

☐ 心電図は，再灌流後，翌日，など経時的な変化を見ることで予後が推定されてくる。時間が経った心筋梗塞でも，viableな心筋が残っているかどうかは来院時にわかる。

☐ 発症から4日経っているが，ST上昇の程度は比較的強い。STが上昇し続けているということは，虚血領域の心筋細胞にviabilityが残っているという証拠でもあり，血行再建術が奏功する可能性を示唆する。

●血液検査から問いかける

Question 来院時の心筋バイオマーカーは何を意味するか？ 炎症反応高値，腎機能低下の病態をどう読むのか？

☐ CKがすでに1,000 U/mlを超えて上昇していることから，少なくとも24時間以上に経過していると予想される。一方で，トロポニンTの上昇が続いていることから，発症は1週間以内と思われ，病歴から考察した通り4日前のonsetと考えてよさそう。

☐ 炎症反応高値は，肺炎を併発している可能性も考える。

☐ NT-proBNPの上昇は左心不全を表し，腎機能低下は左心ポンプ機能低下による腎前性腎不全を示唆する。

38　Part I　虚血性心疾患

👆オーベンからのひと言

──冠動脈造影の前に病態を予測する

　急性心不全治療の目的は，救命と原状回復。緊急症例で最も大切なことは，病歴と簡単な検査から病態を把握し，未来を先読みすること。心筋梗塞で言えば，冠動脈造影の前に病態を予測して対処できるようにしておくこと。急性心筋梗塞のプレゼンで，いきなり冠動脈造影から供覧すると味わいが薄れる！

　この症例ならば，梗塞責任血管はおそらくLAD近位部#6で，再灌流はされていない。多枝病変かもしれないが，LAD領域のviabilityは残っている可能性がある，ということが冠動脈造影を行う前に予想できる。救急の現場でもこれは大切。造影を見てから慌てる術者はみっともない。

➡ 次の一手は？

□ 発症から時間が経った亜急性心筋梗塞であるが，十分に心筋viabilityが期待される。心原性ショックから離脱するには血行再建術が必要と判断して，気管挿管したうえでカテーテル室に出棟した。

カテ室での対応

□ 冠動脈造影/PCI
　● IABP挿入後に冠動脈造影を施行した（図I-3-3）。
　● 冠動脈造影
　　LAD：#6完全閉塞
　　LCx：狭窄なし
　　RCA：#2・#3亜完全閉塞，造影遅延を伴う
　● 責任病変であるLADから治療を開始し，ステント留置を行い再灌流に成功した。このとき，血圧80/50 mmHg。酸素化は，気管挿管下100%酸素投与でもSaO₂ 88%と低値であった。RCAへの追加PCIを行い，#2〜3へステント留置を行ってTIMI-3フローを得た。しかしながら，血圧がさらに低下し<60 mmHgとなり，酸素化の改善もみられなかったので，PCPSを装着してCCUへ帰室した。

＊　　　　　　　＊　　　　　　　＊

3 心原性ショックを呈した若年亜急性心筋梗塞　39

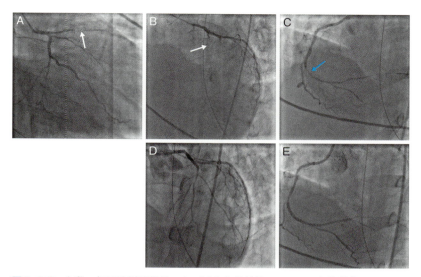

図Ⅰ-3-3　上段：初回造影時所見。A：LCA右前斜位，B：LCA左前斜位。LAD #6で完全閉塞（白矢印）。C：RCA #3に99%狭窄を認める（青矢印）。下段：血行再建後造影所見。D：LADは末梢までTIMI-3フローが得られたが，#7遠位部より先は冠動脈がshrinkageしている。E：RCAも同様に，#4AV以降に冠動脈shrinkageがみられる。

● カテーテル検査から問いかける

Question　PCPS装着は予想されたことか？

□ この症例のような重症例であれば，血行再建術後あるいは術中に循環が破綻する可能性を考えておく。
□ バルーニング中の一過性虚血によってポンプ機能不全となる可能性もあり，バルーニングによってプラーク内容物が末梢塞栓子となりポンプ機能を落とす可能性もある。

Question　心筋の回復は期待できるのか？

□ 一過性の虚血のためにポンプ機能が落ち込み循環が破綻したのであれば，数日の経過でポンプ機能は回復してくることが期待できる。
□ この症例は2枝ともに血行再建術を施行した。責任病変の拡張は得られ，フローもTIMI-3を確保したが，末梢冠動脈にshrinkageを認めた。さまざまな原因が考えられるが，再灌流に伴って放出される物質（サイトカインなど）により末梢にスパズムを生じている可能性や，心筋梗塞により流域の微小循環が破綻して血管床が縮小している可能性がある。前者であれば，時

期が来れば心筋として回復してくる可能性があるが，後者であれば回復の可能性は薄い。

➡ **次の一手は？**

□ カテーテル終了後はPCPS/IABP補助下で，血圧と腎血流を維持するために最低限のカテコラミンを用いて管理することとなった。
□ 循環破綻した直後は，ドパミン10γを必要とした．機械的補助循環の下で調整を行い，ドパミン7γ，ドブタミン5γ，ノルアドレナリン0.2γを投与しCCUへ帰室した．
□ CCU帰室後には血圧（IABP augmentation圧）を100 mmHg以上に保つようにカテコラミンを調整した［図Ⅰ-3-4参照］．

第2病日

□ 血行動態
　● ドブタミン5γ，ドパミン3.5γ，ノルアドレナリン0.12γ投与．PCPSフロー3 L/min，IABP 1：1の補助下．
　● 心拍数110～120/min，IABPによるaugmentation圧で110 mmHg程度．
　● 尿量はフロセミドの使用により100 ml/h以上を確保できる．
　● 来院時から，第2病日の経過表を示す（図Ⅰ-3-4）．

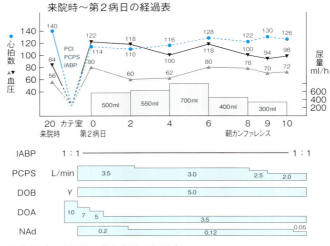

図Ⅰ-3-4　来院時～第2病日の経過表

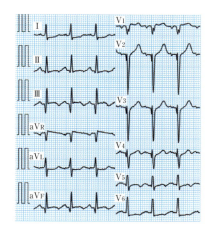

図I-3-5 心電図：CCU帰室後

□ 心電図
  ● 洞調律127/min。胸部誘導ではV1〜V4誘導でQ波の形成がみられるが，ST上昇はなく基線（図I-3-5）。
□ 血液検査

WBC	27,600/μl	尿素窒素	34.5 mg/dl
RBC	417×10^4/μl	クレアチニン	1.39 mg/dl
Hb	12.6 g/dl	AST	1,992 U/L
Ht	36.9%	ALT	1,586 U/L
Plt	24.3×10^4/μl	LDH	3,780 U/L
総ビリルビン	1.1 mg/dl	CRP	25.48 mg/dl
総蛋白	6.0 g/dl		
CK	5,050 U/L		
CK-MB	253 U/L		

□ 心エコー
  ● 左室壁運動は，心尖部〜前壁〜中隔〜下壁にakinesis（図I-3-6）。
  ● 左室心尖部に可動性のある血栓を認める。径10×9 mm。
  ● ベッドサイドでの簡易計測では，LVDd/s 53/48 mm，IVS 8 mm，PW 10 mm，LVEF 21%，IVC 20 mm。軽度〜中等度MRを認める。

*　　　　*　　　　*

● 血行動態から問いかける

Question　PCPS補助下で血行動態は安定している。PCPSウィーニングは可能か？

□ PCPSは強力な循環補助が可能であるが，循環様式としては非生理的であ

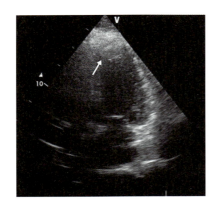

図Ⅰ-3-6 心エコー。左室心尖部にボール状の巨大心腔内血栓（矢印）を認める。

る。3～3.5 L/minのハイフローで長く経過すると，左室にとっては後負荷が高すぎて収縮不全がさらに高度になる。可能な限り早期に抜去を目指し，できるだけPCPSフローを少なく（<2.5 L/min）しておく。
□ PCPS駆動中は，肺動脈圧や心拍出量などの血行動態はあまりあてにならない。PCPSフローと血圧を指標とする。
□ IABP augmentation圧>100 mmHgであったので，カテコラミン量をそのままに，PCPSフローを3.0→2.5→2.0 L/minと下げてみた。その結果，血圧の変動はみられなかったので，PCPSフローは2.0～2.5 L/minとして経過観察することにした。

👉 オーベンからのひと言

── PCPSでかろうじて血圧を維持している患者

もしも，血圧を維持するにあたりPCPSフローとして>2.5 L/minが必要な状況であればどうか？
- 心機能が回復する見込みがあれば，すなわち梗塞領域に心筋viabilityが存在して心筋stunningから回復すると見込まれれば，カテコラミン量を調整しつつ我慢強く経過観察する。
- 心機能の回復する見込みがなければ，年齢や身体的・社会的状況に応じて心臓移植が可能かどうかを考慮する。その可能性がなければ，家族に厳しくインフォームドコンセントを行い，PCPS抜去・offのタイミングを計る。PCPSのoff後，ほどなく自己心が停止することを説明しなければならない。

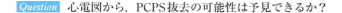

● 心電図と血液検査から問いかける

Question 心電図から，PCPS抜去の可能性は予見できるか？

☐ 心電図に洞調律，心拍数130/min前後，Ⅲ・aV_F・V_1～V_4にQ波形成がみられる．明らかなST上昇はなく，Ⅰ・aV_L・V_6にST低下がみられる．

☐ 胸部誘導のST変化からみて，やはり今回の梗塞責任血管はLADと考えてよさそう．一方で，RCAは過去にQ波心筋梗塞を起こしており，自然再灌流されていたと考えられる．

☐ 胸部誘導の術前ST上昇が基線に戻っていることから，梗塞area at riskのviabilityは十分に期待できる．つまり，心原性ショックと心筋stunningの状況を乗り越えれば，補助循環からの離脱が期待できる．

> ### Lecture ▶ 心筋stunning
>
> 心筋stunningとは，急性心筋虚血の再灌流後にみられる現象．重症の虚血により収縮不全を起こしている心筋が，遅延はすれども完全に機能回復がもたらされる．
>
> **参考文献**
> ・Camici PG, et al. Stunning, hibernation, and assessment of myocardial viability. Circulation 2008；117：103-14.

——血液検査では，CK上昇，炎症反応高値，クレアチニンは若干低下がみられた．

Question 血行再建術後の心筋の状態，全身状態をどう評価するか？

☐ CKについては，
　① ピークを示すのは再灌流から何時間後か
　② ピークを示したあとのwash outはどうか
に注目する．

☐ 適切な血行再建がなされれば，CKピークは再灌流後12時間前後に訪れ，wash outは良好で1日ごとにCKが半減していく．この症例は結局，CK 5,050 U/Lがピークとなり，再灌流から12時間後であった．CK wash outも良好で，適切な血行再建がなされたと思われる．

☐ 適切な血行再建とは，再灌流傷害が少ない，プラーク内容物による末梢微小塞栓が少ない，などをいう．

☐ 炎症反応高値は，肺炎の合併を疑う．スルバクタム/アンピシリンの投与を開始した．

44　Part I　虚血性心疾患

□ 腎機能に関しては，心不全・心原性ショックによる腎前性腎不全であると考えられる。PCPSにより腎血流が確保できる結果，改善してくることが見込まれる。

◉心エコーから問いかける

Question　心エコー結果から，現在の状態をどう評価するか？

□ 現時点で，area at riskの壁運動は回復しておらず，心筋はstunningの状態と考えられる。
□ 将来的には必ず左室拡張末期径（Dd）は拡大する（すなわち左室リモデリング）。今は急性期でリモデリングする前の状態と考える。

Question　左室内血栓についてどう考えるか？

□ PCPS駆動中の左室内血栓は非常に危険なものである。PCPSをウィーニングしていき，自己心の収縮が戻ったときに遊離して塞栓となる可能性がある。特に脳塞栓となったときは致命的であり，救命できたとしても大きな障害が残る。
□ このとき，家族には「命が助かる可能性は50％程度あるが，歩いて帰ることのできる可能性は30％もない」と，非常に厳しいインフォームドコンセントを行った。
□ PCPS駆動中は大動脈弁の動きに注意して，意図的にときどき開けてやる。特に心筋梗塞後であれば，左室内血栓が形成されやすい。PCPSフローが高すぎると大動脈弁が開かず，血栓形成のリスクが高まる。可能であれば，PCPSフローを下げて大動脈弁を開けるようにする。

Mini Case ■ PCPS抜去後に脳塞栓症から出血性梗塞に至った1例

症例は47歳，男性。3日前発症の亜急性前壁中隔心筋梗塞によるショック状態で来院した。PCPS下で血行再建を施行。心尖部に血栓を認めた（図I-3-7上段：心エコーの白矢印）。

第9病日にPCPSを抜去したが，翌日に瞳孔の散大と対光反射の消失を認めた。頭部CTを撮影したところ，左頭頂葉から後頭葉にかけて広範に高吸収域を認め，脳浮腫，mid-line shiftも認めた（図I 3-7下段：CT写真の青矢印）。

心エコーでは，血栓像が消失しており，左室内血栓による脳塞栓症から出血性梗塞に至ったと考えられた。

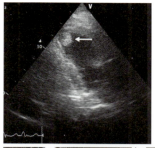
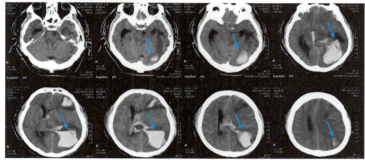

図Ⅰ-3-7 心エコーと頭部CT

➡ 次の一手は？ ―機械的補助と薬物治療

- □ カテコラミン量を増やすことなくPCPSフローが<2 L/minで血圧が保たれるようであれば，心電図所見・血液検査所見と併せてPCPS抜去可能な症例と判断する。
- □ まずは，PCPSフローを2 L/min程度として，カテコラミン量を微調整してみる。
- □ PCPSウィーニングの戦略と薬物治療の調整
  - ● 心筋がstunningしている期間は，カテコラミン量を最小限とし，かつPCPSフローを2 L/min程度で血圧が維持されるように調節する。そして，stunningから回復してviableな心筋が動き出してくる頃合いを見計らって，カテコラミン量を上げつつPCPSから離脱する（図Ⅰ-3-8）。

🖐 オーベンからのひと言

──第2病日に考えること

　　PCPSが入った症例は，時間との勝負。時間が経てば経つほど，PCPSにまつわる合併症が増えてくる。穿刺部の出血性合併症，下

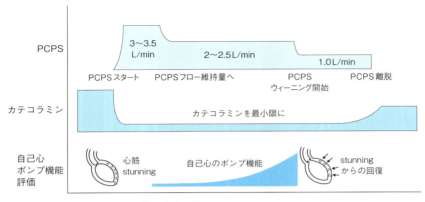

図 I-3-8　PCPSウィーニングのイメージ

肢虚血，左室後負荷増大による肺うっ血，溶血性貧血などの合併症に注意しつつ，エコーで壁運動の回復を見極める．

第4病日：PCPS離脱の検討

□ 血行動態
- ドブタミン4γ，ドパミン1.5γ，ミルリノン0.0625γを投与中，PCPSフロー1.5 L/min，IABP 1：1条件下
- 昨日の尿量3,150 ml，−700 mlのout balance
  本日0〜6時の尿量＞100 mL/h
- 心拍数120/min，血圧116/78 mmHg（IABPによるaugmentation圧）
- 右心カテーテルデータ

RA (mmHg)	PA (mmHg)	PCWP (mmHg)	SVO$_2$ (%)	CI (L/min/m^2)
7	26/15	17	78	2.5

□ 胸部X線
- 肺うっ血は改善した（図 I-3-9）．

□ 血液検査

WBC	17,900/μl	総ビリルビン	1.4 mg/dl
RBC	369×10^4/μl	CK	1,790 U/L
Hb	11.0 g/dl	尿素窒素	16.9 mg/dl
Ht	33.0%	クレアチニン	0.77 mg/dl
Plt	18.5×10^4/μl	CRP	12.2 mg/dl

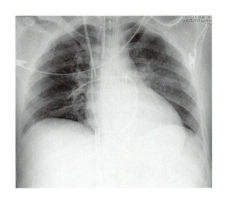

図Ⅰ-3-9 胸部X線写真：第4病日

☐ 血液ガス：FiO₂ 40%，PEEP 10 cmH₂O，PS 10 cmH₂Oの条件下で，右橈骨動脈より採取。

pH	PaO₂ (mmHg)	PaCO₂ (mmHg)	HCO₃ (mmol/L)	BE (mmol/L)	SaO₂ (%)	lactate (mg/dl)
7.439	159.9	32.0	24.0	1.2	99.0	16.5

☐ 心エコー：PCPSフロー1 L/minでの計測
- 左室壁運動は，心尖部〜前壁〜中隔〜下壁にakinesis。心尖部には左室壁菲薄化を認める。
- 左室心尖部に可動性のある血栓が残存し，径9×8 mm。
- 左房径45 mm，LVDd/Ds 58/45 mm，IVS 8 mm，PW 10 mm，LVEF 36%，IVC 20 mm。軽度〜中等度MRを認める。

　　　　　　　＊　　　　　＊　　　　　＊

◉ 血行動態から問いかける

Question PCPS離脱は可能と判断するか？　そのための薬物調整は？

☐ PCPS離脱が可能となるおおよその条件
- PCPSフロー≦2 L/min，カテコラミン量はドブタミンとドパミンを合わせて5γ以下におき，IABP augmentation圧≧100 mmHgを目安とする。PCPS離脱は可能と判断した。

☐ off testは行わなかった。off testを行うにあたっては，全血凝固時間を十分に延長させなければ回路内の血栓症のリスクが高くなる。PCPSフローを下げたときの血行動態や心エコー評価で，PCPS離脱可能かどうかを判断できるのが理想。PCPSフロー≦1.0 L/mimまで下げたときの血圧をみて，カテコラミン量を増やさなければならないかを検討する。

48　Part I　虚血性心疾患

☐ 本症例では，PCPSフローを0.7 L/minまで下げたところ，心拍数は120→126/minとやや増加，IABP augmentation圧は116→102 mmHgと若干の低下であった。昇圧が必要であれば，ドパミンを増量することで対処可能と判断した。

◉胸部X線・血液検査から問いかける

Question　呼吸器，およびその他の心臓以外の臓器に問題点はあるか？

☐ PCPSの長期駆動では，左室後負荷増大からくる肺うっ血所見を呈することがある。本症例では，肺うっ血は改善し，自己心および自己肺での酸素化は十分可能と判断した。

☐ 炎症反応は依然として高値であるが，明らかな肺炎像はなく，PCPS抜去により改善が見込まれる。

◉心エコーから問いかける

Question　血行再建から4日が経過し，心筋stunningから回復してきているのか？　左室内血栓はどうか？

☐ 症例では，第2病日に比べて壁運動の改善がみられる。心筋stunningから回復してきていると判断した。

☐ 一方で，左室心尖部の血栓は残存していた。PCPS離脱に伴って遊離し塞栓となる可能性が高いが，このリスクを患者家族に再度説明して，PCPS離脱・抜去することとした。

➡ 次の一手は？　IABPをどうするか？　薬物治療をどうするか？

☐ PCPSは午後に抜去を行った。次に考えることは，IABPからの離脱。

☐ 本症例では，PCPS抜去後もカテコラミンの増量を必要としなかった。呼吸機能・腎機能・炎症所見を見極めて，IABPの抜去が可能であるかを判断していく。

☐ カテコラミンをさらに減量しつつ，呼吸機能と腎機能が安定したところでIABP離脱の時期を探ることとした。症例によってはIABP挿入による炎症反応が上昇し，早期に抜去せざるを得ない場合もある。

第9病日：IABP抜去の判断

☐ 血行動態：ドブタミン3.5γ，ミルリノン0.125γ投与中

- 前日までの尿量とin-out balance
  尿量1,870 ml，−110 mlのout balance
  本日0〜6時の尿量約80 mL/h
- 朝の血行動態，右心カテーテルデータ
  IABP 1：1条件下の血行動態……心拍数116/min，血圧116/78 mmHg（IABPによるaugmentation圧）
  IABP 2：1として30分後の血行動態……心拍数120/min，血圧98/53 mmHg（自己心による収縮期/拡張期圧），体温38.6℃

RA (mmHg)	PA (mmHg)	PCWP (mmHg)	SVO_2 (%)	CI (L/min/m^2)	SVRI	LVSWI
8	28/14	16	75	3.7	1,332	25

☐ 胸部X線
- 肺うっ血はなし。明らかな肺炎像はなし（図Ⅰ-3-10）。

☐ 血液検査

WBC	11,200/μl	尿素窒素	20.0 mg/dl
RBC	345×10^4/μl	クレアチニン	0.81 mg/dl
Hb	10.2 g/dl	CRP	5.4 mg/dl
Ht	31.5%		
Plt	42.3×10^4/μl		

☐ 血液ガス：FiO_2 35%，PEEP 8 cmH$_2$O，PS 10 cmH$_2$Oの条件下で，右橈骨動脈より採取

pH	PaO_2 (mmHg)	$PaCO_2$ (mmHg)	HCO_3 (mmol/L)	BE (mmol/L)	SaO_2 (%)	lactate (mg/dl)
7.441	151.9	38.5	25.6	1.5	98.8	15.9

*　　　　*　　　　*

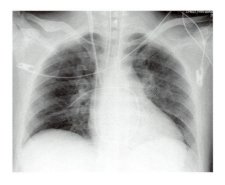

図Ⅰ-3-10　胸部X線写真：第9病日のIABP使用中

50   Part I 虚血性心疾患

●血行動態から問いかける

Question PCPS抜去後5日が経過し，IABP離脱の要件を満たしてきたか？

☐ 尿量および呼吸状態から判断して，全身状態はまずまず良好である。そこで，IABPを2：1として右心カテーテルにより血行動態を評価してみる。

☐ 右心カテーテルの評価：ほぼ適正な左室前負荷（PCWP 16 mmHg）に対して，十分な心拍出量（CI 3.7 L/min/m^2）が得られていた。左室仕事量も少ないながら（LVSWI 25），IABP離脱可能な水準を満たしている（おおよそLVSWI＞20が必要）と判断した。

●胸部X線，血液検査から問いかける

Question 呼吸器および他の心臓以外の全身状態はどう評価する？

☐ 血行動態改善とともに炎症所見の改善が得られている。肺うっ血像や肺炎像も認めない。腎機能も回復していると判断する。

➡ 今後の治療戦略は？

☐ 本症例では，IABP抜去6時間後も，血行動態が大きく悪化することはなかった。心拍数124/min，血圧124/60 mmHg，体温38.7℃。

RA (mmHg)	PA (mmHg)	PCWP (mmHg)	SVO$_2$ (%)	CI (L/min/m^2)	SVRI	LVSWI
6	30/14	18	75	4.0	1,424	25

☐ 全身状態の改善もみられたので，今後は静注製剤から内服薬への置換を進めていくこととする。

☐ 並行して脳神経系の精査を行う。こういった症例では，高次脳機能障害の有無は，しばらく時間が経過しないとわからないことが多い。

その後の経過

☐ 左室内血栓は心エコーによる経時的観察で徐々に小さくなり，消失した。幸いなことに，それに由来する塞栓症の出現はなかった。

☐ 第33病日に呼吸器による人工呼吸管理から離脱。

☐ 第40病日にカテコラミンから離脱し，すべて経口薬に置換。

☐ リハビリテーションを経て，第56病日に独歩退院となった。

●   ●   ●

症例から学ぶこと……

症例は補助循環を必要とした亜急性心筋梗塞症例であった。

● たとえ急性ではなく亜急性心筋梗塞であっても，心筋viabilityが残っており心筋救済の可能性があるならば，血行再建術を考慮する。

● しかし，多枝病変をもつ亜急性心筋梗塞でも，微妙なバランスを保って病院までたどり着いた可能性がある。カテーテル治療により一時的に血行動態が破綻する可能性がある。

● 急性（亜急性）心筋梗塞合併症としての心原性ショックに対するPCPSは，離脱できる可能性がある。stunningから回復したときの心筋viabilityを予測し，カテコラミンをはじめとして薬物治療の方針を整える。

● 補助循環装置（IABP，PCPS）は，導入された直後からウィーニングする手段と時期を考え始めなければならない。特にPCPSは，循環様式として非生理的であるので，早めのウィーニングを考える。

[樋口 義治]

症例 4

経過中に血行再建術を必要とした虚血性心疾患合併心不全

> **CCUにて……**
>
> 本日の新患は，超高齢の心不全患者さんです。昨日の午後に救急搬送されてCCUに入院し，NPPVを装着されています。

症　例

- □ **症例**　90歳代，女性。
- □ **主訴**　呼吸困難。
- □ **現病歴**　医療機関受診歴はなし。入院前日までは家事も自分でできていた。入院当日の午前4時から突然呼吸困難が出現し，安静にして様子を見ていた。朝から昼にかけて症状が悪化したため救急要請され，午後2時に当院に搬送となった。
- □ **既往歴**　75歳時より高血圧・糖尿病・脂質異常症について薬物療法を受けている。86歳時：脳梗塞，87歳時：白内障手術。
- □ **冠危険因子**　高血圧，糖尿病，脂質異常症。
- □ **身体所見**　半座位で診察。意識清明。身長150 cm，体重70 kg。呼吸数30/min，血圧190/130 mmHg，脈拍133/min・整。SpO$_2$ 85%（room air）。全肺野にラ音を聴取。心音：心雑音は聴取せず。下腿浮腫：両足に認める。末梢冷感なし。
- □ **心電図**　心拍数130/min，洞調律。PVC頻発し，ST-T変化を認める（図I-4-1）。
- □ **胸部X線写真**　急性肺水腫と胸水を認める（図I-4-2）。
- □ **心エコー**　肥満によるpoor imageで評価不十分だが，前壁中隔は高度壁運動低下。簡易計測：LVDd/s 60/45 mm，EF 30%，IVS 8 mm，PW 8 mm，IVC 20/15 mm，軽度MR。中等度TR，TRPG 40 mmHg。心膜液は認めず。

4 経過中に血行再建術を必要とした虚血性心疾患合併心不全

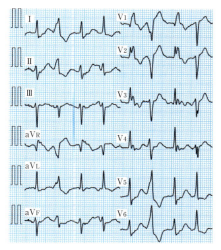

図 I-4-1 心電図：入院時

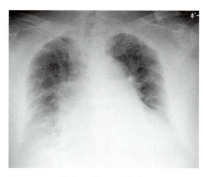

図 I-4-2 胸部 X 線：入院時

□ 血液検査

WBC	8,700/μl	尿素窒素	19.7 mg/dl
RBC	349×10^4/μl	クレアチニン	0.81 mg/dl
Hb	10.9 g/dl	eGFR	49.6 ml/min/1.73 m^2
Ht	33.8%	尿酸	4.6 mg/dl
Plt	14.3×10^4/μl	Na	141 mEq/dl
総ビリルビン	0.4 mg/dl	K	3.8 mEq/dl
総蛋白	6.9 g/dl	Cl	106 mEq/dl
CK	168 U/L	AST	37 U/L
トロポニン T	0.091 ng/ml	ALT	22 U/L
血糖	205 mg/dl	LDH	247 U/L
HbA1c	6.1%	BNP	561.7 pg/ml
		CRP	0.26 mg/dl

* * *

●現病歴から問いかける

——病歴から，基礎となる心疾患を推測する．

Question 超高齢の心不全症例である．心不全をもたらす基礎心疾患はどの程度推測されるか？

□ 心不全の症状は比較的短期間に進行しており，vascular failure の発症様式である．vascular failure を呈する基礎心疾患は幅広い．以前から心疾患を指摘されていないかどうか，本人や家族から問診することも重要である．

54 Part I 虚血性心疾患

□ 本人に問診したところ，高血圧・糖尿病・脂質異常症について薬は飲んで
おり，血液検査も定期的に受けていたが，ここ数年は心電図検査を受けた
記憶はないとのこと（超高齢者には検査も控え気味になることが多い）。検
査を受けているのであれば，かかりつけ医に過去の心電図を問い合わせて
みる。

□ 以上からは，高血圧性心疾患あるいは冠動脈疾患が基礎心疾患として考え
られる。

□ 急性心不全・慢性心不全の診療に関して，日本循環器学会のガイドライン
が改訂された（急性・慢性心不全診療ガイドライン2017年改訂版）。診療開
始から最初の10分間で，循環動態が安定しているのか，あるいは破綻して
いるのかを評価する。次の60分間で迅速評価，すなわち心電図・心エ
コー・胸部X線写真・血液検査などにより病態を把握することが推奨され
ている。

◉ 心電図から問いかける

——心不全症状を呈しており，半座位で酸素投与をしながらの心電図記録なの
で，記録状態はかなり悪い。

Question この心電図（4拍）にはさまざまな波形がみられる。心電図から心不全
の病態が想定できるか？

□ 1拍目と3拍目が右脚ブロック波形，2拍目が心室期外収縮，4拍目が正常伝
導と思われる。

□ 4拍目で判断すると，Ⅰ・Ⅱ・Ⅲ・aVL・aVF・V5・V6のST低下および
aVRのST上昇を認め，これは1・3拍目の右脚ブロックの波形においても
認められる。LMT病変や多枝病変が示唆される。

☞ オーベンからのひと言

—— aVR誘導のST上昇でわかること

aVR誘導は心臓の右上方から心臓を覗き込む位置関係にある誘導
であり，STEMIでのaVR誘導のST上昇は左室基部の貫壁性虚血を
反映し，前下行枝近位部やLMT閉塞が疑われる。NSTEMIでの
aVR誘導のST上昇は広範囲の心内膜下虚血を示し，LMT病変や多
枝病変が疑われ，予後不良と関連している（Barrabes JA. Circu-
lation 2003）。

□ ST上昇はaVR誘導のみであり，STEMIではない。NSTEMIもしくは慢性的な心筋虚血を疑う。以前の心電図を入手できれば比較できるが，今回は利用できない。比較的短期間での心不全症状の出現から，NSTEMIによるACSを考えるべきである。

□ 脚ブロックと正常伝導が混在しており，電気的に不安定な状態である。ACSの際に新たに生じる脚ブロックはハイリスクと考えられ，要注意の症例である。

◉心エコーから問いかける

Question ACSによる急性心不全と思われるが，心エコーの結果は整合性がとれるか？

□ 壁運動低下は前壁中隔のみに認められるという所見は，冠動脈疾患の存在を推測させる。壁運動異常を見たときは，常に冠動脈構築と一致するかについて考えておく［図Ⅰ-1-6参照］。

□ 心電図所見からはLMT病変や多枝病変が疑われる。救急のone look echoでは詳細な観察が困難な場合が多い。しかし，中隔基部や側壁・後壁・下壁の観察を十分に行っていれば，より詳細な冠動脈病変の推測ができた可能性がある。

□ 壁厚の低下はなく，陳旧性心筋梗塞の存在は否定的である。それは心電図所見と一致する。

□ TRPGの上昇があり，胸部X線上の肺うっ血所見と矛盾しない。

◉血液検査から問いかける

Question 心筋バイオマーカーをどう評価するか？

□ CKの上昇はなく，トロポニンTの微量増加がある。いわゆるプラーク破綻によるmain branchの閉塞は考えにくい。バイオマーカーからもNSTEMIを疑う。現病歴および心電図から想起される病態と矛盾しない。

□ もともと冠動脈に高度狭窄病変が存在した可能性が高い。心負荷が増えるような病態となれば，冠血流が相対的に低下し虚血に陥る。その際にトロポニンの上昇が認められれば，（4th Universal Definitionの）Type 2の心筋梗塞と定義される。

Lecture ▶ 心筋梗塞の定義と分類—Universal Definition より

2000年にESC/AHAからトロポニンを用いた心筋梗塞の診断基準 "Universal Definition"が提唱され,2018年に改訂第4版が発表された。そこでは,心筋梗塞を5つのタイプに分類している(表I-4-1)。

表I-4-1 心筋梗塞の4th Universal Definitionによる分類

	定義の概要
Type 1	冠動脈プラーク破綻による血栓形成を主病態とするもの
Type 2	血行動態的原因により心筋酸素供給が需要を満たせなくなり,心筋細胞壊死が惹起される
Type 3	バイオマーカー評価はされていないが,心筋虚血の関与が示唆される心臓死
Type 4a	PCI手技に関連した心筋細胞壊死,心筋梗塞
Type 4b	ステント血栓症による心筋梗塞
Type 5	CABG手技に関連した心筋細胞壊死,心筋梗塞

(Thygesen K. Eur Heart J 2018より作成)

□ 本症例はwarm & wetの急性非代償性心不全である。背景疾患として,虚血性心疾患の合併を強く疑う。急性心不全に対する初期治療および心筋虚血の両方に対して次の一手を考えてみる。

➡ 急性心不全に対して,次の一手は?

□ 心不全に対しては,酸素投与と血管拡張薬で治療開始した。
酸素化:NPPV(CPAP)6 cmH₂Oにより SpO₂ 98%,呼吸数22/min に改善
血管拡張:ニトログリセリン0.3γ持続静注
利尿:フロセミド40 mg/日の持続静注
□ 酸素化と血管拡張により心不全症状は改善。血圧136/78 mmHg,心拍数100/min となり安定した。
□ 両側の下腿浮腫を認めることから,全身的な体うっ血が存在する。そのため,利尿薬フロセミドを持続投与(40 mg/日)することとした。これにより尿量はほぼ100 ml/hを保つことができた。

➡ 心筋虚血に対して,次の一手は?

□ 心電図ではLMT病変や多枝病変が疑われ,脚ブロックが混在している。電気的にも不安定なハイリスク症例なので,activeな虚血が存在していると

考えられる。その点では，早めに冠動脈造影をして病変を確かめておくことが望ましい。

□ 緊急カテーテル検査，すなわち一刻も早く再灌流療法をする適応はあるのかを判断しなければならない。本症例では，午前4時に発症し10時間後の午後2時に来院しており，発症から時間が経過している。緊急カテーテル検査の適応は慎重に考慮しなければならない。

□ 以下のような懸念がある。
　● 何よりも超高齢であり，造影剤による腎障害などカテーテル検査に伴う合併症のリスクが高い。急性心不全で入院した直後にカテーテル検査を行う場合には臥位にする必要があり，再灌流療法中に心機能が落ち込んで気管挿管や補助循環（IABP，PCPS）を入れる可能性も考慮する必要がある。
　● 気管挿管や補助循環をして安静臥床の期間が長くなるほど，筋力が低下し，回復が遅くなるリスクが高くなる。

□ 以上を考慮して，本症例の場合は急性心不全の症状を落ち着かせることを最優先する。できれば，心不全症状が落ち着いたのちに，冠動脈造影をしてからPCIの適応を検討するのが理想である。治療経過で心不全のコントロールがつかなければ，準緊急でカテーテル検査をすることも考慮しておく必要がある。

👆 オーベンからのひと言

── NSTEMI疑いの全例に緊急カテーテル検査をするか？

　NSTEMIが疑われる症例に緊急カテーテル検査をするかについては，判断に迷うところである。この症例が，90歳代ではなく，例えば75歳で，高度なCKDのない患者ならば，気管挿管や補助循環の可能性も考慮しながら緊急カテーテル検査をしている可能性が高い。LMTや多枝病変が疑われるからである。ただし，超高齢者といえども，昨日まではそれなりに普通の生活をしていた患者でもあるので，医療者側がインフォームドコンセントを行う際に，保存的加療を一方的に勧めるのも不適切である。

　患者や家族にインフォームドコンセントを行う際の説明は，医師はきちんと説明しているつもりでも，適切に伝わっていないことが多い。このような患者の場合には，カテーテル検査をするのか，心不全のコントロールがつかなくてもカテーテル検査はしないで保存的に加療するのかというのは，非常に重要な選択でもある。特に緩和ケアへの移行を提案する際には，看護師など他職種も同席してインフォームドコンセントを行うのが理想である。

第2・3病日にかけて

- [ ] 呼吸困難の症状はなく，食事摂取も良好。NPPVは第2病日に離脱可能であった。
- [ ] 薬物治療，および血行動態
    - ニトログリセリン0.3γ，フロセミド40 mg/日の持続投与下。
    - 心拍数98/min，洞調律，血圧124/80 mmHg，SpO$_2$ 97%。
    - 第2病日の尿量は90～100 ml/hを保っている。
- [ ] 心電図
    - 心拍数75/min，洞調律（図Ⅰ-4-3）。
- [ ] 胸部X線写真
    - 肺うっ血の改善がみられる（図Ⅰ-4-4）。
- [ ] 第2病日の血液検査

WBC	6,800/μl	CK	628 U/L
RBC	284×10^4/μl	CK-MB	41 U/L
Hb	9.0 g/dl	トロポニンT	0.695 ng/ml
Ht	27.5%	CRP	0.46 mg/dl
Plt	11.6×10^4/μl	尿素窒素	16.6 mg/dl
AST	76 U/L	クレアチニン	0.84 mg/dl
ALT	23 U/L	eGFR	47.7 ml/min/1.73 m^2
LDH	289 U/L		

- [ ] 心エコー
    - 前壁・中隔・側壁の壁運動が低下しているが，入院時よりは軽減してい

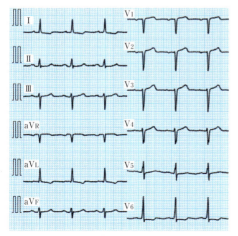

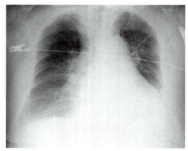

図Ⅰ-4-4 胸部X線写真：第2病日

図Ⅰ-4-3 心電図：第2病日

る。壁厚低下は認めず。軽度MR，軽度TR，TRPG 30 mmHg。心膜液は認めず。簡易計測：LVDd/s 58/43 mm，EF 36%，IVS 8 mm，PW 8 mm，IVC 20/12 mm。

$*$ $*$ $*$

●心電図，心エコーから問いかける

Question 入院時心電図からの変化は？

□ 脚ブロックは消失し，正常伝導のみである。電気的にも安定していると考えられる。

□ 図I-4-1の4拍目と比較する。II・III・aVF・V5のST低下は改善している。I・aVL・V6はST低下が軽減しているものの残存し，陰性T波を認める。異常Q波は認めない。

□ 心エコーでは壁厚低下や無収縮領域を認めないこと，心電図で異常Q波を認めないことから，貫壁性梗塞は否定的である。ただし，壁運動低下は残存しており，心電図のST低下や陰性T波があることと併せて，心内膜下虚血は残存していると考える。

👆 オーベンからのひと言

──心内膜下虚血のST低下と陰性T波

貫壁性の虚血では心電図はST上昇を示し，その誘導が虚血部位を示すが，非貫壁性虚血すなわち心内膜下虚血でのST低下や陰性T波では虚血部位診断はできない。

どの領域の内膜側虚血でも，II・III・aVF・V5・V6でST低下がみられることが多い。

Question 心筋バイオマーカーをどう評価するか？

□ 入院時に比べトロポニンTがさらに上昇している。心電図所見と併せてNSTEMIと診断できる。CK，CK-MB，AST，LDHの上昇も伴っており，心内膜下梗塞と推測される。心エコーの壁運動低下部位が前壁・中隔・側壁であることから，冠動脈としてはLADとLCx，もしくは大きな対角枝を有するLADと推測される。

□ 入院当日に比べて貧血が進行している。急性心不全症例では入院当日に比べて心不全症状が改善後にヘモグロビン濃度が1 mg/dl前後低下すること

がある．心不全の際の代償反応の1つと考えられるが，詳しいメカニズムは不明である（Konishi M. Circ J 2014）．ただし，消化管出血を合併していないかを調べておく必要がある．
- 翌日も採血フォローと便潜血を考慮する．
- CKD stage 3aだが，入院当日に比べて悪化はしていない．造影剤使用量を少なくすることを心がければ，冠動脈造影は可能と考えられる．

➡ 次の一手は？

Question 心不全の急性期は離脱したと考えられる．では今後の方針は？

- 急性心不全診療の第一の目標は，原状回復．こののちに原因（基礎心疾患）の究明と治療を行う．
- 以上と並行して，心臓リハビリテーションを開始しADL（日常生活動作 activities of daily life）の拡大が可能かどうかを検討する．
- 例えば，冠動脈病変が重症であれば，ADLの拡大によって心筋虚血が惹起され心不全の再燃や血行動態の動揺が生じ得るので，慎重に評価する．
- 本人や家族の同意が得られたことと，心不全症状が改善し臥位にしても呼吸困難の症状が出なくなったため，第5病日に冠動脈造影を行う予定とした．
- CCUを退出し，一般病棟へ移動．ADLの拡大を考慮してみる．まずは，介助付きで車椅子移動を許可した．
- 点滴薬を内服薬へシフトすることを検討した（1日量，用法）．
  フロセミド静注とニトログリセリン静注を中止．血管拡張薬はACE阻害薬エナラプリルとした．
  アゾセミド30 mg 分1 朝食後
  スピロノラクトン25 mg 分1 朝食後
  アスピリン100 mg 分1 朝食後
  エナラプリル2.5 mg 分1 朝食後
  シタグリプチン50 mg 分1 朝食後
  アトルバスタチン10 mg 分1 朝食後

第5病日：待期的に冠動脈造影の予定であったが……

- 心臓カテーテル検査予定日．午前7時にニトログリセリン静注を中止している．
- カテーテル室へ出棟準備中に，突然の呼吸困難感が出現した．酸素投与を行うも呼吸困難症状が継続しており，一般病棟からCCUに再入室して

4 経過中に血行再建術を必要とした虚血性心疾患合併心不全　61

表 I -4-2　急性心不全再燃と対処の時系列

時刻	イベント	所見	医療行為
6：00	起床	血圧118/53 mmHg，心拍数90/min，SpO$_2$ 98%	7：00ニトログリセリン off
10：00	検査着に着替え	血圧151/68 mmHg，心拍数101/min，SpO$_2$ 98%	酸素投与マスク10 L
10：25	呼吸困難感，冷汗の出現	SpO$_2$＜90%	
10：35	CCUへ再入室	血圧245/144 mmHg，心拍数135/min，SpO$_2$ 88%全肺野に湿性ラ音を聴取	ニトログリセリンスプレー 2 パフNPPV 開始
10：48	呼吸困難は改善傾向	血圧257/123 mmHg，心拍数135/min，SpO$_2$ 96%	ニトログリセリン持続点滴開始
11：00	症状消失	血圧162/80 mmHg，心拍数120/min，SpO$_2$ 97%	

NPPV を装着する方針となる。

□ CCU 入室時の所見から，vascular failure による急性心不全の再燃と判断した（表 I -4-2）。

□ ショートカンファレンス……病態のまとめ

● ニトログリセリン中止とカテーテル室出棟前準備（検査着への着替えが負荷になったか？）をきっかけに vascular failure を発症。

● 第4～5病日の経過，水分 in-out balance はどうか？

・第4病日 朝：血圧118/60 mmHg，心拍数96/min，尿量1,750 ml/日，水分バランスは−510 ml/日（out balance）

・第5病日 朝：血圧118/53 mmHg，心拍数90/min，心エコー：IVC 18/8 mm，TRPG 24 mmHg
ADLが低いため体重測定はできていないが，入院時に比し体内の水分貯留は改善していると判断する。

● 水分貯留傾向は改善しているにもかかわらず，わずかな ADL の拡大で心不全を発症することから，冠動脈疾患は重症と判断する。

➡ 次の一手は？

Question　今後の方針は？　カテーテルの適応は？

□ 体液量バランス・血圧が至適な状況であっても，軽労作により vascular failure を発症した。心筋虚血を解除しなければ，ADL の拡大は困難と考え

られる。

□ リスクを承知のうえで心臓カテーテル検査を行い，冠動脈を評価する。有意狭窄があればPCIを行う方針とする。

□ 病変によってはIABP挿入が必要になり，長期臥床から筋力低下をきたすリスクが高い。

□ 今はNPPVで呼吸状態は保たれているが，造影やPCIの際に呼吸状態が悪化し，気管挿管が必要になる可能性がある。

□ eGFR 47のCKDだが，高齢女性で筋肉量が少ないことを考えると，腎臓の予備能はもっと低いと考えられる。造影剤使用に伴う腎機能悪化から，最悪の場合は透析が必要になることを念頭に置く。

□ 軽労作で心不全を発症するため，気管挿管や透析のリスクは考慮しつつも，心臓カテーテル検査を行う方針であることを本人や家族にインフォームドコンセントを行い，同意を得た。

カテ室での対応

□ 冠動脈造影/PCI

● 右橈骨動脈アプローチで冠動脈造影を施行したところ，LMT #5起始部に高度狭窄（99%狭窄）を認めた（図Ⅰ-4-5）。

● LADは狭窄なし，LCx起始部も75%狭窄，RCAは#4以降に末梢病変。

● LMTおよびLCx起始部の分岐部病変であり，大腿動脈アプローチに変更した。

● LMTからLCxにかけてバルーンにて前拡張後にステント留置。ステントでjailされたLADは，ストラットのバルーン拡張を行った。LAD・LCxとも造影遅延なく手技を終了し，CCUに帰室（図Ⅰ-4-6）。

*　　　　　　*　　　　　　*

◉カテーテル検査から問いかける

Question 冠動脈所見から心不全の病態は説明できるか？

□ LMTに高度狭窄があり，さらにLCxに狭窄があることから，前壁・中隔・側壁の壁運動低下の説明はつく。遷延する高度心筋虚血による壁運動低下（心筋hibernation）を基盤とする心不全，すなわち虚血性心筋症（ischemic cardiomyopathy：ICM）である。

□ 心不全発症当日の心電図は広範囲の虚血の所見があり，LMTの狭窄によって軽労作で広範囲の虚血が生じたことを示唆している。

4 経過中に血行再建術を必要とした虚血性心疾患合併心不全　63

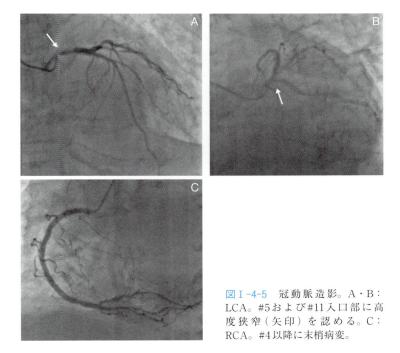

図I-4-5　冠動脈造影。A・B：LCA。#5および#11入口部に高度狭窄（矢印）を認める。C：RCA。#4以降に末梢病変。

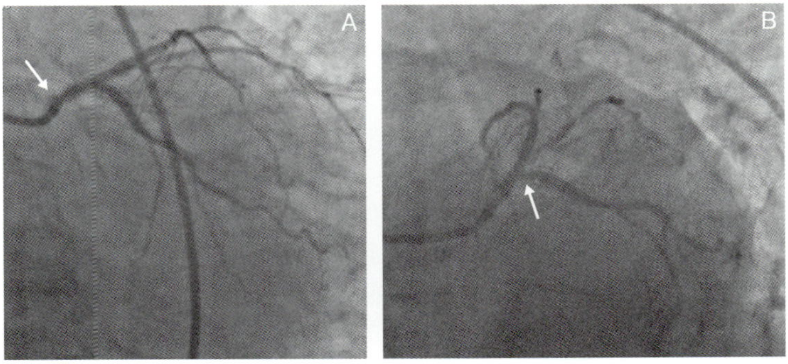

図I-4-6　PCI後。A・B：LCA。#5および#11入口部の狭窄をステント留置にて解除した（矢印）。

□ 心不全のコントロールのためには，LMTの狭窄の解除が必要だったと考えられる。

64   Part I 虚血性心疾患

その後の経過

☐ CCU帰室後は，呼吸困難の症状は改善。

☐ PCI翌日の所見は，心拍数104/min・整，血圧118/66 mmHg，SpO₂ 99%。

☐ 血液検査上，Hb 8.1 g/dl，BUN 17.8 mg/dl，クレアチニン0.84 mg/dlであり，貧血の進行はあるが，腎機能の悪化はなかった。

☐ NPPVは第7病日に離脱。

☐ ニトログリセリンは第8病日に離脱し，すべて経口薬に置換。

　処方（1日量，用法）

　エナラプリル5 mg 分1 朝食後

　シタグリプチン50 mg 分1 朝食後

　アトルバスタチン10 mg 分1 朝食後

　アスピリン100 mg 分1 朝食後

　クロピドグレル75 mg 分1 朝食後

☐ うっ血所見はなくなり，利尿薬はいったん中止して経過を観察することとした。

☐ リハビリテーションを行ったが，長期臥床による筋力低下があり，第37病日に療養型病床に転院となった。

●　　　　　　　　●　　　　　　　　●

👆 症例から学ぶこと……

　症例は，LMTに高度狭窄を有する超高齢ICM心不全症例であり，入院中に血行再建術を必要とした。

● 急心不全の原因として心筋虚血が強く疑われ，緊急カテーテル検査も考慮されたが，ハイリスク症例であり，心不全治療で症状が落ち着いたため，いったんはCCUで経過観察とした。しかし，安静度を上げていく過程で心不全が再増悪したため，リスクを覚悟のうえで準緊急のカテーテル検査を施行，LMT高度狭窄の解除を行い，その後は心不全からの離脱が可能となった。

● PCI治療中や治療後に心不全増悪や腎機能悪化は認めなかったが，気管挿管やIABP挿入が必要になる可能性もあった。その場合には，さらに長期臥床を要して回復が困難となると思われる。PCI実施前に，本人や家族に十分にインフォームドコンセントを行う必要がある。

● 虚血性心疾患の存在が疑われるがハイリスクのため緊急カテーテル検査を行わず，心不全を改善させてから待期的に行う方針とする場合には，カテーテル検査を行うタイミングやインフォームドコンセントが

重要である。
● たとえ心電図変化や心エコー所見から虚血性心疾患の存在を疑う所見が乏しくても，軽度の負荷で心不全が再増悪する場合には，心筋虚血を原因としたICMの可能性を疑ってみることが重要である。

[柏瀬 一路]

Part Ⅱ

心 不 全

心不全のCCU入室基準

日本循環器学会の急性・慢性心不全診療ガイドライン（2017年改訂版）には，急性心不全におけるCCU/ICU管理の適応が表に示されているので参照されたい。基本的には，序章「Overview：最近のCCU事情」のCCU入室基準：総論に示したものと同様である。

　心不全は1つの疾患ではなく，基礎となる疾患の存在する症候群である。例えば，高血圧や陳旧性心筋梗塞を基礎心疾患にもつ場合には，心臓それ自体の状態は以前と変化していないことが多い。循環・呼吸の安定が得られるまでをCCU滞在とする。それに対して，現在進行形の病勢が疑われる疾患，例えば急性心筋炎では，たとえ心不全がない状態であっても瞬時に循環破綻に陥る劇症型のタイプが存在する。循環・呼吸の破綻に至る可能性がある病態として対処し，CCU滞在も十分な心機能の回復を待つほうが良い。

　このように，基礎心疾患ごとに入室適応とCCU滞在を微調整しなければならない場面がある。

症例
1

急性非代償性心不全：
HFpEFの初回心不全

> **CCUにて……**
>
> 本日の新患は，初回心不全の患者さんです。昨晩に救急搬送され
> CCUに入院し，NPPVを装着されています。

症 例

- □ **症例**　80歳代，女性。
- □ **主訴**　呼吸困難。
- □ **現病歴**　陳旧性心筋梗塞，心房細動などで循環器内科外来にて診療中であった。真菌性副鼻腔炎に対し内視鏡下手術（上顎洞・前篩骨洞・前頭洞開放術）を施行し，6日前に退院した。前々日あたりから倦怠感が強く，仰臥位では呼吸が苦しいので右側臥位で寝ていた。前日の日中も労作で息切れを感じていた。深夜0時頃，就寝中に突然呼吸困難が増強し，救急受診となった。
- □ **既往歴**　高血圧，脂質異常症，心房細動，陳旧性結核，67歳時：後壁心筋梗塞発症，78歳時：拘束性換気障害（在宅酸素療法導入）。
- □ **内服薬**（1日量，用法）

  カルベジロール10 mg 分1 朝食後，エナラプリル5 mg 分1 朝食後，フロセミド10 mg 分1 朝食後，スピロノラクトン12.5 mg 分1 朝食後，ワルファリン2 mg 分1 朝食後，アスピリン100 mg 分1 朝食後，アトルバスタチン10 mg 分1 朝食後，シロスタゾール200 mg 分2 朝夕食後，フェブキソスタット10 mg 分1 朝食後。
- □ **身体所見**　半座位で診察。意識清明。身長141 cm，体重54 kg。呼吸数35/min，努力様呼吸。血圧161/55 mmHg，脈拍100～110/min・不整。SpO_2 87%（room air）。肺野の下1/2にラ音を聴取。心音：心雑音は拡張期雑音（LevineII/VI），最強点は胸骨右縁第2肋間。頸静脈怒張あり。下腿浮腫を両足に認める。末梢冷感なし。
- □ **心電図**　心拍数約100/min，心房細動（図II-1-1）。

1 急性非代償性心不全：HFpEF の初回心不全

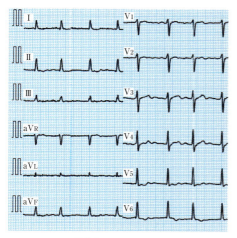

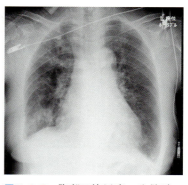

図Ⅱ-1-2 胸部X線写真：入院時。CTR 57%。以前の胸部X線写真との比較では，右下肺野の透過性低下が増悪している。

図Ⅱ-1-1 12誘導心電図：入院時。心房細動，Ⅰ・Ⅱ・Ⅲ・aV_L・aV_F・V_5・V_6に平坦-陰性T波を認める。

- □ **胸部X線写真** CTR 57%，右上肺野と下肺野の透過性低下，肺うっ血，軽度の胸水を認める（図Ⅱ-1-2）。
- □ **心エコー** 壁運動異常はほぼなし。簡易計測では，LVDd/s 52/33 mm，EF 67%，左房径47 mm，IVS 10 mm，PW 11 mm，IVC径22/17 mm。中等度MR，中等度AR。中等度TR，TRPG 40 mmHg。右房拡大あり。心嚢液は認めず。
- □ **血液検査**

WBC	11,600/μl	尿素窒素	24.8 mg/dl
RBC	279×10⁴/μl	クレアチニン	1.16 mg/dl
Hb	8.8 g/dl	eGFR	34.4 ml/min/1.73 m²
Ht	25.1%	尿酸	3.4 mg/dl
Plt	20.7×10⁴/μl	Na	138 mEq/dl
総ビリルビン	1.6 mg/dl	K	4.2 mEq/dl
総蛋白	6.6 g/dl	Cl	100 mEq/dl
CK	72 U/L	AST	21 U/L
トロポニンT	0.012 ng/ml	ALT	11 U/L
血糖	163 mg/dl	LDH	233 U/L
HbA1c	6.0%	NT-proBNP	1,442 pg/ml
		CRP	3.2 mg/dl
		血清鉄	50 μg/dl

*　　　*　　　*

70　Part Ⅱ　心不全

□ 心疾患の既往をもつ患者の初回心不全入院である。陳旧性心筋梗塞と心房
　細動をもちながら20年近くNYHA Ⅰで過ごしてきた。病歴や検査所見から
　今回の心不全発症の病態を推測する。

◉現病歴から問いかける

Question　この症例の心不全の病態は？

□ 入院の前々日は右側臥位で寝ていたという。右側臥位は下大静脈を圧迫す
　る形となり心臓への静脈還流が減るので，心不全患者にとっては楽な体位
　である。すでにある程度のうっ血があり，患者が無意識に代償していたと
　考えられる。入院当日の未明の呼吸困難は，発作性夜間呼吸困難（paroxys-
　mal nocturnal dyspnea：PND）である。この患者は，数日間の経過でうっ
　血が進行していると推測される。
□ 副鼻腔炎の手術を受けた1週間後に心不全を発症している。感染を契機とし
　た心不全の可能性があり，検査所見をチェックする必要がある。
□ 高齢・女性，既往歴に高血圧・心房細動・冠動脈疾患がある。これらはす
　べてHFpEF（heart failure with preserved ejection fraction）の危険因子で
　ある。
□ 次に心エコーを施行して，HFpEFであるのかHFrEF（heart failure with
　reduced ejection fraction）であるのかを判定する。仮にEFが低下している
　としても，根底にはHFpEFの要素，いわゆる"硬い心臓"（≒拡張障害）が
　影響している可能性が高い。

◉身体所見から問いかける

Question　身体所見から得られる心不全の所見は？

□ 起座呼吸になっており，湿性ラ音を聴取し，SpO_2が低下していることか
　ら，肺うっ血があると思われる。頸静脈怒張や下腿浮腫があり，体うっ血
　も認める。脈圧の低下はなく，末梢冷感もないことから，低心拍出所見は
　ない。
□ 以上から，Nohria-Stevenson分類のwarm & wetと考える。
□ 脈圧が増大していることと拡張期雑音があることから大動脈弁閉鎖不全を
　疑っておかなければならない。

◉心電図から問いかける

Question　心電図からは本症例の心機能はどうなっていると考えるか？

1 急性非代償性心不全：HFpEF の初回心不全　　71

- □ 心房細動の頻脈を呈している。ただし，心不全の急性期は心拍数が上昇することが多く，150/min 以上の頻脈を示す患者も少なくない。頻脈が原因で心不全になっているというよりも，急性心不全の代償のために心拍数が上昇していると推測される。
- □ 既往に後壁心筋梗塞があるものの，異常Q波は認めず（Ⅰ・aVLに小さなq波はあるが），再灌流療法によって心筋壊死の範囲は小さく抑えられていると推測される。
- □ Ⅰ・Ⅱ・Ⅲ・aVF・aVF・V5・V6で平坦−陰性T波，V5・V6で軽度のST低下を認め，心筋虚血もしくは心筋障害によるものと考える。心不全の背景に虚血性心疾患も鑑別する必要がある。

◉胸部X線から問いかける

Question　胸部X線写真からは心不全の病態をどう考えるか？

- □ 心拡大を認める。なかでも左3弓や右2弓が突出しており，左房や右房が拡大していると考えられる。
- □ 肺血管陰影が末梢まで認められる。肺うっ血の所見と考える。
- □ 右下肺野や上肺野の透過性低下があり，肺炎の可能性がある。肋骨横隔膜角（costo-phrenic angle）が左右とも鈍であり，少量の胸水が貯留している。ただし，本症例は陳旧性結核の既往がある。当院かかりつけの患者であり，以前の胸部X線写真と比較することが重要である。
- □ 以前の胸部X線写真と比較したところ，右上肺野は以前と著変ないが，右下肺野の透過性低下は以前より増悪している。

◉心エコーから問いかける

Question　心エコーから基礎心疾患は推定できるか？

- □ 陳旧性心筋梗塞の既往があるものの，壁運動異常は認めない。EFは67％と保たれている。病歴から疑われた通りHFpEFである。
- □ 拡張期雑音や脈圧上昇から推測された大動脈弁逆流を中等度認めた。心拡大はなく，現状では手術適応ではないが，心不全の発症や増悪に影響は与えていると考える。
- □ TRPGの上昇がある。肺高血圧および左房圧・左室拡張末期圧の上昇があると考える。IVC径の拡大や呼吸性変動の減弱があり，右心負荷も認める。
- □ 心不全の病態は明らかにできるが，基礎心疾患を特定するまでには至らない。

72　Part Ⅱ　心不全

◉血液検査から問いかける

Question　血液検査所見からわかることは？

□ NT-proBNP上昇を認め，左室拡張末期圧の上昇が示唆される。トロポニンTは陰性であり，現在進行形の心筋虚血はなさそうである。

□ 貧血やCKD（ステージ3b）はHFpEFでよく認められる併存症であり，心不全の発症に影響を与えていると考えられる。

──病歴や検査所見から総合的に判定する。

Question　心不全の病態をまとめると？

□ Nohria-Stevensonの分類では，warm & wetの急性非代償性心不全（ADHF）である。基礎心疾患に虚血性心疾患をもっている。収縮能は保たれており，虚血性心疾患が主要な役割を演じているわけではない。病態はいわゆるHFpEFである。肺うっ血と体うっ血があり，心不全症状の発症形態はvascular failureとcardiac failureが併存している。

□ 高齢・女性・高血圧・心房細動・虚血性心疾患・貧血・慢性腎臓病といったHFpEFでよく認められる併存症が多数存在している。左室はいわゆる“硬い心臓”，すなわち拡張障害があると考えられる。さらに，拘束性換気障害のために在宅酸素療法を導入されており，呼吸機能障害も影響していると思われる。

□ こういった患者は，高齢化社会ではよく見受けられるようになってきた。いわゆるHFpEFである。虚血性心疾患・心房細動などの基礎心疾患は，存在はするが強く主張していない。concomitant diseaseというよりもunderlying diseaseという単語がしっくりとくる。

Question　今回の心不全発症のきっかけは？

□ 軽度ではあるが，炎症所見の上昇を認める。1週間前まで副鼻腔炎手術目的で入院しており，感染がきっかけである可能性がある。検査データ・胸部X線・尿所見の経過を観察する。

□ 入院前の血液検査データはHb 10.5 g/dl前後で推移しており，貧血が進行している。貧血が心不全発症のきっかけとなった可能性がある。

□ 冠動脈疾患があり，PCIの既往があることから，冠動脈病変の悪化も鑑別する必要がある。ただし，血液検査でトロポニンTの上昇は認めず，心エコーで壁運動異常を認めないことから，ACSを発症したわけではなさそう。

オーベンからのひと言
――急性心不全へのアプローチ

急性心不全発症の際には，
①基礎となる心疾患の存在
②発症のきっかけや発症までの時間経過
という2つのポイントに注目すべきである。

例えば，これまで心疾患を指摘されていなかった患者が突然に（数時間で）心不全を発症した場合には，ACSや心筋炎など心機能が急激に変化する疾患が疑われる。

もともとDCMやOMIなどの基礎心疾患があるものの，外来通院にてNYHA Ⅰ～Ⅱで過ごしていた患者などでは，心機能が大きく変化して入院したとは考えにくい。例えば，入院の1カ月前から労作時呼吸困難が出現し，徐々に増悪して急性心不全で入院したという場合には，感染症や併存症の悪化や飲水過多など，心臓や全身への負荷が増加する要因があったと考えられる。詳細な問診や検査が病態の把握に有用であり，さらには今後の再入院を避けることにつながる。

Lecture ▶ HFpEFの原因や特徴

□ 心機能面では，拡張障害・動脈壁の硬化・内皮障害・肺高血圧や右心不全，左室-動脈カップリング異常などが原因として考えられている（図Ⅱ-1-3。Shah SJ. Heart Failure Clin 2014）。病態としては，血圧上昇や労作などの負荷に対する予備能が低下しているため，容易に左室拡張期圧が上昇し，その結果として肺うっ血が進行し，呼吸困難感

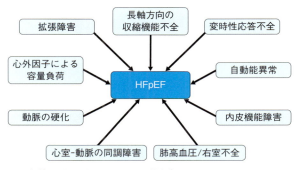

図Ⅱ-1-3 心臓からみたHFpEFの原因（Shah SJ, et al. Phenotypic spectrum of heart failure with preserved ejection fraction. Heart Failure Clin 2014；10：407-18, Elsevier）

- が出現すると考えられている。
- HFpEF症例で多く認める特徴や併存症として，高齢・高血圧・冠動脈疾患・肺高血圧・心房細動・貧血・COPD・糖尿病・無呼吸症候群・CKD・フレイルなどが挙げられる。また，HFrEFに比べて女性の割合が高い。
- HFpEFでは左室充満への心房収縮の依存度が高い。そのため，心房細動は血行動態に対して不利に作用する。発作性心房細動ならば，洞調律に戻すことを考慮すべきである。慢性心房細動例においても，過剰な頻脈は早急に是正する必要がある。しかし一方で，拡張障害が高度な患者では1回拍出量の低下に対して心拍数を増やすことで代償している場合もあり，心拍数を下げることで心不全が悪化する可能性がある。HFpEFを対象にしている研究ではないが，RACE II 研究では，目標心拍数110/min未満の緩やかなレートコントロールの群は，目標心拍数＜80/minの厳密なレートコントロールの群と比較して，心血管イベントについての非劣性が示されている（Isabelle C. N Engl J Med 2010）。これを参考に，心拍数＜110/minの緩やかなレートコントロールが目安となるだろう。

➡ 次の一手は？

Question 急性心不全の初期治療と，今後考えることは？

- 肺うっ血による呼吸困難に対して，酸素と血管拡張薬を投与する。血管拡張薬として，ERでニトログリセリンを0.2 γから開始したが，血圧高値（収縮期血圧≧160 mmHg）が続いたため，早送りもしながら0.3→0.4→0.5 γと増量したところ，収縮期血圧120 mmHgまで低下した。
- 体うっ血もあり，体内水分量が過剰であるため，利尿薬（フロセミド）でvolume reductionを図る。フロセミド20 mgをbolus投与したところ尿量が増加したため，利尿薬反応性はあると判断した。20 mg/日で持続投与を行う。
- 冠動脈疾患について，病変の進行の可能性があることを考慮する。急性心不全症状の改善後に冠動脈造影・冠動脈CT・RI心筋シンチなどの虚血評価を検討する。

➡ 併存症への対応

Question 貧血はどうする？

- MCV 90 fl，MCH 31.5 pgと正球性。血清鉄も低めながら基準値の範囲内で

あり，鉄欠乏性貧血も否定的。

□ 貧血に対しては，本日は輸血しないで経過観察とするが，これ以上貧血が進行するようなら輸血を考慮する。

□ ワルファリンとアスピリンを服用しており，消化管出血などのリスクが高い症例である。便潜血をチェックする。

Question 炎症所見の上昇に対してはどうする？

□ 炎症所見上昇は，感染症による可能性を第一に考える。広範囲な新世代抗菌薬は避けるのが原則。本来は痰培養や尿培養をチェックし，菌が検出されてから抗菌薬を投与する。

□ 本症例は高齢の心不全であり，ハイリスク症例と判断する。今回は検査結果が出るのを待たずに広範囲の抗菌薬タゾバクタム・ピペラシリンを投与した。このように最初は広範囲の抗菌薬を使用するが，細菌培養の結果に基づいて特異度の高い抗菌薬に変更する方法をde-escalationという。

Lecture ▶ フロセミドはbolus投与と持続投与のどちらがいいか？

フロセミドをbolus投与群と持続投与群で前向きに比較したDOSE試験では，患者の症状やクレアチニン値の変化に有意な差を認めなかった（Felker GM. N Engl J Med 2011）。したがって，どちらかに統一する必要はないだろう。

フロセミド投与に反応するか（利尿薬抵抗性がないか）を調べるにはbolus投与，水分バランスを丁寧に評価したいときには持続投与と，使い分ける方法もある。

👆 オーベンからのひと言

——薬剤量は共通言語「γ」で記載する

心不全治療薬，特に血管拡張薬や強心薬を持続投与するときは，投与量により血行動態に与える影響が変化することに気をつける必要がある。投与量は共通言語「γ（μg/kg/min）」で記載する習慣をつけよう。γ数と薬効を観察し覚えていくことで，薬の特徴を把握しやすくなる。

第2病日：CCUにて

- [ ] 呼吸困難感は改善し，NPPVは第2病日に離脱。
- [ ] 昼から食事を再開．8〜9割の摂取量。
- [ ] 身体所見，血行動態，尿量など
  - 体温は36.2℃。心拍数102/min・心房細動，血圧118/56 mmHg，SpO$_2$ 100%（NPPV）→98%（酸素マスク5 L）。
  - 下腿浮腫は入院時より軽減しているが，指で押さえると軽度の圧痕あり。
  - 輸液量20 ml/h，ニトログリセリン0.5γ，フロセミド20 mg/日の投与下で，昨日の24時間尿量は80 ml/h。水分バランスは−533 ml/日のout balance。
- [ ] 胸部X線
  - CTR 57%。うっ血は残存しているが，昨日よりも改善している（図Ⅱ-1-4）。
- [ ] 第2病日の血液検査

WBC	8,200/μl	LDH	197 U/L
RBC	233×10^4/μl	CK	70 U/L
Hb	7.3 g/dl	尿素窒素	26.5 mg/dl
Ht	21.0%	クレアチニン	1.50 mg/dl
Plt	16.3×10^4/μl	eGFR	26.0 ml/min/1.73 m^2
CRP	1.82 mg/dl	Na	135 mEq/L
AST	19 U/L	K	3.9 mEq/L
ALT	7 U/L	Cl	100 mEq/L

- [ ] 尿所見
  - 潜血（−）。沈渣にて赤血球1〜4/1視野，白血球1〜4/1視野。細菌（−）。
- [ ] 心エコー
  - 壁運動異常は認めず。中等度AR，軽度TR。IVC径17/7 mm，TRPG 32 mmHg。

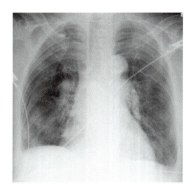

図Ⅱ-1-4 胸部X線：第2病日。CTR 57%，下肺野の透過性低下は前日より軽減。

*　　　　　*　　　　　*

●血行動態，胸部X線，心エコーから問いかける

Question 第1病日と比較して，変化している検査項目は？

□ 呼吸状態が改善し，NPPVから離脱した。また，下腿浮腫は改善し，心エコーのIVC径は縮小して呼吸変動が出てきている。水分バランスもマイナスになっている。これらの所見から，うっ血は改善していると判断する。
□ 胸部X線写真では，下肺野の透過性低下が軽減している。呼吸状態が改善しており，肺うっ血が改善していることを反映していると考える。

●血液検査から問いかける

Question 第1病日と比較して，変化している検査項目は？

□ 赤血球がさらに減少し，さらに低下している。MCV 90.1 fl，MCH 31.3 pgと正球性で変化なし。
□ BUNやクレアチニンが悪化している。BUNよりもクレアチニンの上昇のほうが大きく，BUN/Cr比は上昇していないため，脱水は考えにくい。尿所見にてFENa 2.37％，FEUN 32.8％，尿/血清Cr比23.7，尿/血清UN比7.81であり，腎前性というよりは腎性腎障害が疑わしい。
□ WBC・CRPはどちらも改善傾向である。また，尿所見でも尿路感染を積極的に疑う所見は認めない。炎症反応も改善傾向とみてよい。

●心不全治療経過を評価する

Question うっ血については今後どのように対処するか？

□ 心不全の治療経過としては良好。利尿薬投与で水分バランスをマイナスにできており，うっ血所見も改善している。
□ しかし下腿浮腫は残存し，胸部X線では多少のうっ血所見がみられることを考慮すると，体内の水分量は至適水準より過剰であり，除水の余地があると考える。
□ 腎機能悪化，特にクレアチニン上昇が認められる。0.3 mg/dlより大きい変化のため，WRF（worsening renal function）をきたしたと考える。ただし，うっ血はまだ残存していると判断するので，フロセミド投与は継続する。
□ 腎性腎障害が疑わしく，抗菌薬による薬剤性腎障害の可能性も考える。

78 Part Ⅱ 心不全

●併存症の経過を評価する

Question 貧血の進行に対してどうする？

□ Hb 7台に減少している。心不全患者では造血能も低下しており，今後さら
に悪化するリスクも考え，輸血を行うべきである。
□ 抗凝固薬と抗血小板薬を服用しており，出血性疾患，特に消化管出血のリ
スクが高いので評価すべきである。便潜血検査を本日提出したが，陰性
だった。

Question 炎症所見の変化は？

□ 炎症所見の上昇は感染症の可能性を考え，抗菌薬の投与を行った。しか
し，胸部X線の肺野の透過性が尿量の増加とともに1日で改善している。
また，尿所見から尿路感染も可能性は低い。炎症所見をフォローし，抗菌
薬の必要性を検討しておく。

➡ 次の一手は？

──呼吸と循環は安定した。急性期を脱したと思われるので，慢性期の診療と
方針について考えなければならない

Question 心不全に対して今後の方針は？

□ 重症管理を要しなくなっており，CCU退出，一般病棟への転棟を考慮する。
□ 早期に点滴薬を終了してADLの回復に努めるべきである。点滴薬は内服薬
置換を進める。
 ● うっ血所見が改善したら，フロセミドの点滴を中止し，必要性に応じて
 内服利尿薬を考慮することとした。
 ● 腎障害を考慮し，抗菌薬やフロセミドの点滴は，症状が改善したらなる
 べく早く中止するべきと考えられる。
 ● 適正なHbレベルを保つことも重要である。輸血によりHb 10.6 g/dlに改
 善した。貧血が再度進行するようなら，消化管内視鏡検査（特に上部消化
 管内視鏡検査）を考慮する。

Question 炎症所見に対しての今後の方針は？

□ 翌日（第3病日）の血液検査で炎症所見が改善していれば，抗菌薬を中止す
る予定である。
□ 発熱を再度認めれば，血液培養・痰培養・尿培養を検査する方針である。

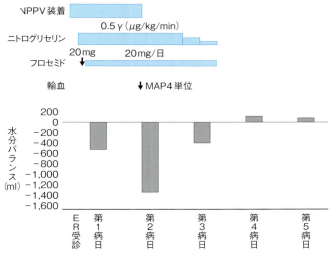

図Ⅱ-1-5　心不全急性期の治療経過

第3病日以降：CCUから一般病棟へ

□ 心不全急性期の治療経過を図Ⅱ-1-5に示す。
□ うっ血症状は改善し，フロセミド点滴を第3病日に中止した。
□ ニトログリセリンを減量すると収縮期血圧≧150 mmHgになるため，入院前の内服処方にカルシウム拮抗薬を追加した。
□ 第3病日の血液検査でWBC 7,800/μl，CRP 0.76 mg/dlと炎症所見はさらに改善したため，抗菌薬を中止した。
□ 第4病日にCCUから一般病棟へ転棟した。

> **Lecture ▶ 心不全急性期のうっ血解除と腎機能悪化について**
>
> 　利尿薬の投与により腎機能悪化（WRF）を生じる患者に注意が必要である。では，急性心不全の治療ではWRFを避けるべきか？
> 　たとえ心不全治療の過程でWRFを生じたとしても，うっ血を解除（decongestion）されている患者のほうが退院後の生存率や心不全再入院を含む心血管イベント発生率が低いことが報告されている（EVEREST研究サブ解析。Greene SJ. Eur J Heart Fail 2013）。多少の腎機能悪化があっても，利尿によってdecongestionがなされるならば，治療を継続するほうが望ましいといえる。
> 　ただし，6つのコホートから抽出した心不全（HFrEF & HFpEF）1,232例でのメタ解析によると，クレアチニン値で0.3 mg/dl以上悪化し

た症例とそうではない症例の間に退院後のイベントに差はなかったが，0.5 mg/dl以上悪化した症例では退院後のイベントが増加していた（Salar K. JACC Heart Fail 2015）。
　したがって，腎機能低下をまねくような過剰な除水は防ぎ，有効循環血液量を保ちながら，うっ血を解除することが重要である。

一般病棟での経過：退院に向けての準備

☐ 胸部X線
　● CTR 57%，肺うっ血は改善し（図Ⅱ-1-6），退院に向けてADLの拡大は順調に進んだ。
☐ 心臓カテーテル検査
　● 虚血性心疾患の関与を調べる目的と血行動態の評価のために，心臓カテーテル検査を施行した。
　● 冠動脈造影：LCx #14の分枝の75%狭窄，RCA #4PDには末梢病変。
　● 右心カテーテル：PCWP 15 mmHg，PA 34/17 (25) mmHg，RV 35/6 mmHg，RA 5 mmHg，CO 5.3 L/min，CI 3.8 L/min/m^2，PVR 1.89 wood単位。

　　　　＊　　　　　＊　　　　　＊

➡ 次の一手は？

──退院を考える時期である。そのために必要な検査とその解釈，併存疾患の経過，心不全再入院を防ぐための方策を考える

Question　心臓カテーテル検査からわかることは？

☐ 冠動脈造影では，末梢病変のみであり，近位部の高度狭窄は認めなかっ

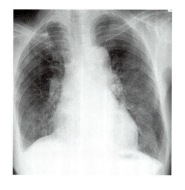

図Ⅱ-1-6　胸部X線写真：退院時。CTR 55%で，肺うっ血は改善している。右上肺野は陳旧性結核による陰影である。

た．灌流領域も小さく，血行再建の適応ではないと判断した．
- [ ] 肺高血圧を認める．入院前から拘束性換気障害があり，3群肺高血圧症と考える．肺高血圧としては軽症であり，在宅酸素療法を継続する．

Question 入院中の検査所見などを総合的に判断して，今回の心不全のきっかけは？

- [ ] 正確にはわからない．高齢者心不全では，はっきりとした理由が不明なことも多い．可能性のある状況を改善させていくしかない．
- [ ] 感染や虚血性心疾患の関与は否定的である．なんらかの負荷がかかったのは間違いないが，貧血の進行は心不全の増悪因子としても重要であり，今回の心不全発症のきっかけと考えても妥当である．
- [ ] CCUで赤血球輸血を行った後は，Hb 10〜11 mg/dl前後で経過し，貧血の再増悪は認めなかった．

Question では，貧血はどう考え，どのように対策する？

- [ ] 便潜血は陰性であり，現段階では進行性の消化管出血は否定的と判断した．入院前の抗菌薬による薬剤性貧血の可能性はあるが，検証はできていない．退院後も定期的に血液検査で貧血が再増悪しないかフォローする．貧血が再増悪して，便潜血陽性ならば，消化管内視鏡検査を考慮する．
- [ ] 結局のところ，貧血の原因もわからないが，少なくとも出血には細心の注意が必要である．
- [ ] 冠動脈疾患に対してアスピリン，心房細動に対してワルファリンを投与している．出血ハイリスク症例である．
  - アスピリンは高率に消化性潰瘍を惹起することが知られている．ESCの抗血小板薬療法に関するガイドライン（2017年版）を根拠に，アスピリンを休薬して，ワルファリン単剤にすることも検討する（Valgimigli M. Eur Heart J 2018）．

オーベンからのひと言

── HFpEFの治療は全人的に行う

HFrEFの治療薬として，RAS阻害薬とβ遮断薬の生命予後改善効果は確立している．しかし，HFpEFに関しては，死亡率や臨床イベント発生率の改善効果が前向き介入研究で明確に示されたものにない．

日本循環器学会の急性・慢性心不全診療ガイドライン（2017年

82　Part II 心不全

改訂版）でも，うっ血に伴う自覚症状軽減目的での利尿薬使用が
class I となっているのみである。現段階では，心不全症状の軽減
を目的として，うっ血に対する利尿薬，高血圧に対する降圧療法，
併存症に対する治療を行うことが基本方針となる。

☐ 退院時処方（1日量，用法）
アスピリン 100 mg 分1 朝食後
アゼルニジピン 16 mg 分1 朝食後
ラベプラゾール 10 mg 分1 朝食後
シルニジピン 20 mg 分2 朝夕食後
ワルファリン 1 mg 分1 朝食後
フェブキソスタット 10 mg 分1 朝食後
フロセミド 10 mg 分1 朝食後
アトルバスタチン 10 mg 分1 朝食後
スピロノラクトン 25 mg 分1 昼食後

◉　　　　　◉　　　　　◉

👆 症例から学ぶこと……

本症例は急性非代償性心不全であり，HFpEF の初回心不全入院であっ
た。
● 心筋障害やリモデリングが初期段階と考えられる場合，酸素投与
（NPPV）と血管拡張薬や利尿薬により，比較的短時間で心不全症状
を改善することができる。
● HFpEF 患者には，特徴的ないくつかの併存症がある。本症例では，
高齢・女性・高血圧・心房細動・冠動脈疾患・貧血・慢性腎臓病と，
多数の危険因子や併存症が認められた。心不全に対する治療と並行し
て，併存症の評価や治療を進めることが，心不全の再発予防に重要で
ある。

［柏瀬 一路］

症例
2

入退院を繰り返す心不全

CCUにて……

本日の新入院は高齢男性の急性非代償性心不全（ADHF）です。最近1年間で3回目の心不全入院となる，いわゆるリピーター ADHFですが，心不全入院までの間隔が徐々に短くなっています。

症 例

- □ **症例**　70歳代後半，男性。
- □ **主訴**　呼吸困難。
- □ **現病歴**　10年前に下壁心筋梗塞を発症して以来，循環器外来へ通院中の患者。心房細動の合併や慢性腎臓病の悪化を伴うようになり，最近は心不全入院を繰り返している。今月に入ってから労作時の呼吸困難を自覚するようになったが，次第に増悪し，就寝時にも自覚するようになった。さらに安静時にも呼吸苦を強く自覚するようになったため，当院を受診。諸検査の結果かう，慢性心不全の急性増悪という診断で入院加療開始となった。なお，この患者は過去の入院時にも侵襲を伴う検査・加療を希望しておらず，今回も同様の意思表示をされた。
- □ **既往歴**　65歳時：腹部大動脈瘤，閉塞性動脈硬化症に対して手術加療，75歳時：腎細胞癌。
- □ **冠危険因子**　脂質異常症。
- □ **身体所見**　意識清明。身長157 cm，体重48 kg。呼吸数30/min，脈拍91/min，血圧122/82 mmHg，SpO_2 83%（room air）。冷汗を伴う。下肢浮腫（＋）。
- □ **内服薬**（1日量，用法）
  アスピリン100 mg 分1 朝食後，アゾセミド15 mg 分1 朝食後，スピロノラクトン25 mg 分1 朝食後，ピモベンダン2.5 mg 分1 朝食後，ピタバスタチン2 mg 分1 朝食後，フェブキソスタット20 mg 分1 朝食後。
- □ **心電図**　91/min洞調律，V1～V4誘導のR波減高，左軸偏位（図Ⅱ-2-1）。

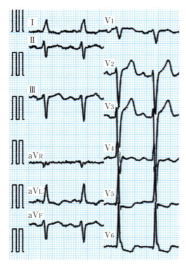

図Ⅱ-2-1 心電図：入院時

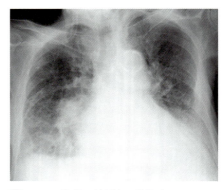

図Ⅱ-2-2 胸部X線写真：入院時

□ **胸部X線写真** 心拡大ならびに肺うっ血，両側胸水を伴っている（図Ⅱ-2-2）。

□ **血液検査**

WBC	5,300/μl	Na	143 mEq/L
RBC	452×10⁴/μl	K	5.0 mEq/L
Hb	13.7 g/dl	Cl	109 mEq/L
Ht	42.80%	LDH	269 U/L
Plt	15.6×10⁴/μl	AST	26 U/L
総ビリルビン	1.1 mg/dl	ALT	12 U/L
総蛋白	7.0 g/dl	ALP	198 U/L
CK	87 U/L	γ-GTP	14 U/L
FBS	153 mg/dl	LDLコレステロール	61 mg/dl
尿素窒素	54.9 mg/dl	HbA1c	5.80%
クレアチニン	2.37 mg/dl	トロポニンT	0.08 ng/ml
尿酸	6.5 mg/dl	BNP	3,376 pg/ml

□ **心エコー**（図Ⅱ-2-3） 左房径47 mm，LVDd/s 80/76 mm，LVEF 25%，IVSd/PWd 9/6 mm，高度MR（tenting height 14 mm），E/A 0.79/0.71，DcT 204 msec，IVC径20 mm，TRPG 24 mmHg，左室流出路血流速時間積分値（LVOT-VTI）7.2 cm。心囊液：少量。左室壁運動：びまん性に重度低下，後壁～側壁にかけて無収縮，PRPG 9 mmHg。

□ **最終冠動脈造影**（参考：10年前）（図Ⅱ-2-4）
RCA：#2完全閉塞

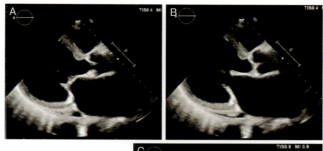

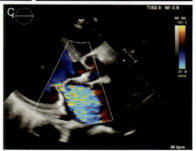

図Ⅱ-2-3 心エコー。A：傍胸骨長軸像収縮期。B：傍胸骨長軸像拡張期。C：カラードプラ。テザリングによる高度MRを認める

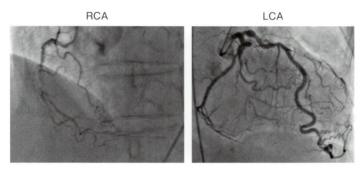

図Ⅱ-2-4 最終冠動脈造影

LAD：#6 25%，#7 50%，#9完全閉塞
LCx ：#12完全閉塞，#14完全閉塞

　　　　　　　＊　　　　　　＊　　　　　　＊

第1病日

□ 虚血性心筋症（ischemic cardiomyopathy：ICM）を基礎心疾患にもつ，HFrEFのリピーターADHF症例である。

□ このような症例では，ADHFに対する加療と並行して，病歴から読み取れ

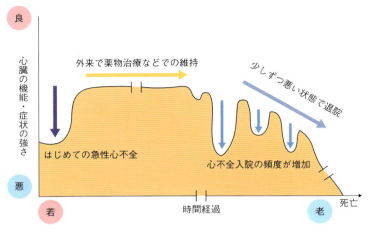

図Ⅱ-2-5　心不全の自然経過表

る全人的な患者背景を考慮し，治療計画を立てなければならない。

●病歴から問いかける

Question　患者背景を俯瞰して大局的な方針を立てることができるか？

- □ ACC/AHAガイドラインでは，慢性心不全をその病期からステージ分類している。この患者は難治性・治療抵抗性となってきておりstage D慢性心不全である。
- □ 慢性心不全患者の自然歴（図Ⅱ-2-5）から明らかなように，心不全入院を繰り返すごとに心機能としての予備力は失われていき，終末期心不全に至る。
- □ この症例も，終末期に近づいてきていることが予想される。例えば，冠動脈に対する介入など治療の手段は残されているかもしれない。しかし10年以上の経過をもつ慢性心不全で，患者の意思が明確である場合には，それも尊重しなければならない。
- □ 服薬の調整のみでは管理が困難であることは想像に難くなく，入退院を繰り返している。まずは，ADHFに対する心不全加療を行って自覚症状の軽減と原状回復に努め，その後に介入できることは何かを検討する方針とした。

●内服薬（薬歴）から問いかける

Question　慢性心不全の標準治療を満たしているか？

- いわゆる心臓保護薬としては不十分である。ミネラルコルチコイド受容体阻害薬（MRA）としてスピロノラクトンが処方されているが，ACE阻害薬は処方されていない。
- β遮断薬も処方されず，利尿薬と強心薬が処方されている。
- 日本循環器学会の急性・慢性心不全診療ガイドライン（2017年改訂版）には，ACE阻害薬とβ遮断薬が標準治療薬として記載されている。
- 高用量の利尿薬および経口強心薬は，心不全の予後を悪化させることが示唆されている（Ahmed A. Eur Heart J 2006）。

Question 患者背景と病歴からこの処方内容を説明できるか？

- 患者の薬歴を調べると，ACE阻害薬はエナラプリルの導入がたびたび試みられているが，1.25 mgの少量処方にもかかわらず血圧低下が遷延し，血清クレアチニン値の持続的上昇がみられ，断念している。
- β遮断薬は，3年前にカルベジロール1.25 mgから開始し，2.5 mgまで増量したが，心不全状態が悪化した。ほかに心不全増悪の誘引がなく，増量から数週間後の増悪であったため，再度1.25 mgへ減量した経過があった。心不全の改善に時間を要し，最終的には中止せざるを得なかった薬歴がある。
- 難治性心不全stage Dでは，しばしばこのような薬歴をみることがある。長期予後が期待できない状況では，心不全症状の改善のために多量の利尿薬や経口強心薬を処方せざるを得ないこともある。

◉心エコーから問いかける

Question ICMによる心機能の低下がみられる。そのほかに難治性心不全によくみられる所見は何か？

- 左室拡大に伴って，著明な僧帽弁閉鎖不全を認める。僧帽弁後尖の可動性が低下し，左室側へ牽引されている状況からは，虚血性僧帽弁閉鎖不全症と診断する。左室収縮能が低下していることに加えて，左房側への著明な血液逆流は左室から体循環へ駆出される循環血液量のさらなる低下をまねく。

> ### Lecture ▶ 虚血性僧帽弁閉鎖不全症とその治療
> 　広義の虚血性僧帽弁閉鎖不全症は，心筋梗塞に伴う乳頭筋断裂によって生じる僧帽弁閉鎖不全症も含む。しかし一般的な虚血性僧帽弁閉鎖不全症とは，虚血性心疾患を原因とするものの弁尖に器質異常を認めず，腱索や乳頭筋にも断裂を認めない僧帽弁閉鎖不全症を指す。

心筋梗塞後に左室がリモデリングに伴って拡大すると，後外側に偏位した乳頭筋が腱索を介して収縮期に弁尖に張力を作用させ，弁尖接合が障害されて生じる（図Ⅱ-2-6）．計測指標としては，弁輪線と弁尖接合部の距離であるtenting height（正常で5〜6 mm）が用いられる．

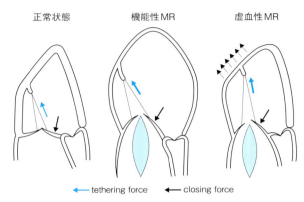

図Ⅱ-2-6　テザリングによる機能性MR，虚血性MRの機序（樋口義治．循環器研修テクニカルノート 心不全．MEDSi, 2016, p.46より転載）

　虚血性僧帽弁閉鎖不全症は，心臓にかかる負荷の状態によって影響を受けることが知られている．実際に運動負荷心エコーを実施すると，僧帽弁閉鎖不全が増悪する患者は多い．これは，前負荷ならびに後負荷の増大を介して逆流が顕在化するものであるため，利尿薬で前負荷を軽減することや，ACE阻害薬・β遮断薬による左室のリバースリモデリングなどが，治療として有効であると考えられる．しかし，虚血性心筋症の患者にβ遮断薬でリバースリモデリングを得ることは，実際には困難なことが多い．血行再建も手段の1つではあるが，すでにリモデリングしている心筋に対して著効することは困難なことが多い．最近では，カテーテルを用いて逆流を制御するMitraClip®が比較的良好な成績を収めている．

●身体所見，検査結果から問いかける

Question　HFrEF症例のADHFである．初期治療はどうする？

☐ 身体所見からはNohria-Stevenson分類のwet & coldと判断した．coldを示す所見は末梢冷感や腎機能障害の進展，wetを示す所見は下肢浮腫である．
☐ 胸部X線写真からも，体液量過剰となっているのは明らかである．
☐ NPPVを装着のうえで，利尿薬を開始する．心機能が低下し，臓器障害の進展を示すcoldの所見があるので，強心薬による心拍出量の改善が必要で

ある。

□ 僧帽弁閉鎖不全による血液逆流が高度であり，末梢血管抵抗の低減を意識して加療に取り組む必要があるが，血圧の低下にも考慮する必要がある。

➡ 次の一手は？

□ ドブタミン1.5γで加療開始し，血圧の低下を懸念してカルペリチドをごく少量0.00325γで加療を開始した。フロセミド10 mgの静脈内bolus投与を行った。

□ 治療の指標としては，臓器灌流の指標となる尿量増加や心拍数低下を観察する。この日は70 ml/h程度の尿が持続的に得られた。

□ 難治性心不全では，十分な心拍出量の改善を得るために強心薬を増量しなければならない可能性もある。ドブタミンの増量やドパミンの開始，ミルリノンの追加などの選択肢を想定しておく。

👆 オーベンからのひと言

──心不全と緩和ケア

　本症例は，左室リモデリングに加えて重篤な僧帽弁閉鎖不全を合併している虚血性心筋症の患者である。近年は慢性心不全の予後が芳しくないことが報告されており，心不全に対しても癌と同様に緩和ケアの導入が提唱されている。

　予後の予測が難しいことから，非癌患者の緩和ケアを開始するタイミングは難しいことが多い。一般的には，適切な心不全治療を行っても慢性的な心不全症状を訴え，点滴薬物療法が頻回な患者や，半年以内に1回以上の入院に至るような患者は，緩和ケアを開始する対象と考えられている。本症例も心不全入院を繰り返しており，緩和ケアについて検討を行う時期にさしかかっていることが懸念される。

第2～4病日　急性期の安定が得られるまで

□ 血行動態と薬物治療
- ● 心拍数74/min，血圧126/78 mmHg
- ● ドブタミン1.5γ
- ● カルペリチド0.00625γ

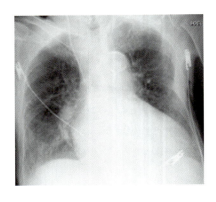

図Ⅱ-2-7 胸部X線写真:第4病日。肺うっ血所見は改善している。

- フロセミド10 mg/日の静脈内bolus投与
- 可能であればカルペリチドの増量(0.025γ程度まで)を行い,前負荷および後負荷を軽減したい。しかしカルペリチド0.0125γに増量したところ,収縮期血圧が100 mmHgを下回る状況となったために,低用量での持続投与とした。
- [ ] 尿量は1,500〜2,000 ml/日の流出が得られている。
- [ ] 胸部X線写真(図Ⅱ-2-7)
- [ ] 血液検査

WBC	6,000/μl	尿素窒素	39.4 mg/dl
RBC	419×10⁴/μl	クレアチニン	1.77 mg/dl
Hb	12.7 g/dl	尿酸	5.9 mg/dl
Ht	39.2%	Na	138 mEq/L
Plt	15.2×10⁴/μl	K	4.1 mEq/L
総ビリルビン	0.7 mg/dl	Cl	101 mEq/L
総蛋白	6.1 g/dl		

*　　　　　*　　　　　*

●血行動態,検査結果から問いかける

――尿量は確保され,胸部X線写真では改善がみられた。

Question 体液量バランスはどのように変化したのか?

- [ ] 心不全の発症様式は,両心室機能障害に起因して体液量過剰となっていたと思われる。
- [ ] 尿量が1,500〜2,000 ml/日で確保され,血清BUN/Crは54.9/2.37(入院日)→39.4/1.77(第4病日)と改善が得られたが,体重減少は1 kg程度で軽度にとどまっていた。

2 入退院を繰り返す心不全　91

☐ 侵襲的な加療を避けて，薬物治療のみで原状回復できる可能性がみえてきた。

☞ オーベンからのひと言

──利尿薬が奏功しないとき

　本症例は第2病日以降も幸いに尿量が確保できた。しかし難治性心不全では，第2病日以降に尿量が減少し，利尿薬抵抗性の状態に陥ることもあり得る。このときに，どのように対処するか？

　利尿薬の作用機序を考えると，腎機能障害のある患者では，投与する利尿薬の量を増量することは一案である。また，ネフローゼ症候群などを伴うと低アルブミン血症となり，利尿薬の効果が得にくくなるが，このような場合にはアルブミンを投与するのも一案である [Part Ⅱ症例8を参照]。

　総じて，心不全患者では尿量は循環状態を推し量る指標となる。利尿薬の投与量調整で尿量が得られず，心拍出量が不足している状況が考えられるのであれば，強心薬の増量や他の強心薬を併用して心拍出量の改善に努めるべきである。

　トルバプタン（サムスカ®）は利尿薬抵抗性の患者において，その作用機序から選択肢の1つとなり得る。

➡ 次の一手は？

☐ 幸い，少量のカテコラミンと血管拡張薬で心不全の改善がみられた。そろそろ静脈投与薬の減量を考慮する。さらに必要であれば，内服薬置換についても検討する時期である。

☐ カルペリチドを残して，まずはドブタミンを減量できれば管理しやすい。しかし，カルペリチドはごく少量であることから，カルペリチドからのウィーニングを始めた。

第4〜18病日　CCU退室まで

☐ 第4〜18病日の経過を図Ⅱ-2-8に示す。

＊　　　　　＊　　　　　＊

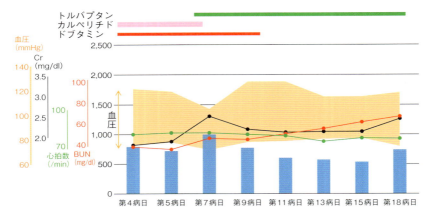

図Ⅱ-2-8 経過表1：第4〜18病日

●血行動態，尿量の経過から問いかける

Question 現時点で体液量バランスは安定した状態である．では，いよいよドブタミンをウィーニングするにあたり何を考えるか？

☐ 難治性のHFrEFである．尿量が確保できなければ，体液量過剰から非代償期に容易に逆戻りしてしまう可能性がある．
☐ 尿量を確保する目的から，
　① 心拍出量を上昇させる
　② 利尿薬を増量する
　のいずれかを検討した．
☐ 本症例は，根本的に心機能が低下しており，①が望ましいが，すでにPDEⅢ阻害薬ピモベンダンを2.5 mg服用している．高用量のピモベンダンは，虚血性心筋症において心室不整脈の増加をきたすため，望ましくない．
☐ 今回は②の手段を考慮することとした．

Question ドブタミンのウィーニングには何を指標とするか？

☐ ドブタミンの離脱は，
　① うっ血が軽減していること
　② 臓器障害の増悪がないこと
　③ 尿量が維持されていること
　を指標に開始する．②と③は組織灌流所見の指標となる．
☐ ウィーニングのスピードは患者により異なるが，γ換算で×0.8倍程度ずつ減量を行っていくと，低心機能症例であっても比較的安全に減量が可能で

2 入退院を繰り返す心不全　93

ある。

➡ 次の一手は？

☐ ループ利尿薬の増量は，さらなる腎機能の悪化や，ループ利尿薬抵抗性を示すことがある。本症例では，トルバプタンを導入することとした。

☐ 第6病日からトルバプタン3.75 mg/日で併用を開始した。

Lecture ▶ 急性心不全に対するトルバプタンの効果

　　ΞVEREST試験において，トルバプタンは急性期の投与でも強力な利尿効果を示し，自覚症状の軽減に効果的ではあるが，長期予後の改善ならびに心不全入院の抑制効果は得られなかった。

　　現時点では長期予後を改善する薬剤とはいえない。

☐ 第7病日にカルペリチドをoffとした。

☐ 血行動態は安定し，尿量が確保されていることから，第10病日にドブタミンの離脱に至った。

👆 オーベンからのひと言

　　——もしも，ドブタミンのウィーニングの途中でうっ血の増悪，あるいは尿量の減少，腎機能の再増悪がみられたらどうする？

　　選択肢は，
1. ドブタミンの増量
2. ドパミンの併用
3. ミルリノンの併用
4. 利尿薬の増量

などが挙げられる。腎うっ血に伴って腎機能の増悪が進展する場合もあるので，4の利尿薬の増量で対処できることもあるが，ドブタミンの減量中にうっ血所見が増悪する場合は，根本的に心拍出量が不足しているので，まずはドブタミンを戻すことが一般的である。

　　4つの選択肢を提示したが，心不全は背景疾患や現状の血行動態を細かに観察する必要があり，実臨床で何をどう動かすかはそのときの背景や経過にもよる。

94   Part Ⅱ 心不全

□ この症例は，なんとかドブタミンから離脱することができた。第18病日まで経過を観察し，体重の増加や尿量の減少がないことを確認した。

➡ 次の一手は？ 今後の見通しと治療方針は？

□ CCUあるいは急性期病棟を出て，一般病棟に転棟する時期である。ただし，心不全増悪の可能性は十分にあり，注意が必要である。
□ 一般病棟での観察項目は以下の通り。
   ● 尿量をはじめとした腎機能の増悪はないか
   ● 心拍数の増加はないか
   ● 体重の増加はないか
□ CCU退室時の内服薬は以下の通り（1日量，用法）。
   アスピリン100 mg 分1 朝食後
   アゾセミド30 mg 分1 朝食後
   スピロノラクトン25 mg 分1 朝食後
   ピタバスタチン2 mg 分1 朝食後
   トルバプタン3.75 mg 分1 朝食後
   ワルファリン2 mg 分1 朝食後
   フェブキソスタット20 mg 分1 朝食後
   エソメプラゾール20 mg 分1 朝食後

第18病日以降：一般病棟での経過～終末期へ

□ 一般病棟で心臓リハビリテーションを行い，経過を観察した。
□ しかし，ドブタミン中止後に尿量は低下し，全身倦怠感の訴えとともに徐々に腎機能障害が進行した（図Ⅱ-2-9）。
□ その後，ドブタミンとカルペリチドの中止/再開を一般病棟で繰り返した。
□ 3度目のドブタミン再開となった時点で，stage D心不全のなかでもすでに終末期心不全状態であると判断した。

*   *   *

➡ 現状ではカテコラミン依存となっている。次の一手は？

□ 患者本人にはやはり侵襲的治療を受ける意思がない。ドブタミンの持続投与で症状コントロールを行っている状態である。
□ 薬物治療の限界にきていると判断する。本人の意思もあるが，すでに年齢的にも心臓移植の適応はなく，機械的補助の適応はないと判断された。

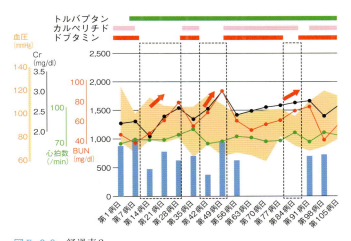

図Ⅱ-2-9　経過表2

□ 終末期心不全として，緩和ケアの適応と考えられる。多職種カンファレンスを実施して，終末期心不全に対する認識を共有し，自覚症状の緩和目的に医療用麻薬などの導入について検討した。

> ### Lecture ▶ 心不全チーム医療とコメディカルの役割
>
> 　ドブタミンの再開によって，倦怠感などの自覚症状改善効果がみられ，意思決定支援を行った状態で方針を検討した。
> 　主治医1人で本症例の緩和ケア開始を判断することは困難であるため，多職種カンファレンス（心不全カンファレンス）を実施し，医師・看護師・理学療法士・薬剤師・栄養士の担当者と協議を繰り返し行った。最終的には，患者自身が一貫して希望しているように，侵襲加療の導入は困難であること，現在の心不全がstage Dで末期的な状況であることから，医療用麻薬を用いた緩和ケアの導入を判断するに至った。
> 　患者は本当に思っていることを医師に打ち明けることができない場合も多く，特に終末期が近づいているような患者では看護師を含むコメディカルに本音を漏らすことも少なくない。心不全の疾患軌跡は，急激な悪化と改善を繰り返して穏やかに状態が悪化する。死亡直前は急激に状態が悪化するとされているが，その変化が改善可能であるか否かについては判断が難しい。

□ テトラミドの経口内服から開始し，呼吸苦に対してモルヒネを開始したが，嘔気が強く継続投与が困難であった。

96　Part II　心不全

□ オキシコドンの内服ならびにハロペリドールの経静脈投与を行い，症状緩
　和に努めた。フルニトラゼパムも開始。
□ 第147病日，家族に見守られながら永眠。

Lecture ▶ 心不全緩和ケアに使用する薬物

　　緩和ケアは，適切なアセスメントを行い，苦痛を予防または和らげる
ことを目的とし，QOLの改善を目標としている。末期肺癌患者では，緩
和ケアの導入で生存期間に差が認められないとの報告もあり，自覚症状
が強い場合は早期から導入を検討するべきであるとの提言がなされてい
る。実際には，呼吸困難に対して塩酸モルヒネ，疼痛に対してアセトア
ミノフェンなどが使用される。
　　本症例では塩酸モルヒネの内服で嘔気が強く出現したが，過去に腎細
胞癌の既往があるとのことで，本来であれば使用できないオキシコドン
の使用が可能であった。

● ● ●

👆 症例から学ぶこと……

症例は虚血性心筋症に僧帽弁閉鎖不全症を合併していた。経過中に強心
薬依存状態となり，心不全stage Dの状態であった。
● 虚血性心筋症に陥ると，ACE阻害薬やβ遮断薬といった予後改善薬
　の効果は期待が難しい。残存心筋がどれほどあるかが重要な要素では
　ある。本症例のように，リモデリングが進行して左室が著明に拡大
　し，僧帽弁閉鎖不全が高度な状況では，治療に難渋することが容易に
　予測される。
● 入退院を繰り返す心不全症例に対しては，緩和ケアの導入についても
　考慮する必要がある。導入にあたっては，ハートチームの多職種によ
　るカンファレンスが有効である。

［林　隆治］

症例
3

拡張型心筋症が疑われる
左室駆出率の低下した心不全

> **CCUにて……**
>
> 本日の新患は，左室駆出率が低下している心不全（HFrEF）の症例
> です。咳嗽・呼吸困難を認め，最初に呼吸器内科を受診しました。
> その際に施行した心エコーでLVEFの著しい低下を認め，循環器内
> 科へ紹介されています。

症　例

☐ **症例**　46歳，男性。

☐ **主訴**　全身倦怠感。

☐ **現病歴**　今回の入院の2週間前に咳嗽を認め，近医を受診。気管支炎と診断
　され加療を受けた。喘鳴が続き，2日前からは呼吸困難も出現したため，当
　院呼吸器内科を受診。その際に施行した胸部X線写真にて，心拡大および
　肺うっ血を認め，心不全が疑われて当科に紹介受診となった。

☐ **既往歴**　アトピー性皮膚炎。心疾患の指摘はなし。

☐ **家族歴**　心疾患・突然死の家族歴なし。

☐ **身体所見**　意識清明。呼吸数18/min，血圧110/86 mmHg，脈拍111/min・
　整，頸静脈怒張あり。呼吸音：両肺野に水泡音。心音：収縮期雑音
　（Levine Ⅰ/Ⅵ）。肝：右鎖骨中線にて1横指触知。末梢冷感あり。下腿浮腫
　あり。SpO$_2$ 96%（room air）。

☐ **心電図**　心拍数106/min，洞調律，R波の増高不良，V$_6$にてST低下
　（0.05 mV），陰性T波（図Ⅱ-3-1）。

☐ **胸部X線写真（座位）**　心陰影拡大（CTR 74%），左第3・4弓の拡大，肺門
　部陰影増強（図Ⅱ-3-2）。

☐ **心エコー**（図Ⅱ-3-3）　心拍数103/min。LVDd/s 72/68 mm，IVSd/LVP-
　WTd 7/8 mm，EF 19%。びまん性壁運動低下（diffuse severe hypokine-
　sis），LVOT-VTI 10.9 cm（交互脈あり）。左房径43 mm，四腔像では55×
　70 mm。大動脈弁：特記事項なし。僧帽弁：弁輪拡大を認め，それに伴い

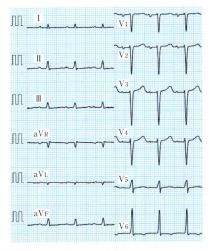

図Ⅱ-3-1　心電図：入院時

図Ⅱ-3-2　胸部X線写真：入院時

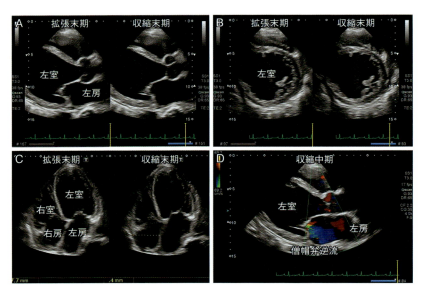

図Ⅱ-3-3　心エコー。A：胸骨左縁長軸像。B：胸骨左縁短軸像乳頭筋レベル。C：心尖部四腔像。D：胸骨左縁長軸像カラードプラ像。

中等度MRを認める。左室流入血流速波形：一峰性E波1.27 m/sec，DcT 92 msec。僧帽弁輪部拡張早期弁輪部運動：E′波7.4 cm/sec，E/E′=17.23。右心系：右室拡大あり（48 mm），右房拡大あり（50 mm）。中等度TRを認め，TRPG 45 mmHgと肺高血圧を認める。

3 拡張型心筋症が疑われる左室駆出率の低下した心不全　99

☐ 両側胸水を認める。心囊液を全周性に少量認める。
☐ **血液検査**

WBC	6,400/μl	AST	44 U/L
RBC	448×10^4/μl	ALT	48 U/L
Hb	12.4 g/dl	ALP	345 U/L
Ht	38.3%	γ-GTP	41 U/L
Plt	32.5×10^4/μl	LDH	368 U/L
総ビリルビン	0.5 mg/dl	BNP	2,403.9 pg/ml
総蛋白	6.6 g/dl	総コレステロール	155 mg/dl
CK	203 U/dl	LDLコレステロール	103 mg/dl
CK-MB	28 U/dl	HDLコレステロール	46 mg/dl
トロポニンT	0.018 ng/ml	中性脂肪	35 mg/dl
血糖	92 mg/dl	HbA1c	5.90%
尿素窒素	41.0 mg/dl	TSH	2.59 μU/ml
クレアチニン	1.43 mg/dl	Free T4	1.12 ng/dl
尿酸	7.8 mg/dl		
Na	133 mEq/L		
K	4.5 mEq/L		
Cl	92 mEq/L		

☐ **血液ガス**：room air

pH	PaO$_2$ (mmHg)	PaCO$_2$ (mmHg)	HCO$_3$ (mmol/L)	BE (mmol/L)	SaO$_2$ (%)	lactate (mg/dl)
7.432	108.5	38.9	25.4	1.1	98.30	11.4

＊　　　　　　　＊　　　　　　　＊

◉現病歴から問いかける

——呼吸不全の症状を認め，呼吸器疾患が疑われた。しかしながら，呼吸器疾患に対する加療は奏功しなかった。

Question　疾患確定につながる所見はあるか？

☐ 呼吸不全の症状は心不全症例にも認められる。症状から，気管支喘息と心臓喘息（心不全に伴う気管支の浮腫などで喘鳴や呼吸困難を呈する状態）の鑑別が困難であることもある。
☐ 呼吸不全の原因が心不全であることを証明するためには，心機能障害の存在を示す必要がある。現病歴のみから，心機能障害を示すのは困難である。
☐ 心不全はあくまで病態であり，原因となる心疾患の存在を考える。虚血性心疾患・弁膜症・心筋疾患・不整脈など，心疾患のいずれもが心不全の原因となり得るが，現病歴からは基礎心疾患につながる典型的な所見を認めない。

100　Part Ⅱ　心不全

□ 呼吸苦は増悪傾向を認める。病態の悪化が示唆され，注意を要する。全身倦怠感や身の置き所がないなどの低心拍出を疑う訴えは認めないが，若年であるがゆえに，わかりにくくなっている可能性もある。

◉身体所見から問いかける

——頸静脈怒張・肝腫大・湿性ラ音・下腿浮腫といったうっ血所見を認める。血圧高値は認めないが，心拍数・呼吸数は高値を示す。収縮期雑音も認める。

Question　身体所見から心不全を示唆する所見はあるか？

□ 頸静脈怒張・肝腫大・下腿浮腫はいずれも右心後方障害，湿性ラ音は左心後方障害を示す所見であり，うっ血を示す。
□ 末梢冷感を認め，脈圧は低値である。低心拍出の可能性を考えなくてはいけない。心拍数高値もそれに伴う所見の可能性がある。
□ 心雑音は，器質的な弁膜症の可能性とともに，心機能低下に伴う機能的な問題（機能性僧帽弁逆流など）の可能性も頭に入れておく。

Question　今後の検査の進め方は？

□ 心不全の原因となる心機能障害の有無を確認する。次に心不全の基礎心疾患を同定する。虚血性心疾患・心筋疾患・弁膜症・頻脈性不整脈，心不全につながる内科的疾患である甲状腺障害・腎疾患などが鑑別に挙がる。
□ 行うべき検査は，心電図・胸部X線検査・血液検査（血算，生化学，甲状腺機能，BNP or NT-proBNP），そして心エコー検査である。心エコー検査は，心機能障害の有無を確認でき，基礎心疾患の診断につなげることのできる必須の検査である。
□ 心不全であることが証明できれば，その発症様式と現在の状態を考える。cardiac failure なのか vascular failure なのか，クリニカルシナリオのどのパターンなのか，Nohria-Stevenson 分類でどの状態なのかを確認する。
□ 日本循環器学会の急性・慢性心不全診療のガイドライン（2017年改訂版）では，以上の評価を10分程度で行わなくてはならないと示している。

◉心電図から問いかける

Question　波形と調律に異常はないか？

□ 明らかなST上昇を認めないが，非特異的ST-T異常を認める。心筋疾患と虚血性心疾患の両面から精査を進めなくてはならない。
□ 洞性頻脈を認めており，低心拍出の可能性が考えられた。

◉胸部Ｘ線から問いかける

Question 胸部Ｘ線写真から心不全を示唆する所見はどれか？

☐ 肺うっ血と胸水を認め，それぞれ左心後方障害・右心後方障害の所見である。

☐ 左第3弓の拡大は左房拡大を，左第4弓の拡大は左室拡大を示唆する。

☐ 以上の所見より，なんらかの疾患を原因とする心不全であることが考えられる。さらに両心不全の状態が疑われる。

◉血液検査から問いかける

Question 血液検査から心不全の状態を推測できるか？

☐ トロポニンTをはじめとする心筋バイオマーカーの明らかな上昇を認めない。急性冠症候群や心筋炎，たこつぼ型心筋症といった急性の心筋障害を有する疾患は否定的であった。

☐ BNPはかなり高値である。なんらかの心負荷の存在する可能性を示し，心不全の診断につながる所見である。

☐ 肝酵素‐胆道系酵素の上昇は，うっ血肝に伴う所見である可能性がある。

☐ 腎機能障害は，心拍出量低下の結果である可能性を考える。ただ，前値がわかっておらず，現状では可能性の域を越えない。

☐ 貧血，甲状腺ホルモン異常，高度の炎症は認めない。それに関連する二次性心機能障害は否定的であった。

◉心エコーから問いかける

——心エコー所見を要約すると，左室拡大を伴うびまん性左室壁運動異常，中等度僧帽弁逆流，右心系の拡大，肺高血圧を伴う中等度三尖弁逆流，となる。E/E´は高値を示し，肺動脈楔入圧高値が示唆された。

Question 心エコー検査の所見は心不全の所見として矛盾ないか？

☐ 肺動脈楔入圧高値を示唆する所見，肺高血圧所見を認めることは，BNP上昇と合致する所見であり，左心負荷所見の存在と考える。LVEF低下という心機能障害を示唆する所見と併せ，心不全の診断につながる。

☐ LVOT-VTIを求めた際に交互脈が確認でき，低心拍出状態である。

☐ 僧帽弁逆流は中等度，機能性であり，左室びまん性壁運動障害の原因疾患としては考えにくい。壁運動障害がびまん性であり，なんらかの心筋疾患の存在が第一に考えられる。もちろん虚血性心疾患の存在も否定できず，

102　Part II 心不全

その場合には多枝病変を考える。

□ 心筋疾患にもさまざまなものがある。左室拡大にびまん性左室壁運動異常を合併したからといって，即座に拡張型心筋症と診断するのは誤りである。

◉初療時の診察・検査から問いかける

Question　心不全の状態はどうか？

□ 心不全の診断を行えば，その状態を医師相互に確認できる区分を示し，患者の病態を理解する必要がある。例えば，クリニカルシナリオやNohria-Stevenson分類であり，vascular failure/cardiac failureの発症様式分類である。

□ クリニカルシナリオ：収縮期血圧が110 mmHgでCS2となる。

□ Nohria-Stevenson分類：うっ血を認めており「wet」。脈圧低値，Na低値，Cr軽度高値（以前のデータはわからないが），交互脈を認める状態を考えると，組織低灌流「cold」と判断される。cold & wetである。

□ 発症様式は突然発症ではなく，2週間程度かけて心不全が増悪していることを考えると，cardiac failureと判断できる。

➡ 次の一手は？

□ うっ血を伴う急性心不全症例であり，持続点滴を開始する前に，フロセミド20 mgの静脈内投与を行った。

□ 初発心不全症例で，LVEFが低値であり，低心拍出を示唆する所見も認めた。呼吸状態は増悪傾向を認めることから，CCUでの管理を行った。

□ 動脈ラインを確保し，血圧の状態を確認しながら治療を行った。

CCU入室後

□ 初療時にフロセミド20 mgを静脈内投与。

□ 血行動態
　● 血圧112/88 mmHg，心拍数は110/min，尿量80 ml/h。

□ ドブタミン2γ，カルペリチド0.00625γで投与を開始した。

□ ドブタミン・カルペリチド投与後の身体所見。
　● 呼吸数18/min，血圧120/90 mmHg，心拍数101/min・整，SpO$_2$ 100%（酸素2 L/min投与下）。
　● 末梢冷感は少し改善（ただし残存）。

□ ドブタミン・カルペリチド投与後の心エコー

- 心拍数103/min。左室：LVOT-VTI 15.4 cm。僧帽弁：中等度MRを認める。左室流入血流速波形：一峰性E波1.16 m/sec，DcT 84 msec。三尖弁：中等度TRを認め，TRPG 37 mmHgと肺高血圧を認める。

> **オーベンからのひと言**
> ——本症例の初期対応について
>
> 　本症例をまとめると，呼吸不全を主症状とし，まず気管支喘息と心臓喘息（典型的左心不全に伴う呼吸不全）との鑑別を要した症例である。診察所見を合わせると，呼吸器疾患の可能性よりは心不全の可能性が高いと判断でき，胸部X線写真および心エコー，血液検査上のBNP値で心不全の診断が可能になっている。呼吸苦の増悪を認めており，状態の評価にはスピードを要する。全体的な状態を確認する意味で，心エコーを迅速に行う必要がある。

Lecture ▶ 鑑別するべき二次性心筋症

びまん性左室壁運動，左室拡大を心エコーで確認した際に，即座に拡張型心筋症と診断してしまわない。確かに拡張型心筋症ではびまん性左室壁運動異常と左室拡大を認めるが，同様の病態を示す二次性心筋症は数多くある（表Ⅱ-3-1）。

表Ⅱ-3-1　主な二次性心筋症

浸潤性	アミロイドーシスなど
蓄積性	ヘモクロマトーシス，Fabry病，糖原病など
中毒性	薬剤性，重金属中毒など
心内膜性	心内膜心筋線維症，好酸球増多症など
炎症性（肉芽腫性）	サルコイドーシス
内分泌性	糖尿病，甲状腺機能亢進症，甲状腺機能低下症，副甲状腺機能亢進症，褐色細胞腫，末端肥大症など
心臓・顔症候群	Noonan症候群，黒子症など
神経筋疾患・神経疾患	Friedreich失調症，筋硬直性ジストロフィ，筋ジストロフィ，結核など
栄養欠乏性	脚気，ペラグラ，セレニウム欠乏，カルニチン欠乏など
自己免疫・膠原病	SLE，皮膚筋炎，慢性関節リウマチ，強皮症，結節性多発動脈炎など
電解質異常	
抗癌治療	anthracycline系，アドリアマイシン，ドキソルビシン，シクロホスファミド，放射線療法など

104　Part Ⅱ　心不全

　　　これらをすべて否定して，はじめて特発性拡張型心筋症と診断する。
特発性拡張型心筋症の診断は除外診断であることを忘れない。

＊　　　　　＊　　　　　＊

□ CCUでの治療内容をレビューする。結果的に，うっ血は改善傾向を示し治療は奏功しているように思える。

◉ CCUでの投薬内容から問いかける

Question　なぜ血管拡張薬が必要なのか？　なぜwarm upが必要なのか？

□ 心不全の状態は，CS2，cold & wetのcardiac failure症例である。全身性浮腫に加え，低灌流の所見を認めている。

□ 血管拡張薬は，血管内にvolumeをプールすることで，前負荷・後負荷をともに軽減する。心不全加療において第1選択の薬剤であり，使用を決定する。今回の症例では，血圧の明らかな高値を示しておらず，動脈系よりは静脈系に働きかけたいので，カルペリチドを選択した。

□ 低灌流の所見を認める本症例では，血管拡張薬単独での治療を行うか，強心薬＋血管拡張薬での治療を行うか，選択に迷った。血管拡張薬単独での治療でも前負荷・後負荷の軽減により心拍出量が増加し，低灌流が改善する可能性がある一方，前負荷軽減の結果，心拍出量が低下する可能性もある。この場合は，強心薬のサポートも要する。

□ フロセミドをbolus投与し，その反応を確認して，どちらの治療を選択するかを決定することとした。

● もし，利尿薬への反応が不良であれば，心拍出量の増加→組織灌流の改善（warm up）の必要があると判断して，強心薬＋血管拡張薬での治療

● 利尿薬の反応が良好であれば，心拍出量に余裕があるとして，血管拡張薬単独の投与

を行う方針とした。

□ 結果として，尿量は不十分と判断し，強心薬＋血管拡張薬の治療を行った。

□ バイタルサイン上の収縮期血圧・脈圧の上昇を認め，心拍数も低下した。末梢冷感の改善も認めた。心エコーではLVOT-VTIの上昇を認め，交互脈も消失した。これらは，強心薬および血管拡張薬の投与によるwarm upの結果得られた所見であった。

□ 三尖弁逆流の軽減およびTRPGの低下も認め，これも投薬によるうっ血改善の結果得られた所見であった。

3 拡張型心筋症が疑われる左室駆出率の低下した心不全　105

➡ 次の一手は？

☐ warm upが必要な状態であり，血管拡張薬および強心薬の投与によって warm upが可能となった。現行の治療を継続する。

☐ 組織灌流を維持しながら，うっ血の解除が必要である。その点に注意し，薬剤の「調整」を行う。

☐ うっ血の解除には尿量，組織灌流の評価では尿量・血液検査所見・尿所見に注目する。

第2病日午前：治療の方向性に間違いがないかを判断する

☐ 投薬
- ● 点滴薬
  ドブタミン2γ，カルペリチド0.00625γ投与中。
- ● 内服薬は現状では投与していない。

☐ 血行動態
- ● 血圧112/78 mmHg，心拍数110/min。
- ● 尿量は30 ml/h程度。

☐ 心エコー：簡易計測
- ● 左室壁運動はびまん性に低下，変化なし。LVEFはvisual EFで15%程度。LVOT-VTI 10 cm。
- ● 左室流入血流速波形：一峰性E波0.95 m/sec，DcT 96 msec。TRPG 25 mmHg，IVC径16/4 mm。
- ● MR・TRは中等量であった。

☐ 血液ガス（酸素2 L/min投与）

pH	PaO$_2$ (mmHg)	PaCO$_2$ (mmHg)	HCO$_3$ (mmol/L)	BE (mmol/L)	SaO$_2$ (%)	lactate (mg/dl)
7.392	82.2	45.9	27.3	1.9	95.5	9.9

☐ 血液検査

WBC	8,600/μl	Na	129 mEq/L
RBC	406×10^4/μl	K	4.2 mEq/L
Hb	11.5/dl	Cl	91 mEq/L
Ht	34.4%	CRP	0.38 mg/dl
Plt	29.1×10^4/μl	AST	30 U/L
総ビリルビン	0.7 mg/dl	ALT	35 U/L
総蛋白	5.1 mg/dl	ALP	249 U/L
血糖	244 U/L	γ-GTP	31 U/L

尿素窒素	38.0 mg/dl		
クレアチニン	1.18 mg/dl		
尿酸	8.2 mg/dl		

□ 尿検査

BUN濃度 （mg/dl）	Cr濃度 （mg/dl）	Na濃度 （mEq/L）	K濃度 （mEq/L）	Cl濃度 （mEq/L）	FENa （%）	FEUN （%）
678	55.2	20	29.1	12	0.3	38.1

* * *

◉血行動態から問いかける

Question 血行動態は落ち着いているように見えるが，このまま経過観察で問題ないか？

□ ドブタミン・カルペリチド投与下で尿量は30 ml/h程度。体重から見た尿量は0.5 ml/kg/h以上得られており，最低限の尿量は得られているが，心不全入院直後のうっ血を呈しているタイミングとしては不十分である。心拍数の低下も認めない。warm upが十分か否か，評価を要する。

□ 末梢冷感も再び認めている。warm upが不十分なのであれば，強心作用に期待してPDEⅢ阻害薬の投与も考慮する。

◉心エコーから問いかける

Question 心エコーから得られる心臓および循環の状態をどう評価するか？

□ 心拍数に大きな変化を認めないが，左室流入血流速波形のE波高やTRPGは低下している。これは利尿がかかり循環血液量が減少した結果である。

□ LVEFには変化を認めない一方，心エコー上のLVOT-VTIは低下しており，1回心拍出量の低下を示唆する。循環血液量が減少した結果，心拍出量が低下し，組織灌流が不十分である可能性がある。

◉血液ガス，血液検査，尿検査から問いかける

Question 現在の状態をどう評価するか？

□ 動脈血液ガスデータ上，酸素化は保たれており，乳酸の高値も認めない。血液検査上のCrは低下する一方，尿酸は上昇している。Cr低下が組織灌流改善を示しているのであれば，尿酸も低下するはずであり，腎うっ血の改善による低下の可能性を考える。

3 拡張型心筋症が疑われる左室駆出率の低下した心不全　107

□ 尿所見において，FENaは低値を示す（FEUNは低値ではないが）。組織灌流が不十分の可能性がある。心拍数が低下していないこと，心エコー上のLVOT-VTIが低下していることも組織灌流が不十分であることによる可能性がある。

➡ 次の一手は？

□ ドブタミンサポートは2γで継続する。
□ 組織灌流低下の所見が継続するようであれば，強心薬の追加を考慮する。
□ その判断を行うために，フロセミドを静脈内bolus投与し，それに伴う血行動態変化を確認する。
□ カルペリチドの中止も考慮するところだが，ひとまず投与は継続する。

第2病日午後：さらなるwarm upを考慮する

□ 投薬
　● 点滴薬
　　ドブタミン2γ，カルペリチド0.00625γ投与中，フロセミド20 mg投与後。
□ 血行動態
　● 血圧106/88 mmHg，心拍数109/min。
　● 尿量はフロセミド投与後に140 ml/2 h，その後40 ml/h程度の尿量が得られている。
□ 心エコー
　● 左室壁運動はびまん性に低下。LVOT-VTI 9 cm。
　● 左室流入血流速波形：一峰性E波0.78 m/sec，DcT 84 msec。TRPG 25 mmHg，IVC径15/6 mm。
　● MR・TRは中等量であった。
□ 血液ガス（酸素2 L/min投与）

pH	PaO$_2$ (mmHg)	PaCO$_2$ (mmHg)	HCO$_3$ (mmol/L)	BE (mmol/L)	SaO$_2$ (%)	lactate (mg/dl)
7.456	72.8	36.7	25.3	1.6	95.3	10.0

●血行動態から問いかける

Question　尿量についてどのように評価するか？

□ ドブタミン・カルペリチド投与下で，フロセミド投与直後の尿量も，その

後の尿量も，0.5 ml/kg/h 以上得られてはいるが，心拍数の低下が得られていない。最低限の尿量は得られている一方，血圧・脈圧は再び低下。組織灌流が維持されていない可能性を考える。

☐ このままの経過では，尿量がさらに低下する可能性がある。介入を要する状態である。

◉心エコーから問いかける

Question 心臓と循環の状態をどう評価するか？

☐ 心拍数が大きく変化していない状態で，左室流入血流速波形のE波高やTRPGは引き続き低下している。循環血液量が減少した結果である。

☐ 心エコー上のLVOT-VTIはむしろ低下傾向が継続しており，1回心拍出量の低下を疑う。血行動態より表現されている状態と合致する。

➡ 次の一手は？

☐ 午前中のデータと合わせて，warm up が不十分であると判断した。

☐ warm up を行うための手段としては，ドブタミンの増量，ドブタミンの中枢ラインからの投与，PDEⅢ阻害薬の追加などの選択肢が考えられる。

☐ アトピー性皮膚炎が全身性で比較的重症であった。感染予防の目的に，中枢ルート挿入は時期尚早と判断した。ドブタミンサポート2γを継続のうえで，PDEⅢ阻害薬（ミルリノン）を追加投与することとした。

☐ ミルリノンの投与量は，血管拡張作用よりも強心作用が主に現れるとされる0.125γとした。

ミルリノン投与後の経過

☐ 投薬
  ● ドブタミン2γ，カルペリチド0.00625γ，ミルリノン0.125γ投与中。
☐ フロセミド10 mgをbolus投与した。
☐ 血行動態
  ● 血圧108/62 mmHg，心拍数111/min。
  ● 尿量はフロセミド10 mg投与後に450 ml/2 h，その後110 ml/h程度の尿量が得られた。
☐ 心エコー
  ● 心拍数は105/min。
  ● 左室壁運動はびまん性に低下。LVOT-VTI 9.6 cm。

- 左室流入血流速波形：一峰性E波0.53 m/sec，DcT 108 msec。TRPG 30 mmHg，IVC径12/5 mm
- MR・TRは中等量であった。

◉血行動態と心エコー検査から問いかける

Question　ミルリノン投与後の経過をどう評価するか？

□ フロセミドに対する反応は良好である。その後の尿量も大幅に増加している。ようやく十分にwarm upされていると判断できた。

□ 良好な尿の流出により，間質に漏出した水分が血管内に戻ってくるrefillingが間に合わず，再び組織灌流が不十分になる可能性もある。逆に，refillingにより血管内volumeが再び増加する可能性があり，引き続き注意を要する。

👉 オーベンからのひと言

── warm upが必要な患者とその方法

　循環動態においてcold（低灌流）の所見を認める場合には，warm upが必要である。十分なwarm upが得られなければ，十分な尿量も得られず，うっ血は改善しない。

　血管拡張薬の使用にてもwarm upが可能な場合はあるが，warm upの最もポピュラーな方法が強心薬の使用である。基本的には，ドブタミンの投与が中心となる。ドブタミンの投与量自体は，初期投与量は2γ前後となる。それ以上の増量は，あまり効果的とはいえない。これで，warm upが不十分なのであれば，次に行う方法は，①それでも増量する，②中枢ルートから投与する，③PDEⅢ阻害薬を追加する，などである。これでもコントロールできないときには，大動脈内バルーンパンピング（IABP）が必要になる場合がある。

　本症例では，PDEⅢ阻害薬を投与することで，十分なwarm upが可能になり，尿量の大幅な増加が得られ，全身状態も改善した。

　なお，薬効を確認するために，投与開始1時間程度で，心エコー上のLVOT-VTIが上昇しているか否かを確認する。心エコーは低侵襲に血行動態評価ができ，積極的に使用して病態把握につなげる。

110 Part II 心不全

第3病日：現行の治療で病態の改善を確認する

□ 投薬
- ● 点滴薬

    ドブタミン2γ，カルペリチド0.00625γ，ミルリノン0.125γ投与中。
- ● 内服薬は現状では投与していない。

□ 血行動態
- ● 血圧118/62 mmHg，心拍数97/min，SpO_2 98%。
- ● 尿量は150 ml/h程度。

□ 心エコー
- ● 心拍数は99/min。
- ● 左室壁運動はびまん性に低下。LVEFはvisual EFで15%程度。LVOT-VTI 10.8 cm。
- ● 左室流入血流速波形：一峰性E波0.84 m/sec，DcT 96 msec。TRPG 21 mmHg，IVC径11/4 mm。
- ● MR・TRは軽度と減量。

□ 血液ガス（酸素2 L/min投与）

pH	PaO_2 (mmHg)	$PaCO_2$ (mmHg)	HCO_3 (mmol/L)	BE (mmol/L)	SaO_2 (%)	lactate (mg/dl)
7.440	96.5	37.0	24.6	0.7	97.6	8.9

□ 血液検査

WBC	5,300/μl	Na	135 mEq/L
RBC	449×10^4/μl	K	4.0 mEq/L
Hb	12.6 g/dl	Cl	94 mEq/L
Ht	36.9%	CRP	0.55 mg/dl
Plt	29.1×10^4/μl	AST	21 U/L
総ビリルビン	0.3 mg/dl	ALT	19 U/L
総蛋白	5.6 mg/dl	ALP	229 U/L
血糖	193 mg/dl	γ-GTP	29 U/L
尿素窒素	27.7 mg/dl		
クレアチニン	0.98 mg/dl		

□ 尿検査

BUN濃度 (mg/dl)	Cr濃度 (mg/dl)	Na濃度 (mEq/L)	K濃度 (mEq/L)	Cl濃度 (mEq/L)	FE_{Na} (%)	FE_{UN} (%)
508	44.0	58	19.9	44	1.0	40.8

◉血行動態から問いかける

Question 血行動態は落ち着いているように見えるが，このままで問題ないか？

☐ ミルリノン開始後より，尿量は増加し持続している。収縮期血圧・脈圧ともに維持され，心拍出量は保たれている。

☐ 心拍数も徐々に低下傾向を認めており，その点でも，組織灌流が維持されていると考えられる。現行の治療を基本に調整する方針で問題ない。

◉心エコーから問いかける

Question 心臓と循環の状態をどう評価するか？

☐ IVC径やTRPGは引き続き低下している。うっ血が改善した結果である。

☐ LVEFには変化を認めない一方，心エコー上のLVOT-VTIは増加傾向にあり，1回心拍出量の増加を示唆する。強心と前負荷とのバランスがとれた状態である。

◉血液ガス，血液検査，尿検査から問いかける

Question 組織灌流は維持できているとみてよいか？

☐ 動脈血液ガスデータ上，PaO_2と$PaCO_2$は改善傾向，乳酸の高値を認めていない。血液検査上のCr，尿酸はともに低下している。組織灌流改善による所見であると考えられた。

☐ 尿所見において，FEUNとFENaはともに改善，腎血流が保たれた状態を示す。

➡ 次の一手は？

☐ ドブタミン（2 γ），ミルリノン（0.125 γ）の投与は継続する。

☐ 現状では血管拡張薬はあまり有効ではないと判断し，カルペリチドは中止した。そのかわりに，ACE阻害薬の投与を開始することとし，エナラプリル2.5 mg 分2 朝夕食後を開始した。

☐ 十分なwarm upが得られている現状では，フロセミド投与が有効であり，持続投与を行うこととした（1日量20 mg）。

Lecture ▶ うっ血の解除と組織灌流の維持

　心機能に大幅な改善が得られない状況では，心不全治療において我々ができることは，いかにしてうっ血を解除するかである。そのために組織灌流の維持は必要条件である。ここでいう「うっ血」は，血管内volumeだけを指しているのではない。細胞間質やサードスペースまでのvolumeもすべて含んでいる。

　では，うっ血の解除はどこまで行ったらいいのであろうか？　筆者自身は，「組織灌流が維持される最小限のvolumeまでうっ血を解除する」と考えている。実際，うっ血残存は予後不良との報告もある。ただ，問題になるのが，すべてのvolume，組織灌流をどう測定するかである。gold standardはないわけだが，前者であればⅢ音・ラ音・頸静脈怒張・下腿浮腫・体重であり，後者であればCr値・尿所見となる。それらを観察しながら，除水をぎりぎりまで進めるしかない。

　では，Cr上昇，すなわちWRFをどう考えたらいいだろうか？　心不全加療におけるWRFについては，予後に関係ない，予後不良，予後良好と，意見は一致していない。そもそもCrは糸球体濾過量の規定因子であり，組織灌流を直接示しているとは言い切れない。あくまでCrも一因子と考え，尿所見など他の因子の確認も行い，組織灌流を維持しつつ，最大限の除水を行う必要がある。そして組織灌流維持のためには，場合によっては強心薬の使用も必要であると考えている。

第5病日：CCUからの退室を考慮する

□ 投薬
- ● 点滴薬

  ドブタミン2γ，ミルリノン0.125γ，フロセミド20 mg/日で持続投与。
- ● 内服薬（1日量，用法）

  エナラプリル2.5 mg 分2 朝夕食後

□ 血行動態
- ● 血圧102/64 mmHg，心拍数89/min，SpO_2 99%。
- ● 尿量は75 ml/h程度に。

□ 心エコー
- ● 心拍数90/min。
- ● 左室壁運動はびまん性に低下。LVOT-VTI 10.4 cm。
- ● 左室流入血流速波形：一峰性E波0.74 m/sec，DcT 98 msec。TRPG 16 mmHg，IVC径9/4 mm。
- ● MRは軽度，TRはごく少量。

3 拡張型心筋症が疑われる左室駆出率の低下した心不全   113

□ 動脈血液ガス（酸素2 L/min投与）

pH	PaO$_2$ (mmHg)	PaCO$_2$ (mmHg)	HCO$_3$ (mmol/L)	BE (mmol/L)	SaO$_2$ (%)	lactate (mg/dl)
7.444	107.8	39.5	26.5	2.3	98.2	7.7

□ 血液検査

WBC	4,500/μl	Na	135 mEq/L
RBC	462×10^4/μl	K	4.2 mEq/L
Hb	12.9 g/dl	Cl	94 m Eq/L
Ht	37.9%	CRP	1.49 mg/dl
Plt	32.7×10^4/μl	AST	24 U/L
総ビリルビン	0.2 mg/dl	ALT	15 U/L
総蛋白	6.2 mg/dl	ALP	237 U/L
血糖	202 mg/dl	γ-GTP	31 U/L
尿素窒素	21.7 mg/dl		
クレアチニン	0.89 mg/dl		
尿酸	7.1 mg/dl		

□ 尿検査

BUN濃度 (mg/dl)	Cr濃度 (mg/dl)	Na濃度 (mEq/L)	K濃度 (mEq/L)	Cl濃度 (mEq/L)	FE$_{Na}$ (%)	FE$_{UN}$ (%)
419	40.32	84	23.9	66	1.4	42.7

* * *

◉第5病日の全身状態と検査結果から問いかける

Question CCU退室は問題ないか？

□ 血行動態的には，ドブタミン・ミルリノン投与下，フロセミド持続投与により，尿量・血圧・脈圧の維持が可能になっている。

□ 心エコー上，低下していたLVOT-VTIも改善，維持されている。TRPG・IVC径も改善傾向である。

□ 動脈血液ガスデータ，血液検査データ，FE$_{UN}$やFE$_{Na}$といった組織灌流指標も安定している。

➡ 次の一手は？

□ 動脈ラインを抜去し，CCU退室の方針とした。

□ まず，ドブタミンを漸減し，ミルリノンを残した状態で，β遮断薬の内服を開始する。

□ 上記と並行して，原疾患の検索を行う。

その後の経過

- 順調にドブタミンの漸減も可能，最終的には第14病日に中止できた。
- 続いて，ミルリノンの投与を継続しながら，カルベジロールの処方を開始。カルベジロール5 mg/日となったところで，ミルリノンを中止した。その後，カルベジロールを20 mg/日まで増量した。
- その間に，心臓カテーテル検査〔心筋生検（図Ⅱ-3-4）を含む〕，ガリウムシンチグラフィ・心臓MRI・胸部CT，種々の血液検査，問診（高血圧歴，アルコール多飲歴なしなど）などを行うことで，虚血性心筋症や心サルコイドーシス，高血圧性心疾患（完全な否定は困難だが）など，先の表に挙げた二次性心筋症をほぼ否定することができた。除外診断的に特発性拡張型心筋症と診断した。
- 内服加療を継続し，β遮断薬・ACE阻害薬・スピロノラクトン・フロセミドを投与し，加療を継続した。
- 第36病日に退院。これまでの経過を図Ⅱ-3-5に示す。
- 退院時処方（1日量，用法）
  カルベジロール20 mg 分2 朝夕食後
  エナラプリル5 mg 分2 朝夕食後
  フロセミド20 mg 分1 朝食後
  スピロノラクトン25 mg 分1 朝食後
  アトルバスタチン10 mg 分1 朝食後

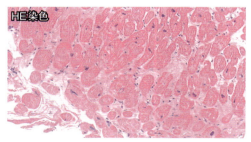
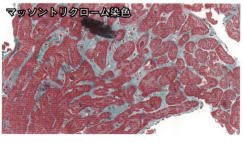

図Ⅱ-3-4 心筋生検。心筋細胞の高度の肥大と核腫大を伴って間質性の線維化と心筋細胞の配列の乱れを認め，特発性拡張型心筋症でも矛盾しない像と判断。炎症細胞浸潤は目立たず，肉芽腫も認めない。アミロイド沈着を積極的に示唆する像もない。空胞変性は目立たず，Fabry病やミトコンドリア心筋症を積極的に思わせる像でもない。心筋内の細動脈の肥厚や硝子化も目立たない。特異的な所見には乏しく，二次性心筋症を示唆する所見は認めない。

3 拡張型心筋症が疑われる左室駆出率の低下した心不全　115

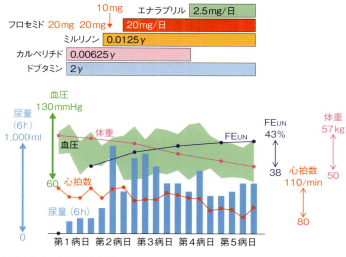

図Ⅱ-3-5　本症例の経過

症例から学ぶこと……

症例は組織灌流低下を伴う，LVEFの低下した心不全症例であった。
- 心不全治療では，利尿薬・血管拡張薬・強心薬をバランスよく使用することが重要である。
- 低灌流を認める場合には，warm upを行う必要がある。その方法には，血管拡張薬の投与と強心薬を併用する2つがある。血圧が高値を示すCS1の症例であれば，血管拡張薬の投与のみにても，後負荷を軽減することで心拍出量が増加し，warm upが可能になる場合がある。一方で，LVEFが30％を切り，血圧高値を示さないCS2の一部やCS3の症例では，十分なwarm upには強心薬の併用が必要である。
- 本症例はLVEFが著しく低値，CS2の症例であり，フロセミドbolus投与の反応が不十分であったため，血管拡張薬と強心薬の併用を行うこととした。ただ，カルペリチド＋ドブタミンの投与でもwarm upが不十分のため，ミルリノンの追加を要した。本症例のように，行った治療が血行動態に有効であるか否かを確認することが重要であり，確認したからこそ新たな薬剤を追加，有効な治療につながった。

● 本症例のように，LVEFの低下した心不全症例は，ときにコントロールが難しく，血行動態管理を詳細に行う必要があり，CCU入室の適応となる。

[竹田 泰治]

症例 4 急性心筋炎による心不全

> **CCUにて……**
> かかりつけの患者さんが予定外来時に全身倦怠感を訴えました。
> 2カ月前と比べると，左室壁運動が低下しており，進行性に状態の
> 悪化をきたしているようです。

症 例

- [ ] **症例** 77歳，男性。
- [ ] **主訴** 全身倦怠感。
- [ ] **現病歴** 意識消失発作の精査中に発見された心房細動に対して，今回の入院の3カ月前に，カテーテルアブレーション治療を行い，外来経過観察となっていた。1カ月後の外来診察では特に問題を認めなかった。予定外来日に来院した際に全身倦怠感を認め，各種検査を行うこととなった。
- [ ] **既往歴** 意識消失発作（ループレコーダー挿入中），発作性心房細動（カテーテルアブレーション後）。
- [ ] **身体所見** 意識清明。呼吸数14/min，血圧105/69 mmHg，脈拍83/min・整，頸静脈怒張なし。呼吸音：肺野にラ音を聴取せず。心音：収縮期雑音（Levine Ⅲ/Ⅵ）。肝：腫大を認めず。末梢冷感なし。下腿浮腫：なし。SpO_2 99%（room air）。
- [ ] **心電図** 心拍数91/min，洞調律（図Ⅱ-4-1）。
- [ ] **胸部X線写真** 心陰影わずかに拡大（CTR 51%）。うっ血なし，胸水貯留なし（図Ⅱ-4-2）。
- [ ] **心エコー**（図Ⅱ-4-3） 左室：LVDd/s 47/37 mm，IVSd/LVPWTd 8/9 mm，EF 36%，びまん性壁運動低下，LVOT-VTI 12.2 cm。左房径36 mm，四腔像では42×56 mm。大動脈弁：異常なし。僧帽弁：tetheringと，それに伴う中等度MRを認める。左室流入血流速波形：E波0.72 m/sec，A波0.39 m/sec，E/A=1.82，DcT 130 msec。右心系：右室拡大なし（41 mm），右房拡大あり（43 mm）。三尖弁：中等度TR，TRPG 36 mmHgと肺高血圧を認める。

118 Part Ⅱ 心不全

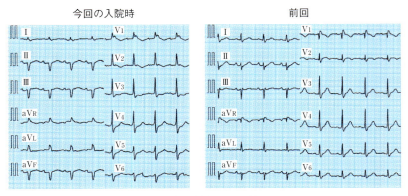

今回の入院時　　　　　　　前回

図Ⅱ-4-1　心電図：入院時（左）と前回（右）との比較

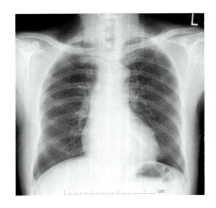

図Ⅱ-4-2　胸部X線写真：入院時

血液検査

WBC	7,700/µl	Na	137 mEq/L
RBC	421×10^4/µl	K	4.9 mEq/L
Hb	12.5 g/dl	Cl	101 mEq/L
Ht	39.7%	AST	83 U/L
Plt	11.7×10^4/µl	ALT	28 U/L
総ビリルビン	0.8 mg/dl	γ-GTP	36 U/L
総蛋白	7.2 g/dl	ALP	227 U/L
CK	317 U/dl	LDH	452 U/L
CK-MB	57 U/dl	NT-proBNP	14,608.0 pg/ml
トロポニンT	2.790 ng/dl	CRP	4.94 mg/dl
血糖	153 mg/dl	総コレステロール	161 mg/dl
尿素窒素	16.1 mg/dl	LDLコレステロール	106 mg/dl
クレアチニン	0.96 mg/dl	HDLコレステロール	39 mg/dl
尿酸	5.7 mg/dl	中性脂肪	77 mg/dl
		TSH	1.82 µU/ml
		Free T4	1.09 ng/dl

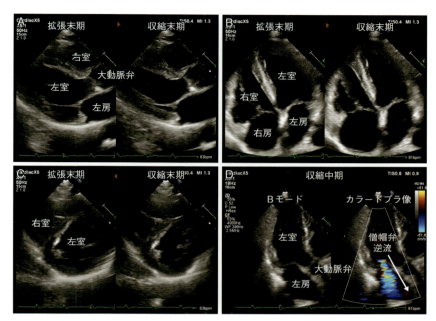

図Ⅱ-4-3　入院時の心エコー。A：胸骨左縁長軸像，B：心尖部四腔像，C：胸骨左縁短軸像，D：心尖部三腔像。

*　　　　*　　　　*

◉現病歴から問いかける

——あまり特徴的な症状は認めず，ただ全身倦怠感の訴えがあるのみである。

Question　疾患確定につながる所見はあるか？

□ 全身倦怠感から，疾患を推定することは難しい。
□ 心疾患としても，虚血性心疾患・心不全・不整脈などいずれも起こり得る。
□ ただ，なにか辛そうなのである。身の置きどころのないような感覚。明らかな低心拍出を疑う訴えは認めないが，それが引っかかるところである。

◉身体所見から問いかける

——頸静脈怒張・湿性ラ音・下腿浮腫・酸素飽和度低下などの心不全症状を認めない。一方，2カ月前にはなかった心雑音が新たに出現している。

Question　身体所見に疾患につながる所見はあるか？

□ いわゆる"うっ血"を示す所見を認めない。また，心房細動の再発を示す所見も認めない。

□ 心雑音を新たに認めており，急性の弁膜症（急性僧帽弁逸脱，感染性心内膜炎）の可能性は考えなくてはならない。ただ，心雑音も，器質的な問題ではなく，機能的な問題から生じている可能性もあり，心形態の変化についても注意しなくてはならない。

Question どのように検査を進めるのか？

□ 鑑別すべき心疾患には虚血性心疾患，心不全（たとえ明確な心不全所見がなくても，可能性は考える），急性の弁膜症，感染性心内膜炎などがある。甲状腺障害・腎疾患・貧血・感染症などの内科疾患からの二次性の心疾患も考える。

□ 心電図・胸部X線・血液検査（血算，生化学，甲状腺機能，BNP or NT-proBNP）は必須。さらに，心臓の全体的な状況を確認する目的に心エコー検査も行う。

◉心電図から問いかける

——心房細動の再発は認めなかった。虚血性心疾患診断の基本は心電図。V1誘導のST上昇がみられるが，急性心筋梗塞を示唆する所見ではない。

Question 虚血性心疾患の除外はできるか？

□ 心電図上，典型的な虚血所見ではないと判断。ただ，今までの心電図と異なることは間違いなく，胸痛など典型的な症状はないものの，虚血性心疾患の可能性も残しておかなくてはならない。

□ 虚血性心疾患の典型的な症状を認めずとも，確定診断が得られていない以上，冷静に他の検査を行い，その確からしさを確認する必要がある。

◉血液検査から問いかける

—— CK，CK-MBは軽度高値，トロポニンTは高値，NT-proBNPは著しい高値を認める。肝酵素の軽度上昇，CRPの高値も認める。その一方で，貧血や甲状腺ホルモン異常，あるいはCr高値・BUN高値などの腎血流低下を示すような所見を認めない。

Question 血液検査から疾患確定につながる所見はあるか？

□ トロポニンTをはじめとする心筋バイオマーカーの上昇を認め，なんらかの心筋障害があるのは間違いない。虚血性心疾患の可能性も否定できな

い。ただ，心筋炎，たこつぼ型心筋症，極端に心筋障害を認める心不全でも同様の所見を認める。
- □ NT-proBNPはかなり高値である。なんらかの心負荷に伴う状態と考えられる。ただ，心不全症状は認めていない。「なぜだろう？」と疑問をもつ必要がある。
- □ 腎障害を伴わず，腎障害をきたすほどの心拍出量低下を認める可能性は低い。
- □ 出血性疾患・甲状腺疾患は否定的である。CRP高値については，なんらかの炎症が病態に関与している可能性があるが，これだけではわからない。

◉心エコーから問いかける

——心エコー結果を要約すると

- ● 左室拡大を認めないが，びまん性左室壁運動異常がありEFが低下している。
- ● 中等度の僧帽弁逆流を認め，機能性僧帽弁逆流と思われる。
- ● 左室流入血流速波形は左房圧上昇パターンである。
- ● 肺高血圧所見を認める。

Question 心エコー検査から疾患確定できるか？

- □ 左室壁運動異常は局所壁運動ではなく，びまん性壁運動異常である。心筋炎の可能性が高い。虚血性心疾患の可能性は否定できないが，その場合は，多枝病変である。
- □ LVEFが低下している割に左室拡大を認めず，急性の変化である可能性を示唆する。
- □ 左房圧上昇所見・肺高血圧所見を認めることは，NT-proBNP上昇と合致し，心負荷上昇所見と考える。
- □ 僧帽弁逆流については，病態の主体となる所見というよりは，二次的・機能的な問題であると考える。疣贅や器質性弁膜症を認めておらず，感染性心内膜炎の存在は否定的である。

 オーベンからのひと言

——心エコーは積極的に行う

典型的症状を認めないが，患者の状態はなにか重篤感を感じる。その際には，心電図や胸部X線，血液検査を行うだけでなく，心エ

コー検査を積極的に行う．

　本症例では，心筋マーカーの軽度上昇，左室びまん性壁運動異常（EF 36%），心負荷所見，炎症反応を認める．最も考慮しなくてはいけない疾患は急性心筋炎ということになり，除外する必要のある疾患として多枝病変を合併した急性冠症候群がある．そのほか，心不全を合併する敗血症なども考えなくてはいけないが，先の2疾患を除外したうえで考慮することになる．

Mini Case ■ 急速に病態の進行した劇症型心筋炎

　急性心筋炎では，急激に進行する患者がいる．筆者は，独歩で来院した患者が，その2時間後に気管挿管＋経皮的心肺補助装置（percutaneous cardiopulmonary support：PCPS）＋大動脈内バルーンパンピング（intra-aortic balloon pumping：IABP）の管理下となったという経験がある．

□ 25歳，男性．感冒様の症状を認め，近医で加療を行うも倦怠感が改善せず，再診．再診時に胸部の違和感を認めたため，心電図を施行したところ心電図異常を認め，徒歩で来院．近医での心電図を示す（図Ⅱ-4-4A）．来院後まもなく，血圧が90/60 mmHgから50/35 mmHgまで低下，完全房室ブロックとなった（図Ⅱ-4-4B）．

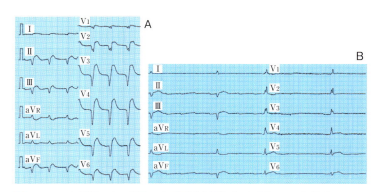

図Ⅱ-4-4　心電図．A：前医の心電図（感冒発症7日目），B：転院後．

□ 一時的ペーシングカテーテル挿入・冠動脈造影・心筋生検の施行目的に直ちに心カテ室に入室したが，入室時には心室細動を呈した．このため，気管挿管・PCPS・IABP装着を行い冠動脈造影を施行したところ，正常冠動脈であった．これにより，劇症型心筋炎を疑い，右室中隔の3カ所から心筋を採取，病理診断を行った．

□ 結果，心筋細胞間に多数のリンパ球浸潤，心内膜側の線維化に一致し

た部位に好酸球の脱顆粒を認め，急性壊死性好酸球性心筋炎の病理像として矛盾しないと考えられた（図Ⅱ-4-5）。

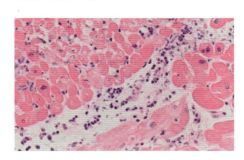

図Ⅱ-4-5　右室中隔より採取した心筋生検標本（HE染色，強拡大）

- 典型的な好酸球性心筋炎ではないが，好酸球が炎症に関与しているため，ステロイドパルス療法（メチルプレドニゾロン1g/日　3日間）を行った。長期的な循環補助が必要であると判断し，遠心ポンプを用い，両心補助人工心臓（biventricular assist device：BiVAD）を導入した。ステロイドパルス療法後はプレドニン内服を継続し，徐々に病態は改善。基本リズムも，心室細動から徐々に，完全房室ブロック，Ⅱ度房室ブロックと改善し，最終的にブロックは消失した。
- 第11病日にはBiVADを抜去（IABPサポート開始），第14病日にIABPも抜去，第18病日に抜管，第45病日に独歩退院となった。
- 急性心筋炎では，どのように来院されたかも重要であるが，来院後にどのように経過するかも非常に重要である。

➡ 次の一手は？

- まず，虚血性心疾患の存在を否定することである。そのためには冠動脈造影は必須である。
- 冠動脈に有意狭窄がなかった場合には，急性心筋炎を強く疑う。その後の進行を確認し，補助循環を導入するのか，心筋生検を行うのか，Swan-Ganzカテーテルを留置するのかを，前もって考えておく。
- 以上のことを念頭に置いたうえで，心臓カテーテル検査を行うこととした。

カテ室での対応（1）

- 冠動脈造影施行（図Ⅱ-4-6）
    - LAD・LCx・RCAに有意狭窄を認めず，虚血性心疾患は否定的。
- 急性心筋炎を強く疑うが，その確定診断には心筋生検が必要。心筋生検はもちろん危険性も伴う。

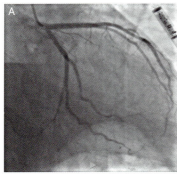 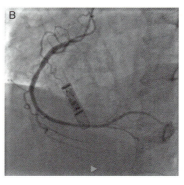

図Ⅱ-4-6　冠動脈造影。A：LCA右前斜位尾側，B：RCA左前斜位。

- [ ] 現時点では著しい重症化を認めない状態。もう少し様子観察が可能であると判断し，心筋生検は行わず，Swan-Ganzカテーテル留置，右橈骨動脈に動脈ラインを確保したうえでCCUに入室の方針とした。
- [ ] 血行動態

血圧 (mmHg)	心拍数 (/min)	PA (mmHg)	PCWP (mmHg)	RA (mmHg)	CI (L/min/m^2)
105/69	83	36/21 (26)	18	9	2.1

- [ ] 循環動態はForrester Ⅳ型を呈している。まず，カテコラミンサポート（ドブタミン2γを投与開始）で経過を観察する方針とした。
- [ ] 急性増悪の可能性は否定できない。緊急でIABPやPCPSを留置することができるように，右太腿動脈・右太腿静脈にシースを留置した。

CCU入室後

- [ ] 投薬　ドブタミン2γ投与中。
- [ ] 血行動態および酸素化
  - 血圧は，90/60 mmHg程度，心拍数も85/min程度にコントロールできた。尿量は20 ml/h程度と少量であった。
  - 肺動脈圧，肺動脈楔入圧は徐々に上昇し，心係数は徐々に低下を認めた。
  - 血行動態の推移

	PA (mmHg)	PCWP (mmHg)	CI (L/min/m^2)
入室後	36/21	18	2.1
6時間後	46/29	28	1.5

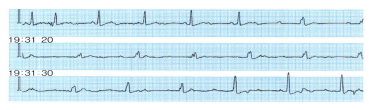

図Ⅱ-4-7　モニター心電図

- 酸素投与3 L/min下で酸素飽和度は96〜98%。
- [ ] 血液ガス

	pH	PaO₂ (mmHg)	PaCO₂ (mmHg)	HCO₃ (mmol/L)	lactate (mg/dl)
入室直後	7.424	132.3	31.7	20.3	15.8
6時間後	7.443	118.0	23.8	15.9	45.7

- [ ] モニター心電図
  - 入室6時間後に完全房室ブロックを認める（図Ⅱ-4-7）。

*　　　　　*　　　　　*

●血行動態から問いかける

Question　血行動態の悪化を認める。どのような病態を考えるか？

- [ ] 急性心筋炎は，病態が進行的に悪化する可能性がある。だからこそ，CCUに入室したうえで，注意深く状態をフォローする必要がある。
- [ ] 本症例では，肺動脈楔入圧の上昇，心係数の低下，尿量減少，末梢循環動態の悪化を示している。つまり，強心薬の投与にもかかわらず低心拍出所見を認めており，補助循環の導入を考慮しなくてはならない。

●心電図から問いかける

Question　心電図におけるこの変化，現在の状態をどう評価するか？

- [ ] モニター心電図上，完全房室ブロックを認める。
- [ ] 心筋炎では，調律の変化から病態の進行を確認できる場合がある。本症例においても心筋炎の病態の進行が疑われ，早急な対応を要する状況である。

126　Part Ⅱ　心不全

➡ 次の一手は？

□ 完全房室ブロックに対して一時的ペーシングカテーテルを右室に留置し，調律に対する対応を行う。

□ 心筋障害に対する対応として，補助循環が必要である。PCPS＋IABPか，あるいはIABPのみで対応するのか？

□ 現在の状況として，酸素化はまだ保たれており，完全に循環が破綻したわけではない。自己圧がかろうじて保たれている状況であり，IABP留置を行う方針とした。

□ 心筋炎の原因について検討を行う。心筋炎の治療自体は，血行動態を維持しながら炎症の改善を待つのが基本だが，巨細胞性心筋炎・好酸球性心筋炎であればステロイドパルス療法が有効である。つまり，心筋炎の原因を評価しなければ，有効な治療を選択できない可能性がある。原因評価はもちろん，心筋生検である。

カテ室での対応（2）

□ 一時的ペーシングカテーテル留置
　● 一時的ペーシングカテーテルを右室に留置した。心拍数80/minで右室ペーシングを行った。

□ IABP留置後の血行動態

	PCWP (mmHg)	RA (mmHg)	CI (L/min/m²)
IABP前	28	19	1.5
IABP後	20	13	1.8

□ 血液ガス：酸素3L/min投与下

pH	PaO_2 (mmHg)	$PaCO_2$ (mmHg)	HCO_3 (mmol/L)	BE (mmol/L)	SaO_2 (%)	lactate (mg/dl)
7.484	112.7	24.9	18.3	−4.0	98.0	23.1

□ IABPを留置後に，心筋生検を施行した。

CCU再入室後

□ ドブタミン3γ投与中。IABPは1：1でサポート。

□ 血行動態
　● 血圧97/43 mmHg（自己圧77 mmHg），心拍数80/min（1度房室ブロック

を認めるのみ），肺動脈圧27/16 mmHg，肺動脈楔入圧14 mmHg，右房圧10 mmHg，心係数1.8 L/min/m²，混合静脈血酸素飽和度42%。

□ 血液ガス：酸素3 L/min投与

pH	PaO₂ (mmHg)	PaCO₂ (mmHg)	HCO₃ (mmol/L)	BE (mmol/L)	SaO₂ (%)	lactate (mg/dl)
7.449	104.0	28.8	19.5	− 3.4	97.7	16.4

*　　　　　*　　　　　*

◉血行動態から問いかける

Question **IABPの効果をどう判定するか？**

□ IABP挿入後，肺動脈楔入圧の低下，心拍出量の増加が確認でき，血清乳酸値は下がり，末梢循環の改善も明らかである。左室の負荷軽減につながっており，急性期のIABP効果ありと判断する。

□ 現状であれば，PCPS挿入を要する状態ではないと判断し，このまま経過を観察する方針とした。

◉血液ガスから問いかける

Question **酸素化は落ち着いているようだが，このままで問題ないか？**

□ 酸素投与3 L/minで酸素化は問題ない。PaCO₂がやや低値であり，頻呼吸は残存している可能性がある。呼吸様式については引き続き注意する必要がある。

⇒ 次の一手は？

□ 血行動態の安定は得られている。ただし，心筋炎の炎症の自然治癒に対する時間稼ぎにすぎず，心筋の炎症に対する介入は行っていない。最適な介入方法についてのエビデンスは乏しい。

□ 本来は，心筋炎の原因の除去および心機能障害に寄与する炎症性物質（炎症性サイトカインや一酸化窒素）を抑制したい。

□ 好酸球性心筋炎や巨細胞性心筋炎の発症機序には自己免疫やアレルギーの関与が考えられており，ステロイドや免疫抑制剤の使用が有効である。ただ，現時点ではまだ心筋生検の結果が得られておらず，判断できない。この間にも炎症の進行があるかもしれない。

● 炎症性物質の抑制に関して，理論的にはステロイドは有効であるはずだ

128　Part Ⅱ　心不全

が，評価が定まっていない。有効であるという報告もあれば，無効どころか増悪したという報告もある。
● 劇症化すると致死的であるという判断で，ステロイドパルス療法も選択肢の1つとなる。
□ 本症例でも完全房室ブロックの出現を認め，劇症化の可能性は否定できないと判断，1日1gのメチルプレドニゾロンの投与に踏み切った。その後の経過の悪化の可能性も考慮し，引き続き慎重なフォローを行うこととした。

👆 オーベンからのひと言

──心筋炎重症化に対するリスクマネージメント

　多枝病変を合併する急性冠症候群・急性心筋炎が鑑別診断に挙げられる症例である。その確定診断には冠動脈造影が必要であり，迷わず緊急カテーテル検査を施行する必要がある。

　本症例では，冠動脈造影にて有意狭窄を認めず，臨床所見より心筋炎と判断した。この時点では，劇症型心筋炎となるような悪化のスピードは感じておらず，重症度はそれほど高くないと判断したが，さらなる重症化に対するリスクマネージメントとして，CCU入室による注意深い観察，Swan-Ganzカテーテル留置による血行動態の詳細な観察を行うこととした。結果的には血行動態の悪化，および完全房室ブロックの出現により，重症化を感知することができた。重症化を確認した場合には，さらなる重症化，つまり劇症化に至る可能性を考慮して対応しなくてはならない。

　上記の通り，心筋炎の根本的治療，原因のコントロール，炎症のコントロールというのは，限定的な病態にのみ当てはまり，それ以外の病態では，いかに血行動態を維持するかが重要である。血行動態の維持には，PCPSあるいはIABPといった補助循環とペースメーカが重要である。必要性を感じた場合には，迷いなく使用しなくてはいけないし，使用しないのであれば慎重な経過観察が重要である。その点では，CCUでの加療を要する最も典型的な疾患といえる。

　劇症化が長時間継続しているような場合には，心負荷軽減，より生理的なサポートを，ということで，左室補助装置（left ventricular assist device：LVAD），あるいは併せて右室補助装置（right ventricular assist device：RVAD）を用いる場合がある。補助循環が必要な期間の判断が重要となる。

4 急性心筋炎による心不全　129

第2病日：ステロイドパルス下に血行動態の維持が可能かを判断する

□ 薬物治療
   ● 点滴薬
      ドブタミン3γ投与中。
   ● 内服薬（1日量，用法）
      エナラプリル2.5 mg 分1　朝食後
      アミオダロン100 mg 分1 朝食後
      アピキサバン10 mg 分2 朝夕食後
□ IABPは1：1でサポート。
□ 血行動態
   ● 血圧120/41 mmHg（自己圧94 mmHg），心拍数77/min（1度房室ブロックを認めるのみ），肺動脈圧28/13 mmHg，肺動脈楔入圧13 mmHg，右房圧10 mmHg，心係数2.2 L/min/m²，混合静脈血酸素飽和度61%。
   ● 尿量は30 ml/h程度。
□ 血液検査

WBC	7,000/μl	Na	134 mEq/L
RBC	354×10⁴/μl	K	4.6 mEq/L
Hb	10.9 g/dl	Cl	105 mEq/L
Ht	32.8%	AST	69 U/L
Plt	7.5×10⁴/μl	ALT	28 U/L
総ビリルビン	0.6 mg/dl	γ-GTP	36 U/L
総蛋白	6.3 g/dl	ALP	195 U/L
CK	221 U/dl	LDH	493 U/L
尿素窒素	18.2 mg/dl		
クレアチニン	0.79 mg/dl		
尿酸	5.4 mg/dl		

□ 血液ガス

pH	PaO₂ (mmHg)	PaCO₂ (mmHg)	HCO₃ (mmol/L)	BE (mmol/L)	SaO₂ (%)	lactate (mg/dl)
7.484	27.2	158.9	20.0	−2.3	98.6	16.7

□ 尿検査

BUN濃度 (mg/dl)	Cr濃度 (mg/dl)	Na濃度 (mEq/L)	K濃度 (mEq/L)	Cl濃度 (mEq/L)	FENa (%)	FEUN (%)
1,185	177.4	13	>100	18	0.04	29.0

□ 心筋生検（図Ⅱ-4-8）　心筋変性とそれに近接する炎症細胞の浸潤影が検出

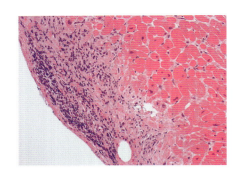

図Ⅱ-4-8 右室中隔よりの心筋生検標本（HE染色，弱拡大）

された。リンパ球浸潤が主体であるが，ごく少数の好酸球も認められた。

*　　　　　*　　　　　*

●血行動態から問いかける

Question　血行動態は今度こそ落ち着いているが，このままで問題ないか？

☐ 血圧・心係数・混合静脈血酸素飽和度はいずれも改善傾向にあり，状態の悪化を認めない。
☐ リズム上も，房室伝導障害の悪化を認めていない。
☐ 尿量は不十分であり，引き続き注意を要する状態である。ただ，明らかに心筋炎が進行している印象ではない。

●血液ガス，血液検査，尿検査から問いかける

Question　血液ガス・血液検査・尿検査の結果から現在の循環動態が推測できるか？

☐ 酸素化は保たれており，乳酸の高値を認めていない。血液検査上のCrや尿酸にも明らかな上昇を認めておらず，この点では明らかな組織灌流低下を示唆する所見は認めなかった。
☐ CK・CRPのさらなる上昇も認めない。これらのデータにおいても，心筋炎のさらなる悪化を疑うサインを認めない。
☐ 尿所見において，FE_{Na}・FE_{UN}は低値を示しており，これは組織灌流の低下を示唆する所見である。尿量が少ないこともあり，今後の方針を決定する材料になる。IABPサポートが依然として必要であると判断した。

4 急性心筋炎による心不全　131

◉心筋生検病理から問いかける

Question　心筋生検病理像から病態をどう判断するか？

□ 心筋生検上，典型的な好酸球性心筋炎・巨細胞性心筋炎ではない。
□ 裏を返すと，ステロイドパルス療法が必須の病態ではない。この結果での
　 ステロイドパルス療法は，評価が定まっていない。

➡ 次の一手は？

□ IABPサポートは継続する。
□ ドブタミンの投与も3γで継続する。組織灌流低下の所見が継続するようで
　 あれば，強心薬の追加を考慮する。
□ 心筋生検病理像より，好酸球性心筋炎・巨細胞性心筋炎は否定された。現
　 状でのステロイドパルス療法は評価が定まっていないが，少なくとも悪化
　 の所見も認めておらず，継続的に投与することとした。ステロイドパルス
　 療法はメチルプレドニゾロン1gを3日投与の方針とし，後療法を行うこと
　 とした。

第3病日：IABP抜去を考慮する

□ 薬物治療
　● 点滴薬
　　 ドブタミン3γ投与中。
　● 内服薬（1日量，用法）
　　 エナラプリル2.5 mg 分1 朝食後
　　 アミオダロン100 mg 分1 朝食後
　　 アピキサバン10 mg 分2 朝夕食後
□ 血行動態　IABPは1：1でサポート。
　● 血圧 120/42 mmHg（自己圧104 mmHg），心拍数76/min，肺動脈圧
　　 28/12 mmHg，肺動脈楔入圧14 mmHg，右房圧10 mmHg，心係数2.4 L/
　　 min/m^2，混合静脈血酸素飽和度60%。
　● 尿量は40 ml/h程度。
□ 胸部X線（図Ⅱ-4-9）
　● うっ血，胸水を認めない。
□ 心エコー
　● 左室壁運動はびまん性に低下。LVEFはvisual EFで30%程度。LVOT-
　　 VTI 14 cm。

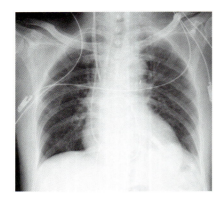

図Ⅱ-4-9 胸部X線写真:第3病日

- 左室流入血流速波形:E/A＝1.4,DcT 198 msec,IVC径17/14 mm。
- 中等度MR,軽度ARであった。

□ 血液検査

WBC	10,000/μl	Na	141 mEq/L
RBC	319×10^4/μl	K	4.2 mEq/L
Hb	9.8 g/dl	Cl	112 mEq/L
Ht	29.6%	AST	34 U/L
Plt	6.2×10^4/μl	ALT	32 U/L
総ビリルビン	0.6 mg/dl	γ-GTP	43 U/L
総蛋白	5.9 g/dl	ALP	175 U/L
CK	72 U/L	LDH	455 U/L
尿素窒素	22.6 mg/dl	CRP	0.90 mg/dl
クレアチニン	0.76 mg/dl		
尿酸	4.5 mg/dl		

□ 血液ガス(酸素3 L/min投与下)

pH	PaO$_2$ (mmHg)	PaCO$_2$ (mmHg)	HCO$_3$ (mmol/L)	BE (mmol/L)	SaO$_2$ (%)	lactate (mg/dl)
7.424	132.3	31.7	20.3	-3.4	98.0	15.8

□ 尿検査

BUN濃度 (mg/dl)	Cr濃度 (mg/dl)	Na濃度 (mEq/L)	K濃度 (mEq/L)	Cl濃度 (mEq/L)	FE$_{Na}$ (%)	FE$_{UN}$ (%)
999	85.1	47	72.6	103	0.29	39.5

*　　　*　　　*

◉血行動態から問いかける

Question 血行動態は落ち着いているが，IABPを抜去可能か？

☐ 血行動態は安定している。血圧・心係数・混合静脈血酸素飽和度はいずれもさらに改善傾向にあり，状態の悪化は認めない。
☐ リズム上も，房室伝導障害の悪化を認めない。
☐ 尿量は不十分であり，引き続き注意を要する状態ではある。
☐ 血行動態は安定，心拍出を示すデータも安定している。尿量はまだ不十分であるが，IABP抜去を阻害するほどの所見ではないと判断する。

◉心エコーから問いかける

Question 心エコーからIABP抜去は可能か？

☐ 心エコー上のLVOT-VTIは上昇し，心拍出量が増加していることを示唆する。
☐ 左室流入血流速波形は偽正常化パターンが続くものの，E/Aは低下傾向であり，肺動脈楔入圧の低下傾向と合致する。
☐ 血行動態からの判断と同様に，IABP抜去が可能と判断。

◉血液ガス，血液検査，尿検査から問いかける

Question 血液ガス・血液検査・尿検査の結果からIABP抜去は可能か？

☐ 動脈血液ガスデータ上，酸素化は保たれており，乳酸の高値は認めていない。血液検査上のCrや尿酸にも明らかな上昇を認めておらず，組織灌流低下を示唆する所見は認めない。
☐ CKとCRPはさらに低下。これらのデータにおいて，心筋炎の改善傾向は間違いなさそう。
☐ 尿所見においても，FENa，FEUNは組織灌流の改善傾向を示す。尿量は十分でないが，心拍出という点では組織の需要に充足していることは間違いなさそう。
☐ 心拍出量と末梢循環は保たれていると判断する。

➡ 次の一手は？

☐ IABP抜去は可能と判断し，IABPを抜去した。
☐ ドブタミンの投与は3γで継続。IABP抜去後に組織灌流低下の所見が出現すれば，強心薬の追加を考慮する。

134   Part II 心不全

Lecture ▶ 急性心不全をフォローするポイント

心不全の主たる病態は，低心拍出と低心拍出を補おうとした結果生じるうっ血である。いかにしてそれらを評価するのかが重要なポイントである。うっ血は，

- 左心系のうっ血は，侵襲的指標であれば肺動脈楔入圧，非侵襲的指標であれば胸部 X 線上の肺うっ血，心エコー上の左房圧上昇所見（左室流入血流速波形，組織ドプラ波形からの E/E´，肺静脈血流速波形），TRPG で評価される。
- 右心系のうっ血は，侵襲的指標では右房圧，非侵襲的指標であれば心エコー上の IVC 径，胸部 X 線上の胸水などが評価のポイントとなる。
- 全体のうっ血を表す指標として，体重や身体所見の浮腫がある。

  このように，うっ血の指標は比較的多い。

  その一方で，心拍出を表す指標は少ない。侵襲的指標であれば心係数，非侵襲的指標は心エコー上の LVOT-VTI，血圧と脈圧の程度である。そもそも，それらの指標で組織灌流が十分であるかは判断できない。

  受け手側の判断材料が必要である。それが尿所見となる。一般的には，FENa，FEUN がそれらの指標となり，それぞれ 1% 以上，35% 以上が組織灌流維持の所見となる。

  LVOT-VTI の程度と組織灌流が維持されているか否かを確認することで，対応を判断することになる。そして，組織灌流が維持されるように薬剤や点滴量の調整を行う。そのたびに LVOT-VTI の確認や尿所見の確認を行う。ただし，高度の慢性腎臓病を認めた場合には，FENa，FEUN はあてにならないことが多い。

第3病日：IABP 抜去後

□ 薬物治療
- 点滴薬

  ドブタミン 3 γ 投与中
- 内服薬（1日量，用法）

  エナラプリル 2.5 mg 分1 朝食後

  アミオダロン 100 mg 分1 朝食後

  アピキサバン 10 mg 分2 朝夕食後

□ 血行動態
- 血圧 94/39 mmHg，心拍数 74/min，肺動脈圧 29/13 mmHg，肺動脈楔入圧 14 mmHg，右房圧 11 mmHg，心係数 2.4 L/min/m^2，混合静脈血酸素飽和度 67%。

● 尿量は 40 ml/h 程度で変わらず。
□ 心エコー
　● 左室壁運動はびまん性に低下。LVEF は visual EF で 30 ％程度。LVOT-VTI 13 cm。
　● 左室流入血流速波形：E/A＝2.1，DcT 168 msec。IVC 径 18/12 mm。
　● 中等度 MR，軽度 AR であった。
□ 血液ガス（酸素 3 L/min 投与下）

pH	PaO₂ (mmHg)	PaCO₂ (mmHg)	HCO₃ (mmol/L)	BE (mmol/L)	SaO₂ (%)	lactate (mg/dl)
7.469	129.6	25.2	17.9	−4.6	98.4	41.2

* 　　　　　 * 　　　　　 *

● IABP 抜去後の状態から問いかける

Question　IABP 抜去後に問題は生じていないか？

□ 血行動態は，心拍出指標においても，肺動脈楔入圧・右房圧においても維持されている。
□ 動脈血液ガスデータで，乳酸の上昇を認めており，組織灌流低下の可能性は否定できない。
□ 心エコー上の左室流入血流速波形にて E/A は上昇傾向，DcT は低下傾向を呈し，左房圧上昇を示唆する所見を認める。Swan-Ganz カテーテルの評価では，肺動脈楔入圧に変化を認めないものの，注意を要する所見である。

➡ 次の一手は？

□ 動脈血液ガスデータの乳酸上昇の所見は IABP 抜去後の組織灌流低下の可能性を示唆する所見であり，注意を要する。心係数，混合静脈血酸素飽和度，尿量には変化を認めないため，このまま注意深く様子観察とすることとした。なお，ステロイドパルス療法は予定通り本日で終了した。

第 4 病日：IABP 抜去後の状態を確認する

□ 薬物治療
　● 点滴薬
　　ドブタミン 3γ
　● 内服薬（1 日量，用法）

エナラプリル 2.5 mg 分1 朝食後

アミオダロン 100 mg 分1 朝食後

アピキサバン 10 mg 分2 朝夕食後

□ 血行動態

● 血圧 100/46 mmHg，心拍数 75/min，肺動脈圧 28/14 mmHg，肺動脈楔入圧 16 mmHg，右房圧 12 mmHg，心係数 2.4 L/min/m²，混合静脈血酸素飽和度 65%。

● 尿量は 40 ml/h 程度で変わらず。

□ 血液ガス（酸素 2 L/min 投与下）

pH	PaO₂ (mmHg)	PaCO₂ (mmHg)	HCO₃ (mmol/L)	BE (mmol/L)	SaO₂ (%)	lactate (mg/dl)
7.480	106.8	28.2	20.5	− 2.1	97.8	13.5

*　　　　　*　　　　　*

● IABP抜去後の状態から問いかける

Question IABP抜去後の問題はないか？

□ 血行動態において，心拍出指標・肺動脈楔入圧・右房圧は維持されている。

□ 動脈血液ガスデータ上の乳酸はIABP抜去後に一時上昇したが，その後徐々に改善（45.7→41.2→23.1→17.6 mg/dl），組織灌流は安定化したと判断できた。

□ IABP抜去後も，心拍出の点で状態は維持されていると判断できた。ただ，依然として右房圧が高めで推移しているとともに，体重の増加傾向（入院時 55.5 kg→第4病日 58.0 kg）を認めており，除水の必要性が考えられた。

➡ 次の一手は？

□ 強心薬はこのままとし，利尿薬を開始することとした。本日よりフロセミド 20 mg/日を持続投与することとした。

第5病日：CCUからの退室を考慮する

□ 薬物治療

● 点滴薬

ドブタミン 3 γ，フロセミド 20 mg/日を静脈投与

● 内服薬（1日量，用法）

エナラプリル2.5 mg 分1 朝食後
アミオダロン100 mg 分1 朝食後
アピキサバン10 mg 分2 朝夕食後

- □ 血行動態
  - ● 血圧132/50 mmHg，心拍数71/min，肺動脈圧23/10 mmHg，肺動脈楔入圧12 mmHg，右房圧8 mmHg，心係数2.4 L/min/m², 混合静脈血酸素飽和度69%。
  - ● 尿量は100〜150 ml/h程度まで上昇。
- □ 心エコー
  - ● 左室壁運動はびまん性に低下。LVEFはvisual EFで40%程度。LVOT-VTI 14 cm。
  - ● 左室流入血流速波形：E/A＝1.3，DcT 205 msec。IVC径17/12 mm。
  - ● 中等量MR，軽度ARであった。
- □ 血液ガス（酸素2 L/min投与下）

pH	PaO₂ (mmHg)	PaCO₂ (mmHg)	HCO₃ (mmol/L)	BE (mmol/L)	SaO₂ (%)	lactate (mg/dl)
7.490	126.0	32.1	23.9	1.0	97.8	14.3

- □ 尿所見
  - ● FENa 5.0%，FEUN 51.5%。
- □ 第5病日までの経過を図Ⅱ-4-10に示す。

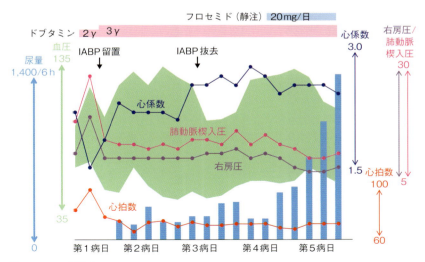

図Ⅱ-4-10　経過表

138　Part II 心不全

* 　　　* 　　　*

●全身状態から問いかける

Question CCU退室に向けての心機能評価は？

☐ 血行動態において，利尿薬投与，尿量増加により，肺動脈楔入圧・右房圧は低下している（併せて，体重も58→56kgと減少傾向である）。一方，肺動脈楔入圧・右房圧低下後も，心係数に大幅な低下を認めない。

☐ 心エコー上の左室壁運動は改善傾向にあり，LVOT-VTIも維持されている。左房圧上昇所見も改善傾向である。

☐ Swan-Ganzカテーテルの血行動態指標は心エコー所見と乖離がない。心エコーによるフォローで，血行動態も確認できそうである。この場合，Swan-Ganzカテーテル抜去は可能となる。

☐ 動脈血液ガスデータ上の乳酸はIABP抜去後に一時上昇したが，正常範囲内で維持されている。また，尿所見においても，腎への組織灌流維持が示唆されており，組織灌流は維持されていると判断できる。

➡ 次の一手は？

☐ Swan-Ganzカテーテル・動脈ライン抜去，CCU退室の方針とした。今後はドブタミンを漸減し，心エコー検査による心機能の改善を確認しながら，退院を目指すこととなる。

その後の経過

☐ 順調にドブタミンの漸減も可能で，最終的には中止できた。

☐ 第16病日施行した心エコー検査では，LVEFは49%まで戻り，退院前でも同程度の状態であった。

☐ LVEFがわずかながら低下していることもあり，もともと処方されていたACE阻害薬（エナラプリル）に加えて，β遮断薬（カルベジロール）の投与を開始した。

☐ ステロイド後療法はプレドニゾロン50mgで開始し，漸減も可能で，プレドニゾロン15mgとなった第35病日に退院となった。

☐ 退院時処方（1日量，用法）

エナラプリル2.5mg 分1 朝食後

アミオダロン100mg 分1 朝食後

プレドニゾロン15mg 分1 朝食後

アピキサバン 10 mg 分2 朝夕食後
カルベジロール 10 m g 分2 朝夕食後

◉　　　　　　◉　　　　　　◉

🖐 症例から学ぶこと……

症例は劇症化を危惧するような急性心筋炎による心不全であった。
- 心筋炎では短時間で増悪をきたす症例があり，迅速な評価・判断・治療が必要である。
- 症例の悪化を確認するために，心機能や血行動態の変化だけでなくリズムの変化に注意を払う。
- たとえ状態が安定しているように見えても，十分な注意が必要で，次々に手を打っておく必要がある。
- 好酸球性あるいは巨細胞性の心筋症以外では，血行動態を維持し炎症が鎮静化するのを待つしか方法がない。血行動態の維持は積極的に行う。
- 心筋炎の積極的な治療には，心筋生検はやはり重要である。
- 心筋炎は急激な変化をきたす可能性があり，慎重な経過観察を必要とする。最もCCUでの管理に適した疾患である。

[竹田 泰治]

症 例

5 弁膜症を原因とする心不全

CCUにて……
　本日の新患は，僧帽弁逸脱を伴う僧帽弁閉鎖不全症を原因とする急性心不全で入院された患者さんで，血管拡張薬・利尿薬のbolus投与，酸素投与で加療を行っています。

症 例

□ **症例**　57歳，男性。

□ **主訴**　呼吸困難。

□ **現病歴**　入院前日より労作時呼吸困難を自覚。入院当日の朝より，安静時でも呼吸困難・胸部絞扼感・喉の違和感を認めた。しばらく様子を見ても改善を認めないため来院した。

□ **既往歴**　49歳時：膵炎，51歳時：高血圧・大腸ポリープ切除，55歳時：肺腺癌右中葉切除術。

□ **身体所見**　意識清明。血圧146/90 mmHg，脈拍97/min・整，呼吸数25/min，SpO_2 91%（room air）。頸静脈怒張あり。呼吸音：肺野に湿性ラ音を聴取。心音：収縮期雑音（Levine IV/VI）。肝：腫大を認めず。末梢冷感あり。下腿浮腫：両側軽度。

□ **心電図**　心拍数97/min，洞調律（図Ⅱ-5-1）。

□ **胸部X線写真**　心陰影拡大（CTR 70%），両側肺門部陰影増強，両側胸水貯留（図Ⅱ-5-2）。

□ **心エコー**（図Ⅱ-5-3）　LVDd/s 57/34 mm，IVSd/LVPWTd 8/10 mm，EF 71%。壁運動異常なし。LVOT-VTI 17.2 cm。左房径63 mm，四腔像では76×70 mm。大動脈弁：特記事項なし。僧帽弁：後尖（middle scallop：P2）全体に逸脱を認め（腱索断裂あり），同部位より高度MRを認める。左室流入血流速波形：E波1.43 m/sec，A波1.04 m/sec，E/A 1.37，DcT 175 msec。RV：拡大なし，RA：拡大あり。三尖弁：中等度TR。TRPG 83 mmHgと高度肺高血圧を認める。

5 弁膜症を原因とする心不全　141

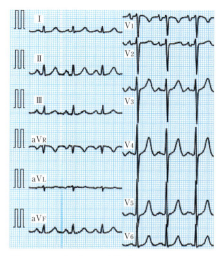

図Ⅱ-5-1　心電図：入院時

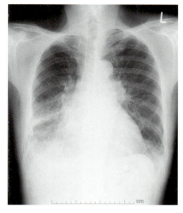

図Ⅱ-5-2　胸部X線写真：入院時

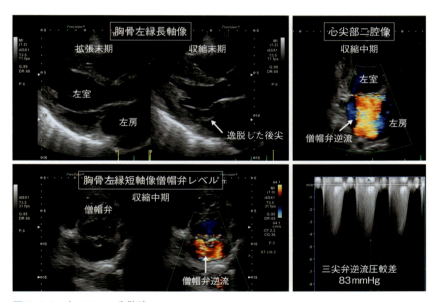

図Ⅱ-5-3　心エコー：入院時

142　Part Ⅱ　心不全

□ 血液検査

WBC	8,200/μl	Na	142 mEq/L
RBC	423×10⁴/μl	K	4.4 mEq/L
Hb	12.7 g/dl	Cl	108 mEq/L
Ht	37.4%	AST	29 U/L
Plt	14.8×10⁴/μl	ALT	15 U/L
総ビリルビン	1.9 mg/dl	γ-GTP	25 U/L
総蛋白	6.9 g/dl	ALP	274 U/L
CK	62 U/dl	LDH	267 U/L
CK-MB	14 U/dl	BNP	449.7 pg/ml
トロポニンT	0.016 ng/ml	CRP	1.44 mg/dl
血糖	86 mg/dl		
尿素窒素	12.4 mg/dl		
クレアチニン	0.84 mg/dl		
尿酸	8.6 mg/dl		

□ 血液ガス

pH	PaO$_2$ (mmHg)	PaCO$_2$ (mmHg)	HCO$_3$ (mmol/L)	BE (mmol/L)	lactate (mg/dl)
7.433	64.7	25.1	16.4	-6	16.2

＊　　　　　　＊　　　　　　＊

●現病歴から問いかける

——心不全の診断には問診が重要となる。心不全症状は大きく分けて，うっ血による症状と，組織灌流が障害されていることによる症状がある。心不全を疑う場合には，基礎心疾患・増悪因子の有無，発症パターンを常に意識する。それによって対処法が決まる。

Question　心不全と診断できる材料はあるか？

□ 心不全症状の有無は，患者の症状から判断する。患者の訴えでは，労作時呼吸困難から自覚症状が始まり，労作時のみ認めた症状が1日で安静時呼吸困難につながっている。これらはいずれも，うっ血（肺うっ血）に伴う症状が考えられ，心不全を疑う症状である。

□ 今回の症状には，組織灌流が障害されている訴えは認められない。

Question　基礎心疾患につながる所見は？　増悪因子の有無は？　発症様式は？

□ 本症例は，今まで心疾患の指摘もなく，心不全歴も認めない。また，明らかな増悪因子も認めない。

□ 基礎心疾患につながる症状としては，胸部絞扼感と喉の違和感の訴えがあ

るので，虚血性心疾患の存在は考慮しなくてはならない。
- □ 心不全症状がどのような形で進展していくのかを評価し，発症様式を確認することも重要である。本症例は比較的突然の発症で，進行性に症状が増悪しており，心不全の原因疾患として急性疾患の関与も考えておく必要がある。
- □ 症状の進展を考えるうえで，本人からの訴えを確認するだけでなく，それまでの夜間咳嗽や呼吸困難など症状がなかったかをこちらから確認する必要がある。
- □ ただし，発症様式は突然発症ではあるが，病院受診まで約1日の期間がある。純粋に血管系の発症様式（いわゆるvascular failure）であれば，数時間以内の経過である。本症例の発症様式には，心臓の要素（この場合は主に弁機能）と血管系の要素の両方が介在している可能性を考えなくてはならない。

●身体所見から問いかける

――現病歴より心不全が疑われた場合，それにつながる身体所見の有無を確認する。湿性ラ音の聴取の範囲は，疾患の重症度を表している可能性がある。来院時の血圧は，発症様式を示唆する重要な所見である。また，基礎心疾患として弁膜症を認めるなら，聴診は当然重要な所見である。

Question 身体所見より心不全の病態把握はできるか？

- □ 下腿浮腫を認めることより，右心系のうっ血所見ありと判断する。湿性ラ音を認めることより，左心系のうっ血所見と判断する。
- □ 血圧は，クリニカルシナリオにおけるCS1を示す。これにより，発症パターンはvascular failureの可能性，つまり血管系の要素の関与を考えるが，現病歴からはcardiac failureの要素も考えなければならないので，心不全発症にあたり両方の要素を考える。
- □ 末梢冷感を認めることから，組織灌流低下の可能性を考えなくてはいけないが，発汗などで冷たくなっているだけのこともある。その他の所見と考え合わせて判断しなくてはならない。
- □ 聴診上，収縮期雑音を認めており，基礎心疾患として弁膜症の存在やシャント疾患の存在の可能性を考える。
- □ 日本循環器学会の急性・慢性心不全診療のガイドライン（2017年改訂版）では，以上の評価を10分程度で行うべきとしている。

144　Part Ⅱ　心不全

◉心電図から問いかける

——虚血性心疾患の基本は心電図。本症例は，頻脈の傾向を認め，胸部誘導の
電位はやや高いが，明らかなST-T異常を認めない。

Question　現病歴で疑われる虚血性心疾患の可能性は？

☐ 心電図上，明らかに虚血を示唆する所見は認めない。明確な心不全を呈す
る以上，本当に基礎心疾患として虚血性心疾患があるなら，ST-T異常が
あってもおかしくない。もちろんこの時点で可能性をゼロとする必要はな
く，頭には残しておかなければならないが，他の可能性についても考える。
☐ 虚血性心疾患様の症状も，心不全症状の訴えの1つである場合がある。冷静
に他の検査と考え合わせることで，その可能性を確認する必要がある。

◉血液検査から問いかける

Question　血液検査から心不全の病態評価につながる所見はあるか？

☐ まず，心不全を認めること，すなわち左室拡張末期圧が高い状態であるこ
とを確認する意味で，BNP値を確認する。本症例は明らかなBNP高値を認
めており，心不全の存在が強く疑われる
☐ 動脈血ガス分析の乳酸の上昇や，低Na血症，クレアチニンの上昇を認め
ず，組織灌流の障害を疑う所見は認めない。
☐ 少なくとも心筋バイオマーカーの上昇を認めておらず，虚血性心疾患の可
能性を示唆する所見を認めない。

◉心エコーから問いかける

——心エコー所見を要約すると，左室拡大を認める一方，左室壁運動異常を認
めない。腱索断裂に伴う後尖（P2）の逸脱，および同部位より高度の僧帽弁逆
流を認め，結果として高度の肺高血圧を呈する。

Question　心エコー検査から心不全の原因は？　腱索断裂の時期はわかるか？

☐ 後尖（P2）の僧帽弁逸脱とそれに伴う高度の僧帽弁逆流を認める。ドプラ法
による僧帽弁逆流シグナルの大きさ，吸い込み血流の大きさより，僧帽弁
逆流が高度であることは明らかで，僧帽弁逸脱の範囲が広いことは明確で
ある。
☐ 左室流入血流速度波形におけるE波が1 m/secを大きく超え，高度僧帽弁逆
流の所見を支持する。心不全の原因は，僧帽弁逸脱による高度僧帽弁逆流
と考えて間違いなさそうである。腱索断裂（torn chordae）を認めており，

いつ腱索断裂が生じたのかが問題である。
- □ 左室径は正常範囲をわずかに逸脱するが，高度の拡大ではない。一方で，左房径は大きく拡大している。腱索断裂はいつ生じたのか？　この所見だけで腱索断裂の時期を決定するわけではないが，ずいぶん前というわけではなく，直前でもない，と考える。
- □ 腱索断裂の原因には急性心筋梗塞もあるが，今回は壁運動異常を伴っておらず，否定的である。併せて，心不全の基礎心疾患として急性心筋梗塞の存在の可能性も否定的である。

Question　心不全であることを確認するのはどういう所見か？

- □ 左室径・左房径の拡大は心負荷を示唆する所見である。ただ，これは僧帽弁逆流に対する代償機転が働いてのものである可能性もある。
- □ TRPGが著しく高度であり，肺高血圧を呈している。加えて，左室流入血流速波形は偽正常化パターンを呈しており，左房圧上昇の可能性，つまり心不全と診断できる所見である。ただし，これも僧帽弁逆流の影響である可能性を頭に置いておく。
- □ LVOT-VTIは保たれており，明らかな左室低心拍出の可能性は低い。ただ，LVEFが保たれている患者のLVOT-VTIが保たれているか否かは判断が難しいところがある。心エコー以外の所見も加えて確認することとし，油断はしない。
- □ 日本循環器学会のガイドライン（2017年改訂版）では，ここまでを60分程度で判断しなくてはならないと示している。

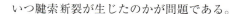

オーベンからのひと言

──本症例の見方

　本症例をまとめると，CS1の状態で救急外来を受診，その発症様式から心臓の要素と血管系の要素の両方が考えられる心不全である。

　うっ血所見は明確であるが，組織灌流は保たれている可能性が高く，Nohria-Stevenson分類ではwarm & wetに相当すると診断した。これらの診断は心不全加療の共通言語として知っておかなくてはいけないものであり，現病歴・診察所見・血液検査所見・胸部X線所見・心エコー所見などから総合的に診断する。

　これらをいかに速く行えるかで，治療の道筋をつけるスピードが変わる。心不全加療にはスピードが重要で，いかにして速く治療するかを考えなくてはならない。

146　Part Ⅱ　心不全

　　　次に，心不全の基礎心疾患は，僧帽弁逸脱症に伴う高度僧帽弁逆流であり，この弁逸脱がどのタイミングで発生したのかが大きなポイントである。なんらかの理由（本症例であれば，虚血以外）で急性に僧帽弁逸脱・逆流を認めた場合は，心臓外科医に手術を行ってもらわなければ，心不全のコントロールができないことが多い。発症様式が電撃的で肺うっ血の程度が高度であるため，気管挿管を行ったうえで人工呼吸管理を要することが多い。

　　　以上の状況を考えると，本症例の場合は，入院直前に腱索断裂を起こした急性僧帽弁逆流ではなく，どこかのタイミングで腱索断裂を起こし，徐々に心不全が進行して最終的にvascular failure（血管の要素も加えた形）により発症したと診断した。

　　　どのような患者でも，思い込みは治療の方向性を限定させ，ときに間違った方向に導く。治療への反応性を評価することで，診断の確からしさを確認し，治療の方向性を修正することが重要である。

➡ 次の一手は？

☐ vascular failureの要素をもった明らかなうっ血を伴う心不全と診断し，酸素化改善目的で酸素投与（3 L/min鼻カヌラ）を開始した。vascular failure（血管系の要素）に対しては，ニトログリセリンのスプレーを投与することで対応し，うっ血に対してはフロセミド20 mgの静脈投与にて対応した。

☐ vascular failureに対しては酸素3 L/min鼻カヌラ程度では不十分な可能性があり，状況によってはNIPPVの必要性についても想定しておく。少量より酸素を投与しながら，SpO_2を確認。$SpO_2 \geqq 95\%$を維持できないようであれば，酸素投与量を増量。それでもSpO_2が維持できないようであれば，NIPPVの使用を考慮する。その場合は，血圧もコントロールできないことが多く，SpO_2と血圧の双方に注意をはらいながら，数分ごとに判断していく。

☐ 僧帽弁逆流が今回の心不全の主病態であるので，後負荷軽減のためにカルペリチド0.0125 γの投与も開始した。カルペリチドの血管拡張効果は「静脈＞動脈」であるから，前負荷減少から心拍出量が減るケースも考えられ，その点には注意が必要である。もちろんニトログリセリンを使用してもよいが，目に見えない効果（レニン-アンジオテンシン系の阻害，交感神経系への効果など）に期待をしてカルペリチドを使用した。

☐ この対応で酸素化および組織灌流を保つことができれば問題ない。もしもいずれかが保てないようであれば，内科的治療に抵抗性と判断し，外科的加療に向かう必要がある。

5 弁膜症を原因とする心不全　147

●その後の経過

——酸素化は良好となり，利尿も維持できた（＞100 ml/h）。しかし，酸素化が改善したのちに，いったん120 mmHg程度まで低下した血圧の再上昇がみられる。

Question このままの治療継続で問題はないか？　方向転換を要するとすれば，どんな場合か？

☐ 尿量は100 ml/h以上と確保され，酸素化も改善している。その点では，初期治療への反応はひとまず良好と判断する。

☐ 基礎心疾患が僧帽弁閉鎖不全症であることを考慮すると，カルペリチド投与で血管拡張を行う，あるいは利尿効果により前負荷を軽減しても血圧の上昇を認めており，さらなる後負荷軽減と血圧低下が必要であると考える。

☐ カルペリチドの増量でも悪くないが，より動脈系の血管拡張が必要と考え，ニトログリセリンの投与を追加することとした。腎機能障害のない比較的若年者であるので，収縮期血圧120 mmHg前後を目標とし，尿量の確認をしながら投与量を調整する。

☐ 少なくとも内科的治療抵抗性というわけではなく，現状で外科的介入を考慮する必要はない。むしろ，のちのちの外科的手術介入を考慮し，しっかりと肺高血圧を改善し，うっ血をコントロールすることが重要である。

☐ もし，酸素化，うっ血のコントロール，組織灌流維持ができない場合には，内科治療抵抗性と判断し，外科手術を考慮することになる。ただその前に，Swan-Ganzカテーテルを用いた血行動態評価を行いながら，NIPPVもしくは気管挿管を伴う人工呼吸管理を行う。あるいは，後負荷軽減と心拍出量上昇を目的に，IABP挿入を考慮する。

☐ それらの治療で，少しでもうっ血および肺高血圧を改善させ，手術リスクの低減を目指す必要がある。

第2病日（午前）

☐ 投薬
　● カルペリチド0.0125 γ，ニトログリセリン0.6 γ投与中。
☐ 血行動態と呼吸状態
　● 血圧135/70 mmHg，心拍数75/min。
　● 尿量：～第2病日午前0時 200 ml/h，これ以降50 ml/h。
　● 酸素3 L/min投与下でSpO$_2$ 96～98％。

□ 血液検査

WBC	8,900/μl	Na	137 mEq/L
RBC	403×10^4/μl	K	3.6 mEq/L
Hb	12.2 g/dl	Cl	105 mEq/L
Ht	35.3%	AST	21 U/L
Plt	15.1×10^4/μl	ALT	11 U/L
総ビリルビン	2.6 mg/dl	ALP	235 U/L
総蛋白	5.8 g/dl	γ-GTP	25 U/L
CK	57 U/dl	LDH	218 U/L
尿素窒素	12.4 mg/dl	CRP	2.66 mg/dl
クレアチニン	0.88 mg/dl		
尿酸	9.4 mg/dl		

□ 尿検査

BUN濃度 (mg/dl)	Cr濃度 (mg/dl)	Na濃度 (mEq/L)	K濃度 (mEq/L)	Cl濃度 (mEq/L)
648	131.6	68	32.9	67

□ 胸部X線

● 心陰影拡大。昨日に比べうっ血の改善を認めるも，残存。右胸水も確認。

□ 心エコー

● 高度 MR を認め，前日と変化なし。

● 左室流入血流速波形：E/A 0.95/0.67＝1.41，DcT 186 msec。TRPG 35 mmHg，LVOT-VTI 11.3 cm，IVC径14/8 mm。

*　　　　　*　　　　　*

●血行動態から問いかける

Question 血行動態は落ち着いているが，このままで問題ないか？ 尿量の低下を認めるようだが？

□ 血圧・酸素化・心拍数から大きな問題点は認めない。基本的な経過は良好である。ただ，尿量が低下しており，末梢の組織（腎臓）が欲するだけの心拍出量が十分に得られているかどうかが問題となる。本症例のような高度僧帽弁逆流を呈する患者では，血管拡張薬を投与することで相対的な前負荷の低下が生じ，心拍出量が低下する可能性を常に考えておかなくてはならない。

□ 本症例でも，カルペリチドに加え静脈投与のニトログリセリンを開始したことで，血管拡張薬が増えた。このタイミングでの尿量低下は，心拍出量の低下を疑わなくてはならず，血管拡張薬の減量もしくは中止を検討する必要がある。

●心エコーから問いかける

Question 心エコーの現在の状態をどう評価するか？

☐ 心エコー上，依然として肺高血圧を認めている。後負荷の調整は十分にできているのか？ 血管内ボリュームコントロールが不十分であるのか，それとも器質的な僧帽弁の病態自体が高度であるのかを考える。

☐ ボリュームコントロールがまだ十分ではない可能性はある。ただ，左室流入血流返波形のE波は低下傾向にあり，逆流の絶対量減少に期待ができ，TRPGの程度も改善していることから，治療の反応性は悪くないと判断する。

☐ 血圧は低下しており，後負荷は低減しているはずである。E波の低下傾向もその結果である可能性があり，その点からも悪くない状態であると判断する。

☐ LVOT-VTIは入院時に比し低値を示しており，1回拍出量の減少を疑う。これは，高度僧帽弁逆流の存在下にvolume reductionがなされて心拍出量が低下している可能性を考慮しなくてはならない。結果として，組織灌流が維持できないようであれば，治療の方向性を転換する必要がある。

☐ 心エコーでは，組織灌流が保たれているか否かは判断できない。組織灌流の状態を他の検査結果で確認する必要がある。

●血液検査，尿所見から問いかける

Question 血液検査・尿所見の現在の状態をどう評価するか？

☐ 血液検査結果からはクレアチニン上昇を認めない。急性心不全治療におけるうっ血の治療（decongestion）の過程で，除水による腎機能指標の悪化がしばしば認められる。クレアチニン値で0.3 mg/dl以上の悪化がある場合をWRF（worsening renal function）という。今回は明らかなWRFを認めない。つまりクレアチニンの観点からは，腎血流低下（組織灌流低下）の所見を認めない。

☐ 尿酸値の上昇を認めており，これは腎血流低下の結果である可能性が否定できない。一方で，Hb，総蛋白，BUN/Cr比などの明らかな上昇を認めず，血液濃縮のサインは認めない。

☐ 血液・尿所見からは，組織灌流を確認する意味で，Na分画排泄率（FENa）と尿素窒素分画排泄率（FEUN）から腎前性腎障害の有無を評価する（FENa＜35％，FENa＜1％で腎前性腎障害を示唆）。この日はFENa 35.5％，FENa 0.33％を示しており，組織灌流の低下が否定できない［尿所見の見方はp.148，Lecture参照］。

150   Part Ⅱ 心不全

➡ 次の一手は？

☐ うっ血や胸水は残存しており，除水は継続したい。ただ，組織灌流が低下
している可能性は否定できず，急激な血管内の除水は避けたほうがよさそ
うである。

☐ 尿量は少ないが，血圧は保たれている。ニトログリセリンの投与は継続し
ながら緩徐に利尿をかける意味で，朝食後よりフロセミド20 mg，スピロ
ノラクトン25 mgの投薬を開始した。

☐ このまま尿量が低下した場合には，心拍出量が十分であるのか，組織灌流
を反映する指標をもう一度確認する必要があると判断し，注意深く経過を
観察する方針とした。場合によっては，血管拡張薬の減量，うっ血を認め
ながらの補液，強心薬（ドブタミン）の追加，僧帽弁への外科的介入を考慮
することとなる。

第2病日（午後）

☐ 薬物治療
- 静注薬
カルペリチド0.0125 γ
ニトログリセリン0.6 γ
- 内服薬（1日量，用法）
フロセミド20 mg 分1 朝食後
スピロノラクトン25 mg 分1 朝食後

☐ 心房細動へ移行した。動悸感を認めるが，呼吸苦なし。

☐ 酸素3 L/min投与下でSpO$_2$ 94%。呼吸促迫なし。

☐ 身体所見
- 血圧166/85 mmHg，心拍数100〜160/min・不整。

*   *   *

●身体所見から問いかける

Question   心房細動に移行したが，このままで問題ないか？

☐ 心房細動に移行することで心房収縮がなくなり，1回拍出量は低下する可能
性が高い。結果的にそれを補う目的もあってか，心拍数は大きく上昇して
いる。

☐ 僧帽弁逆流を主たる原因とする心不全患者に対する治療の過程で，比較的
容易に利尿が得られたのちに心房細動に移行することをしばしば経験す

る。その際には本症例のように，心拍数150/minを超えることもある。
- [ ] この状況が様子を見ることができるか否かを確認する要素は，うっ血の急速な進行の有無と，全身への組織灌流の障害の有無である。
- [ ] 酸素飽和度は軽度の低下を認めるが，呼吸促迫状態とは考えがたい。患者自身は全身倦怠などの症状を認めるわけではなく，血圧の低下も生じていない（もちろん，心拍出量低下→末梢血管抵抗上昇→血圧は表向きには上昇，という可能性もある）。
- [ ] ただし，尿量が減少しているタイミングでもあることから，尿量のさらなる減少の有無を確認する必要があり，注意を要する状況である。

➡ 次の一手は？

- [ ] 心房細動発症の時点で電気的除細動を考慮してもよい（洞調律復帰がかなわないことも多いが）。今回は，循環動態の破綻を伴っているわけではないと判断し，ヘパリンの持続投与を行うのみで経過観察とした。ただし，数時間経過しても洞調律に復帰せず，呼吸状態の悪化や尿量のさらなる低下を認めるようであれば，電気的除細動を行うこととした。
- [ ] 血圧・呼吸状態・心拍数の状態悪化がなければ，尿量減少に対して利尿を促進することとし，フロセミドの静脈内bolus投与を行う方針とした。
- [ ] その後の経過
    - 2時間後に心房細動から洞調律への復帰を認めた。その後も尿量は減量したまま（50 ml/h程度）であったため，フロセミド20 mgの静脈内bolus投与を行った。
    - 140 ml/h程度の尿量を得ることができ，血圧は140/70 mmHg程度を保つことができた。心房細動再発の可能性にも注意をしながら，3日目まで経過を観察することとした。

👉 オーベンからのひと言

──僧帽弁逆流の捉え方

　僧帽弁逆流を原因とする心不全の場合，腱索断裂による急性僧帽弁閉鎖不全症でなければ，いかにして心拍出量を保ちながらうっ血を解除するかを考えることが重要である。
　まず，血圧を確認。場合によっては，本症例のようにニトログリセリンの投与を行ったうえでフロセミドを投与する。利尿反応が確認できれば，この時点で腎血流を保つだけの心拍出が得られている

と判断できる。ただ，その尿量を得たのちのvolume statusで心拍出を保つことができるか否かは別問題であり，利尿薬投与後の状態の変化に注意する。

　僧帽弁逆流による左房負荷，血管内ボリューム低下，congestionおよびdecongestion対する体の反応として交感神経系が賦活化することにより，心房細動が出現することがある。血行動態の破綻が見て取れる場合には，早急な対応（電気的除細動など）が必要であるが，そうでない場合は，少し様子を見ることはできる。比較的短時間での洞調律復帰もよく経験するところであり，過剰に反応しすぎない。全身状態を確認し，経過を注意深く観察することが重要である。

Lecture ▶ 機能的僧帽弁逆流と器質的僧帽弁逆流

　僧帽弁は，僧帽弁複合体のいずれに障害を認めても，僧帽弁逆流を生じる。そのうち，弁尖・腱索・乳頭筋に器質的異常を認めることで生じる僧帽弁逆流を器質的僧帽弁逆流という。これに対して，弁尖および弁下組織に明らかな器質的異常は認めないか軽度であるにもかかわらず，左室や左房の拡大，または左室収縮能の低下に伴って生じる僧帽弁逆流を機能的僧帽弁逆流（図Ⅱ-5-4）と呼ぶ。

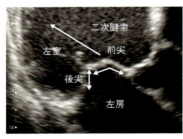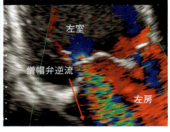

図Ⅱ-5-4　機能的僧帽弁逆流。僧帽弁の前尖・後尖が後壁側に引っ張られ（これをtetheringという），弁尖の接合が低下し逆流を生じる。

　機能的であれ器質的であれ，僧帽弁逆流の基本病態は，左室の容量負荷，左室後負荷の減少，左房圧の上昇である。慢性僧帽弁逆流であれば，左室および左房が拡大することで代償し，血行動態も維持され，自覚症状は呈さない。しかしながら，代償機転が破綻すると，左室はさらに拡大，LVEFは低下し，肺うっ血を呈する。急性僧帽弁逆流（腱索断裂などによる）であれば，左室に急激な容量負荷がかかるため代償機転が働く余裕がなく，肺うっ血と低心拍出の両方が生じ，ときに心原性

ショックに至る。

　器質的僧帽弁逆流の根本的治療は，僧帽弁を外科的に治療するしかない。一方，機能的僧帽弁逆流は二次的な問題であり，病態の本質である左室疾患に修飾を加える。その根本的な原因である左室の問題に介入を行わなければ，コントロールはできない。基本的には，薬物治療が主たる対応となる。もちろん，薬物でコントロールできない場合，あるいは冠動脈病変の合併を認める場合には，外科的介入を考慮する。

第3病日：CCUからの退室を考慮する

□ 投薬
- ● 静注薬
  カルペリチド0.0125 γ
  ニトログリセリン0.6 γ
- ● 内服薬（1日量，用法）
  フロセミド20 mg 分1 朝食後
  スピロノラクトン25 mg 分1 朝食後

□ 身体所見・呼吸状態
- ● 血圧100/60 mmHg前後，心拍数75/min。
- ● 尿量70〜140 ml/h。
- ● 酸素飽和度は酸素2L投与下でSpO$_2$ 98%前後。

□ 血液検査

WBC	8,900/μl	Na	138 mEq/L
RBC	$423 \times 10^4/\mu$l	K	3.5 mEq/L
Hb	13.3 g/dl	Cl	105 mEq/L
Ht	38.3%	AST	16 U/L
Plt	$16.2 \times 10^4/\mu$l	ALT	10 U/L
総ビリルビン	1.4 mg/dl	ALP	232 U/L
総蛋白	6.2 g/dl	γ-GTP	22 U/L
CK	37 U/dl	LDH	194 U/L
尿素窒素	7.3 mg/dl	CRP	2.17 mg/dl
クレアチニン	0.76 mg/dl		
尿酸	8.3 mg/dl		

□ 尿検査

BUN濃度 (mg/dl)	Cr濃度 (mg/dl)	Na濃度 (mEq/L)	K濃度 (mEq/L)	Cl濃度 (mEq/L)	FENa (%)	FEUN (%)
500	131.3	105	36.3	85	0.44	39.6

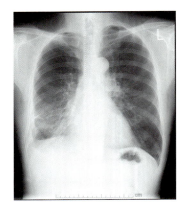

図Ⅱ-5-5　胸部X線写真：第3病日

- [ ] 胸部X線写真（図Ⅱ-5-5）
    - 心陰影拡大。うっ血・右胸水は残存するが，改善傾向。
- [ ] 心エコー
    - 僧帽弁後尖逸脱に伴う高度MRを認め，変化なし。
    - 左室流入血流速波形：E/A 0.84/0.79＝1.06，DcT 210 msec。TRPG 28 mmHg，LVOT-VTI 11.4 cm，IVC径9/6 mm。

　　　　　　　＊　　　　　　＊　　　　　　＊

●身体所見，尿量から問いかける

Question　血行動態は今度こそ落ち着いているように見えるが，このままで問題ないか？

- [ ] 血圧の低下を認めるが，尿量は維持されている。心拍数の上昇も認めず，酸素飽和度も改善傾向を認めており，うっ血が改善している。全身状態は安定したと判断してよさそうである。
- [ ] 徐々に血圧の低下を認めていることを考えると，これ以上の血管拡張薬の継続投与は心拍出量の減少につながる可能性がある。血管拡張薬の調整が必要であり，同時に点滴薬を内服薬に変更していくタイミングでもある。

●心エコーから問いかける

Question　心エコー上，現在の状態をどう評価するか？

- [ ] 左室流入血流速波形において，E/A＞1を認めており，偽正常化パターン，つまり左房圧上昇もしくは僧帽弁逆流が高度であることを示唆する。しかしE/Aは低下傾向を認め，E波の減衰時間も上昇している。左房負荷の状

5 弁膜症を原因とする心不全　155

態は改善していると考えて間違いない。併せて肺高血圧も改善しており，
血行動態指標の改善が確認できた。
- □ LVOT-VTIは低値ではあるが，低下傾向はなく安定している。
- □ うっ血指標は改善し，心拍出指標は低値ながらも維持されている。

◉血液検査，尿検査から問いかける

Question　血液検査・尿検査の結果から現在の状態をどう評価するか？

- □ 血液検査上，クレアチニンと尿酸は低下傾向を認めており，腎血流の改善
（腎うっ血の改善の可能性もあるが）が考えられた。
- □ 総蛋白・Hb・Htの上昇を認め，血液は濃縮傾向にあると考えられた。
- □ 尿所見では，FENaとFEUNは上昇傾向であり，腎血流は改善していると考えられた。
- □ 以上の結果より，除水が進むとともに組織灌流の改善が示唆される。

➡ 次の一手は？

- □ ニトログリセリンは中止し，カルペリチドも半量（$0.00625\,\gamma$）まで減量したうえで，内服薬として第4病日にエナラプリル2.5 mg朝食後の内服薬を追加して経過を観察することとした。
- □ 状態の安定を確認してCCUでの加療を終了し，慢性期病棟に転棟することとした。
- □ 第1～3病日の経過を図Ⅱ-5-6に示す。
- □ CCU退出時内服薬（1日量，用法）
フロセミド20 mg 分1 朝食後
スピロノラクトン25 mg 分1 朝食後
エナラプリル2.5 mg 分1 朝食後

その後の経過

- □ その後，血行動態の安定化を認め，カルペリチドも中止して，内服加療のみで経過を観察することができた。
- □ 第10病日に経食道心エコー検査を施行し，僧帽弁後尖（P2）を主体とする高度僧帽弁閉鎖不全症であることを確認（図Ⅱ-5-7），心不全の合併を認めていることから，手術適応であると判断した。
- □ 第9病日に心臓カテーテル検査を施行し，冠動脈に有意狭窄がないことを確認した。

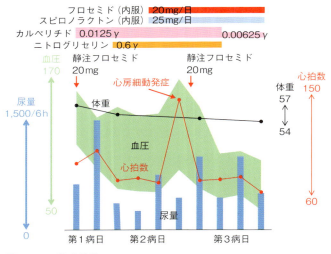

図Ⅱ-5-6 治療経過

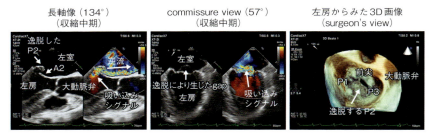

図Ⅱ-5-7 経食道心エコー像：第10病日。僧帽弁後尖（P2）に広範囲の逸脱を認め，同部位より高度の僧帽弁逆流を認めることを確認した。

□ 以上の検査結果から，第24病日に僧帽弁逸脱を原因とする僧帽弁閉鎖不全症に対して，心臓血管外科により開心術にて弁形成術を施行．
□ その後の経過に問題はなく，第39病日に退院となった．

● ● ●

症例から学ぶこと……

症例は高度の器質性僧帽弁逆流を原因とする心不全症例であった．
● 器質性僧帽弁逆流を原因とする心不全患者の場合，急性僧帽弁逆流でないことを確認する必要がある．

5 弁膜症を原因とする心不全　157

● 器質性僧帽弁逆流が心不全の原因である場合は，最終的には僧帽弁に対する外科的介入（開心術）を要する。そのタイミングは病態による。心不全のコントロールが不可能であれば外科的介入を優先せざるを得ないが，術中・術後コントロールはときに困難である。開心術を安全に行うためにも，心不全コントロールをしっかり行ったうえで，開心術に臨むことが望ましい。
● 心不全コントロールを行う際には，うっ血を解除し，組織灌流が保たれている必要がある。
● 心不全のコントロールがつけば，経食道心エコー検査・心臓カテーテル検査といった術前評価を行い，開心術に向かう。

［竹田 泰治］

症例
6

右心不全を伴った重症心不全

> **CCUにて……**
>
> 若年女性の急性心不全入院です。独歩で来院して呼吸困難は軽度ですが，初期検査の結果が悪く，CCUへの入室となりました。

症　例

- □ **症例**　30歳代後半，女性。
- □ **主訴**　労作時呼吸困難，動悸。
- □ **現病歴**　20歳代より健診で頻脈を指摘されていたが，日常生活は問題なく過ごしていた。201X年9月頃より咳嗽・喘鳴を自覚するようになり，近医を受診。以後，下腿浮腫を伴うようになり，労作時の呼吸困難感と動悸が顕在化したため，10月某日に近医より当院紹介となった。同日，急性心不全の診断で緊急入院となった。
- □ **既往歴**　喘息，心房中隔欠損症（学校健診で指摘を受けるも自然閉鎖）。
- □ **冠危険因子**　なし。
- □ **身体所見**　意識清明。身長170 cm，体重51 kg。脈拍150/min，血圧130/76 mmHg，呼吸数24/min，SpO$_2$ 94%（room air）。頸部：腫大なし，腹部：右肋弓下肝3横指触知，下腿浮腫あり。
- □ **心電図**　心拍数150/min，regular narrow QRS tachycardia（図Ⅱ-6-1）。
- □ **胸部X線写真**　心拡大ならびに両側胸水貯留。肺野のうっ血は軽度にとどまる（図Ⅱ-6-2）。
- □ **心エコー**（図Ⅱ-6-3）　左房径47 mm，LVDd/s 62/59 mm，LVEF 10%，IVSd/PWd 8/7 mm。中等度MR。IVC径16 mm。TRPG 32 mmHg，LVOT-VTI 5.5 cm。心囊液少量。右心系拡大（＋），RV 50 mm。

6 右心不全を伴った重症心不全　159

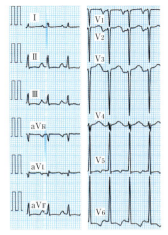

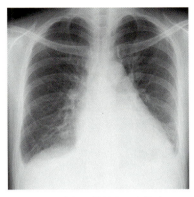

図Ⅱ-6-2　胸部X線写真：入院時

図Ⅱ-6-1　心電図：入院時

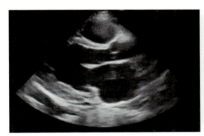
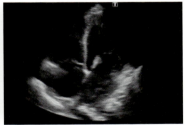

図Ⅱ-6-3　心エコー：入院時．左：拡張期傍胸骨長軸像，右：拡張期四腔像．両心室の拡大を認める．

□ 血液検査

WBC	7,600/μl	Na	139 mEq/L
RBC	489×10^4/μl	K	3.3 mEq/L
Hb	16.8 g/dl	Cl	96 mEq/L
Hct	49.60%	LDH	233 U/L
Plt	30.7×10^4/μl	AST	25 U/L
総ビリルビン	1.0 mg/dl	ALT	27 U/L
総蛋白	6.7 g/dl	ALP	345 U/L
CK	71 U/L	γ-GTP	107 U/L
FBS	110 mg/dl	TSH	2.97 μU/ml
尿素窒素	7.1 mg/dl	FT4	1.27 ng/dl
クレアチニン	0.76 mg/dl	BNP	1315 pg/ml
尿酸	14.9 mg/dl	トロポニンT	0.017 ng/ml

160　Part Ⅱ　心不全

＊　　　　　＊　　　　　＊

●現病歴から問いかける

──心不全症例では，発症形式に着目する。緩徐に体液貯留をきたしたcardiac failureなのか，急激に発症したvascular failureなのか？ さらには，左心不全症状が主体なのか，右心不全症状が主体なのかを評価する。

Question　急性心不全の発症形式と右心不全の関与はどうか？

☐ 本症例では，1カ月ほどの期間で体液貯留をきたしたと推測され，cardiac failureの心不全と考える。身体所見でも下腿浮腫や肝腫大を呈しており，右心不全の存在が懸念される。

☐ 来院時の血圧は高値ではなく，クリニカルシナリオでCS2であることもcardiac failureの心不全に矛盾しない。

☐ 労作時呼吸困難は左心不全の症候であることから，両心不全の状態が懸念される。

●心電図から問いかける

Question　本症例の異常頻脈は洞調律なのか，不整脈なのか？

☐ 心電図では著明な頻脈を呈している。基本調律が洞調律なのか，不整脈であるかの鑑別は，困難である場合も少なくない。心房頻拍は鑑別の対象に挙がる。

☐ PQの連結間隔が短く，P波の形状が幅広いことからも，心房頻拍の可能性が疑われる。

☐ 頻脈を伴った心不全を発症していること，比較的痩せ型の体格であることから，甲状腺疾患の除外が必要である。甲状腺機能亢進に伴った心不全は拡張型心筋症様を呈することがあるが，幸い本症例は甲状腺機能の異常は指摘されなかった。

Question　頻脈に対して介入すべきか？

☐ 一般に，頻脈性不整脈であれば洞調律に復することが望ましい。リエントリー性の上室頻拍，頻脈性心房細動，心房頻拍，2：1以上の心房粗動がこれにあたる。一方，洞性頻脈の場合は，1回拍出量の低下に対する代償機構の可能性が高く，徐拍化は1分当たりの心拍出量を低下させる懸念がある。

☐ ATPのbolus投与により診断および治療ができる可能性があるが，後述するように著明な低心機能であるため断念した。心拍数をよく観察しなが

ら，心不全加療を優先することとした。

◉心エコーから問いかける

——心エコーは心不全の病態を把握するために必須であり，二次性心筋症の鑑別にも有用である。

Question 心機能はどう評価する？

☐ 心エコーでは両心室の拡大を呈し，LVEF 10%と左室収縮能の著明な低下が認められる。

☐ 頻脈の影響があるとはいえ，LVOT-VTIは5.5 cmと著明に低下していた。左室からの心拍出量が低下していることが示唆される。その一方で，TRPGは32 mmHg程度であり，LVOT-VTIの高度な低下に比して軽度の上昇である。左心不全が主体のLVOT-VTI低下であれば，TRPGの上昇も顕著となる。

☐ このことから，純粋に左心不全により心拍出量が低下しているのではなく，右心不全が比較的重篤であるために心拍出量が得られない病態である可能性が推測できる。

Question 二次性心筋症を示唆する所見はないか？

☐ 心室中隔の菲薄化や心室瘤の形成といったサルコイドーシスを示唆する所見はなく，後壁の厚みや家族歴からはFabry病を示唆する所見にも乏しい。

☐ 心筋生検を考慮しつつも，まずは心不全治療を行う方針とした。

☞ オーベンからのひと言

——女性の心不全を見たらサルコイドーシスを疑え

☐ 日本人のサルコイドーシスの約5%に心臓病変が合併すると報告されている。近年は心臓限局性サルコイドーシスの存在も明らかとなっている。表現型としては大きく分けて2種類で，1つは刺激伝導系が侵されて不整脈を生じる場合，2つ目は心筋が侵されて心不全に至る場合がある。

☐ 比較的若年の女性で完全房室ブロックを認め，諸検査の結果から特発性と判断してペースメーカ植込みを行ったが，後日心サルコイドーシスが判明したという症例もときおり経験する。サルコイドーシスであった場合は，ステロイド治療で房室伝導が

改善することもある。また，サルコイドーシスは難病指定され
ている慢性進行性の重篤な疾患であり，ペースメーカを植込ん
でリズムトラブルに対処しても，心筋が進行性に侵されて心不
全が続発することがある。

□ サルコイドーシスの診断には苦慮することが少なくない。血清
ACEやCaおよびベリチームの上昇はそこまで高値ではないこ
とがほとんどで，ガリウムシンチも判断に苦慮することが多
い。FDG-PETはガリウムシンチよりも診断精度が高く，心臓
MRIもサルコイドーシスに特徴的な造影パターンをとることが
知られている。心筋生検による診断率が10%程度と低値である
一方で，気管支鏡による肺組織生検は診断率が高いことが知ら
れている。

□ まとめ：ファーストラインの診察・検査からわかること

● 下記のいずれかの病態が想定される。

1. 頻脈誘発性心筋症から拡張型心筋症様の病態に至った。

2. なんらかの心筋症による慢性心不全で経過していたが，急性非代償性
心不全に陥った。

3. 基礎に心筋疾患を有していたが，そこに上室頻脈を合併した。

● 倦怠感やLVOT-VTI低値，乳酸高値といった組織低灌流を示唆するcold
の所見に加えて，下腿浮腫・肝うっ血といったwetの所見も有しており
Nohria-Stevenson分類でwet & coldの病態と判断し，初療を開始するこ
とにした。

➡ 次の一手は？

□ ドブタミンによる組織灌流の改善と利尿薬による過剰体液の除水を期待し
て，ドブタミン2γの持続静注を開始し，フロセミド10 mgのbolus投与を
行った。

□ 本症例では体液量過剰があることは間違いなさそうだが，その程度を推測
するのが難しい。右心不全を伴っているので，急速な除水は心拍出量の低
下をさらに増悪させる。利尿薬の投与は最小限とし，まずはカテコラミン
による心拍出量の底上げを行い，血行動態の変化を注視することとした。

Lecture ▶ 体液量の指標

心不全患者では，適正体液量の評価で悩まされることがたびたびある。もちろん，体重を含む身体所見，採血・心エコー・胸部X線写真などの所見を指標に管理を行っていくわけであるが，それでも適正体液量を客観的に評価する際には悩むものである。

我々の施設ではBioScan®という機械を用いて，体表から非侵襲的に体液量を評価している（Sakaguchi T. Circ J 2015）。BioScan®は生体電気インピーダンス法を用いて，人種・年齢・身長・体重・性別などで分類し，体内に微弱な電流を流して体液量を評価する機器である。BioScan®だけで体液量を評価するわけではないが，既出の検査で適正体液量の評価に苦慮する場合には良い判断材料となる。

👆オーベンからのひと言

──薬効評価の簡易な指標

ドブタミンや利尿薬の投与では，何をもって効果が得られていると判断できるのか？

利尿薬であれば，静脈内へbolus投与を行ってから1～2時間程度で反応を評価できる。ドブタミンは利尿薬ではないが，心拍出量の増加による尿量増加が期待できる。また，心エコーでのLVOT-VTIの上昇やDcTの延長なども効果の指標として利用できる。いずれの薬剤も，心不全の加療に効果があるならば，心拍数の低下が得られる。

第2病日：低心拍出量症候群への対処

☐ 投薬
- 静注薬

  ドブタミン2γ持続投与

  フロセミド10～20 mg bolus投与
- 内服薬（1日量，用法）

  エナラプリル1.25 mg 分1 朝食後

☐ 自覚症状，身体所見
- 意識清明，安静時に呼吸困難なし。下腿浮腫は軽度残存する。

☐ 血行動態，尿量
- 心拍数125/min，血圧106/72 mmHg。

164　Part II 心不全

● 尿量10～30 ml/h。

□ ドブタミンの開始によって，心拍数は20/min程度の低下，脈圧も開大の傾向がみられたので，心拍出量の底上げには一定の効果があったと思われる。

□ しかし尿量は，フロセミド10 mgの静脈内bolus投与を行っても30 ml/h程度しか得られなかった。フロセミドの投与量を20 mgに増量しても，ほぼ反応が得られない状態であった。

＊　　　　　　＊　　　　　　＊

◉血行動態から問いかける

Question　自覚症状に乏しいが，経過観察してもよいか？

□ 本症例では，右心不全も重篤であるために肺うっ血は軽度である。そのため呼吸困難感に乏しいが，重症の両心不全と考えられる。このまま乏尿状態が持続すると，いずれ血行動態の破綻が起こる。さらに心拍出量の増加を図るべきである。

➡ 次の一手は？

□ さらなる心拍出量の改善を試みる目的に，ミルリノン0.25 γの併用を開始した。フロセミド20 mgを追加して投与を行ったところ，第2病日には50 ml/h程度の尿量確保ができた。

👆 オーベンからのひと言

──重症心不全にミルリノン併用という一手

ドブタミンが心筋のβ受容体に作用するのに対して，ミルリノンはPDE III阻害により細胞内cAMP濃度を上昇させる。その結果としてCa濃度を上昇させることにより心筋収縮力を高めるとされ，カテコラミン類とは機序が異なる。ドブタミンによる強心作用が不足していると判断するならば，安易なドブタミンの増量よりも，ミルリノンの併用が効果的な場合も多い。

ただし，虚血性心疾患においては致死的な不整脈を誘発することがあるため，背景疾患によって使用すべきではない場合もある。

◉血行動態から問いかける

Question 血行動態からミルリノン併用の治療効果を判定すると？

□ 第2病日のミルリノン開始の効果は持続せず，尿量は20 ml/h以下に減少。心拍数も再び上昇に転じ，急速に進行する低心拍出量症候群（LOS）の病態から改善が見込めない状態であった。

➡ 次の一手は？

□ 強心薬の投与では状況の改善が難しい。薬物抵抗性のLOSに対して，補助循環装置の挿入が必要であると判断した。また，心エコーのみでは血行動態の把握に限界があるため，右心カテーテルを挿入することとした。

□ さらに，気管挿管を行い人工呼吸管理にするかの検討が必要である。鎮静による交感神経の抑制と呼吸筋負荷の軽減により，全身の酸素需要を減らす効果がある。しかし，鎮静による血圧低下が遷延し，重要臓器（脳，心臓，腎臓）の灌流圧が担保できないことも懸念される。

□ 今回は人工呼吸管理は行わず，IABPを挿入して後負荷の軽減および圧サポートを期待した。

□ IABP装着前後の血行動態

	RA (mmHg)	PA (mmHg)	PCWP (mmHg)	Ao (mmHg)	CI (L/min/m^2)	SVRI
装着前	13	40/22 (31)	27	91/63 (70)	1.37	3,278
装着後	10	33/18 (25)	22	93/41 (50)	1.75	1,827

Question IABP導入の効果はどう説明できるか？

□ IABPを挿入後，CIは上昇に転じ，SVRIおよび心拍数の低下が得られた。

□ しかし，CIの上昇は十分と言えず，Forrester IVの血行動態から脱却できなかった。

□ この時点で本症例が右心不全を伴っているか否かを判断することは難しいが，右心不全例は極端に前負荷の変動に弱い。PCWPを下げるために利尿をつけようとすると，右室からの心拍出量が低下し，左室も容易に心拍出量低下に陥ることが予測される。

166   Part II 心不全

第3病日

□ 処方薬ほか
　● ドブタミン2γ，ミルリノン0.15γ，フロセミド20 mgを適宜bolus投与。
　● IABP 1：1。
□ 自覚症状，身体所見
　● 第2病日とほとんど変化なし。意識清明，呼吸困難感なし。下腿浮腫は軽度残存。
□ 血行動態
　● 心拍数115/min，血圧87/60 mmHg。
　● 尿量160 ml/6 h。
□ 右心カテーテル
　● SVO_2 67%，mPA 25 mmHg，CVP 11 mmHg，CI 2.03 L/min/m^2，SVRI 3,036 dyne/sec/m^{-5}/m^2。

＊　　　　　　＊　　　　　　＊

➡ 次の一手は？

□ 心拍出量の改善から，組織灌流の改善がある程度得られていることを期待して，トルバプタン7.5 mgの内服を開始した。
□ さらに，腎血流改善効果を期待してドパミン2γを開始した。
□ IABP挿入しトルバプタン内服後までの経過を示す（図II-6-4）。
□ 尿量が80〜100 ml/hと改善したので，このまま第4病日まで経過観察とした。

Lecture ▶ トルバプタンに期待すること

　　トルバプタンは腎血流にある程度依存するとはいえ，心拍出量の改善以上に利尿を促す場合がある。利尿薬で利尿が十分に得られない患者では，効果的である場合も少なくない。しかし，右心不全例では前負荷の予期せぬ過剰な減少によりLOSに陥り，非可逆的な状態に至ることもあるため，投与に際しては注意を要する。

第4病日

□ 処方薬ほか
　● 静注薬

ドブタミン2γ，ミルリノン0.15γ，ドパミン2γ，フロセミドを適宜投与。
- 内服薬（1日量，用法）
  トルバプタン7.5 mg 分1 朝食後
  エナラプリル2.5 mg 分1 朝食後
- IABP 1：1で補助。

□ 胸部X線写真（図Ⅱ-6-5）

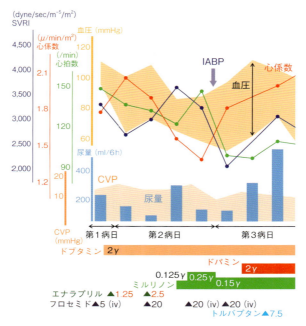

図Ⅱ-6-4　第3病日までの経過

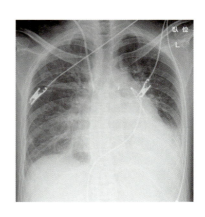

図Ⅱ-6-5　胸部X線写真：第4病日

168　Part II　心不全

□ 血行動態の推移

| | 第3病日 | | | | 第4病日 | |
	0:00	6:00	12:00	18:00	8:00	14:00
SVO$_2$（%）	56	57	67	71	59	54
mPA（mmHg）	22	24	25	25	29	29
CVP（mmHg）	15	11	11	10	11	19
CI（L/min/m^2）	1.8	1.54	2.03	2.17	1.47	1.45
SVRI（dyne/sec/m^{-5}/m^2）	1,827	2,874	3,036	2,694	3,377	4,447

□ 血液検査の推移

病日	1	2	3	4
Hb（g/dl）	16.8	14.9	13.6	14.3
総ビリルビン（mg/dl）	1	0.8	0.8	0.9
尿酸（mg/dl）	14.9	14.1	13.8	12
尿素窒素（mg/dl）	7.1	8.7	12.8	9.2
クレアチニン（mg/dl）	0.76	0.74	0.85	0.6

□ 6時間尿量の推移

| 第3病日 | | 第4病日 | | | |
12〜18時	18〜24時	0〜6時	6〜12時	12〜18時	18〜24時
700 ml	200 ml	230 ml	440 ml	420 ml	270 ml

□ 心エコー

● 左房径47 mm，LVDd/s 62/59 mm，LVEF 10%，IVSd/PWd 8/7 mm。中等度MR。IVC径20 mm，呼吸変動なし。TRPG 38 mmHg，LVOT-VTI 6.5 cm。

□ 昨日の補助循環導入で改善するかに思われたが，尿の良好な流出は12時間程度しか持続せず，以後は再びCIが低下，SVRIの上昇ならびに心拍数の上昇に至った。

＊　　　　　　　＊　　　　　　　＊

◉血行動態から問いかける

Question　IABP補助下，カテコラミン投与にもかかわらず血行動態は悪化している。治療の方向性はこれでよいのか？

□ 重症の難治性心不全である。現行の治療では血行動態の改善が見込めない可能性が高い。

□ なんとか重要臓器の灌流が保たれている状態と考えられるが，早々に心原性ショックの状態になると思われる。

6 右心不全を伴った重症心不全　169

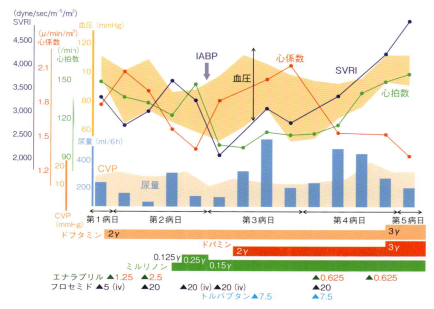

図Ⅱ-6-6　入院から転院までの経過

➡ 次の一手は？

- □ 循環の維持のためには，さらに強力な補助循環，すなわちVAD（ventricular assist device）の装着を考慮する必要がある状態に陥っている。
- □ 血行動態が破綻した状態（intermacs profile 1のようなcrash & burn）でVADを装着すると，非常に予後が悪い。早急にVADの適応を検討しなければならない。
- □ 心臓移植施設でもある某大学附属病院循環器内科へ連絡をし，転院となった。ここまでの経過を図Ⅱ-6-6に示す。

👆 オーベンからのひと言

── VAD導入のタイミング

- □ 背景疾患によるが，劇症型心筋炎や心筋梗塞のような急性の進行性の病態が背景にあるのであれば，そのままPCPSを導入するという方針もある。
- □ 拡張型心筋症などの非可逆的な非代償性心不全の状態でIABPで

の維持が困難な状態に陥ると，次の一手は挿管してPCPSの導入となる。施設によっては，PCPSを導入しての管理が可能か否か検討を行うこともあると思われるが，PCPSが導入されても循環が維持できずに臓器障害がどんどん進行してしまう場合もある。
- □ 臓器障害が著しい場合は，状態の悪いなかでVADの装着術に向かうことになり，合併症を併発するリスクが高くなる。

転院後の経過

- □ 大学附属病院循環器内科へ転院後，直ちにPCPSの挿入を行い右室心筋生検を実施した（図Ⅱ-6-7）。
- □ 予測された両心機能の低下は顕著であり，左心補助（LVAD）を装着したが，それのみでは血行動態が維持できず，右心補助（RVAD）の装着を要した。血行動態から予測されたように，右心機能も著明に低下していたことを示している。
- □ 心筋生検の結果は，単純な頻脈誘発型心筋症ではなく，心筋に空胞変性を認めることから，二次性心筋症に2種類の心房頻拍を合併した心筋症であることが判明した。
- □ 転院第33病日にRVADを離脱。
- □ VADのサポート下にATP投与を行い，房室ブロックの出現を確認した。洞性頻脈を含め，自動能亢進によるものが考えられた。
- □ 多量のβ遮断薬をLVADサポート下に投与しても，頻脈コントロールが得られなかった。
- □ 第40病日に，心房頻拍の診断にてカテーテルアブレーションを実施。アブレーション後は心拍数60/min程度で安定して経過していた。

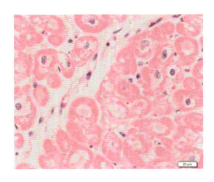

図Ⅱ-6-7　右室心筋生検の病理像

□ 以後，心房頻拍の再燃あり，第114病日に2度目のアブレーションを実施。

□ 第130病日に独歩退院に至る。

●   ●   ●

症例から学ぶこと……

本症例は右心不全を伴った両心不全であり，強心薬や補助循環の使用で一時的に利尿が得られて前負荷が軽減すると，右心不全の影響で左心の心拍出量が著明に低下するという病態であった。

● 本症例のような右心不全を伴った患者では，心拍出量を保持して血行動態を維持することが困難になることもしばしばある。

● 植込み型VADのIntermacs Registry (Slevenson LW. J Heart Lung Transplant 2009) を見ると，Intermacs 1 (critical cardiogenic shock) やIntermacs 2 (progressive decline) に分類される状態では，植込み後の回復が芳しくない場合も多い。本症例はIntermacs 2に相当すると考えられ，速やかに補助人工心臓の適応について検討する必要があった。

● 本症例では血行動態が完全に破綻する前に転院が可能であったが，転院後まもなく両心室に補助人工心臓を挿入することとなった。重症心不全では，1日の遅れが致命的となることもあるため，病態を慎重に評価する必要がある。

[林　隆治]

症 例
7

認知症を合併した
超高齢者心不全

CCUにて……

認知症を有する高齢者が呼吸苦を訴え，救急搬送となりました。
かかりつけ医では慢性心不全を指摘されていたようです。

症 例

- [ ] **症例**　90歳代後半，女性。
- [ ] **主訴**　労作時呼吸困難。
- [ ] **現病歴**　認知症および慢性心不全と診断され，近医で投薬加療を受けていた。これまでに心不全入院の既往はなし。201X年1月X日，同居している娘が帰宅すると，呼吸苦を訴えていた。喘鳴が著明であり，頻呼吸を認めていたため救急搬送を要請。諸検査の結果からうっ血性心不全の診断で入院加療開始となった。
- [ ] **既往歴**　慢性心不全（詳細不明）。
- [ ] **冠危険因子**　超高齢，高血圧。
- [ ] **身体所見**　意識状態：GCS E4V3M6。身長148 cm，体重53 kg。脈拍135/min，血圧160/85 mmHg，呼吸数40/min，SpO_2 80%（マスク 15 L/min）。呼吸音：左右差なく，両肺で呼気時にwheezeを聴取。心音：明らかな雑音なし。下腿浮腫：著明。
- [ ] **心電図**　心拍数135/min，全誘導でQRS波の低電位を認める（図Ⅱ-7-1）。
- [ ] **胸部X線写真**　心拡大ならびに両側胸水貯留，左肺野に浸潤影を認める（図Ⅱ-7-2）。
- [ ] **心エコー**（図Ⅱ-7-3）　左房径38 mm。LVDd/s 33/26 mm，LVEF 42%，IVSd/PWd 12/11 mm。　中度MR，IVC径15/12 mm，TRPG 25 mmHg，LVOT-VTI 9.1 cm。

7 認知症を合併した超高齢者心不全

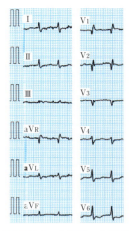

図Ⅱ-7-1 心電図：入院時

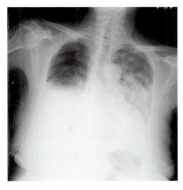

図Ⅱ-7-2 胸部X線写真：入院時

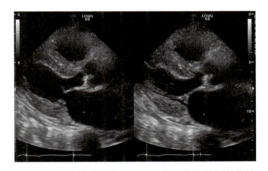

図Ⅱ-7-3 入院時の心エコー。左：傍胸骨長軸像拡張期，右：収縮期。

□ 血液検査

WBC	10,700/μl	Na	144 mEq/L
RBC	298×10^4/μl	K	4.0 mEq/L
Hb	10.3 g/dl	Cl	108 mEq/L
Hct	30.3%	LDH	364 U/L
Plt	30.7×10^4/μl	AST	41 U/L
総ビリルビン	1.0 mg/dl	ALT	31 U/L
総蛋白	7.3 g/dl	ALP	347 U/L
アルブミン	3.3 g/dl	γ-GTP	42 U/L
空腹時血糖	125 mg/dl	CRP	1.34 mg/dl
尿素窒素	36.4 mg/dl	CK	93 U/L
クレアチニン	1.17 mg/dl	NT-proBNP	9,785 pg/ml
尿酸	9.2 mg/dl	トロポニンT	0.099 ng/ml

174　Part Ⅱ　心不全

□ **血液ガス**：リザーバーマスク　酸素15L投与下

pH	PaO$_2$ (mmHg)	PaCO$_2$ (mmHg)	HCO$_3$ (mmol/L)	BE (mmol/L)	SaO$_2$ (%)	lactate (mg/dl)
7.288	54	31	25.5	-1.7	92	20.6

＊　　　　　　＊　　　　　　＊

□ 超高齢者の急性非代償性心不全（ADHF）症例である。心不全入院患者の年齢は年々上昇傾向にあるが，超高齢者には特有の注意すべき点が多く存在する。

◉現病歴から問いかける

`Question` 病歴を聴取するにあたっての注意点は？

□ 患者本人は認知症を有し，そもそも自覚症状の出現時期などは不明瞭である。介護する家族も高齢であることが多く，病歴の聴取に難があることが多い。

□ 超高齢認知症患者では，その病歴を正確に聴取することはしばしば困難である。その他の検査所見との整合性を考えていくことが大切である。

□ 現病歴から判別できることは，急性発症か否か，基礎心疾患の有無と程度である。本症例は，かかりつけ医から慢性心不全を指摘されていた。なんらかの基礎心疾患をもっていたと考えるのが妥当であろう。

`Question` ADHFの発症様式は何か？

□ 現病歴からは，基礎に心不全が存在していた患者であることがわかる。身体所見でも著明な浮腫を伴っており，突然の急性発症というわけではなく，慢性的に体液過剰状態にあったことがうかがえる。

□ 来院時の血圧はいくぶん高値であるが，central volume shiftをきたしたvascular typeの心不全というよりは，慢性的な体液過剰状態で経過していたが，ついに心臓が代償できずに破綻した状態と考える。

□ 発症機序としてはcardiac failureと考えられる。

Lecture ▶ 高齢者心不全

高齢者心不全の特徴は大きく3つ。
1. HFpEFが多い。
2. 併存する合併疾患が多い。

7 認知症を合併した超高齢者心不全　175

3. 大動脈弁狭窄症の頻度が高い。

　HFpEFについては，明瞭に予後を改善させる薬剤の報告はいまだにない。大動脈弁狭窄症に対しては，経カテーテル的大動脈弁置換術（TAVI）が普及し，高齢者の弁膜症に対しても積極的に加療が行われていることは周知の如くである。

　高齢者心不全の合併疾患として，貧血・心房細動・慢性腎臓病・慢性閉塞性肺疾患・脳血管疾患などが挙げられるが，現段階では心不全治療と並行して，併存疾患の加療に取り組むことが重要であるとされている。

◉心電図，心エコーから問いかける

Question 基礎心疾患の推定はどの程度まで可能か？

□ 心電図は極めて低電位であった。

□ 心エコーでは，心室中隔ならびに後壁の壁が厚く，左室肥大である。

□ この心エコー所見と心電図所見は，一見すると整合性がとれない。長年の高血圧歴→左室肥大（心電図上も高電位）→HFpEF→慢性心不全の自然経過のなかで収縮性が低下（EF 42%），という「考えやすい，ありがちな」ストーリーは当てはまらない。

□ 心エコーによる心筋の性状に着目する。ややギラギラとした心筋で肥厚がみられる。心電図上の低電位所見と合わせると，心アミロイドーシスが疑われる。ただし，典型的所見とされる顆粒状のエコー（granular sparkling echo）は本症例ではみられない。

□ 両検査からは，本症例の基礎疾患が老人性アミロイドーシスであることが懸念される。

Lecture ▶ 老人性アミロイドーシス

1. 老人性アミロイドーシスの疫学

　老人性アミロイドーシスは比較的頻度が高いと報告されている。剖検例では高齢者の25%程度に認められ，90歳以上では30%以上に認められるとされる。我々が思っている以上に，老人性アミロイドーシスは高齢者に多い疾患であるようだ。

2. 老人性アミロイドーシスの原因

　老人性アミロイドーシスで蓄積する蛋白はトランスサイレチンと呼ばれる，甲状腺ホルモンやレチノールを輸送する蛋白である。127のアミノ酸で構成され四量体を形成するとされているが，軽度に不安定化した変異トランスサイレチンが小胞体での分解を免れて細胞から分泌される

176　Part Ⅱ　心不全

と，変性して凝集してしまう。この凝集塊がアミロイドーシスの本体であり，心臓の場合は心筋に沈着して機能障害をきたす。トランスサイレチンを発見したのは日本人である。

　このトランスサイレチン由来のアミロイドーシスに対しては，トランスサイレチン四量体を安定化させる薬剤（タファミジス）が開発され，すでに市販されている。老人性アミロイドーシスに対する適応はないため効果は不明だが，家族性アミロイドーシスに対して治療効果があることが報告されている。

参考文献
1) Sekijima Y, et al. The biological and chemical basis for tissue-selective amyloid disease. Cell 2005 ; 121 : 73-85.

➡ 初期評価から次の治療は？

□ 心機能はいくぶん低下しており，左室拡張末期径も短縮している。LVEFの低下以上に，心拍出量の低下が示唆される状態である。

□ 酸素化も著明に低下している状況であり，挿管管理を行うことも一案として考慮される状態であった。

□ 炎症所見の上昇は乏しいが，X線写真からは肺炎の合併も示唆された。

□ 超高齢のcardiac failureの症例であり，呼吸状態も不安定なため，まずNIPPVを用いた加療を開始した。

□ 胸水貯留や下肢浮腫といったwetの所見を呈していたことから，フロセミド（20 mg）の持続投与を開始した。

第1病日：NIPPV装着後の経過

□ NIPPVの装着で呼吸管理を開始したが，忍容性が乏しく不穏状態となった。

□ 自発呼吸を保ちつつ，鎮静を行う目的でデクスメデトミジンを使用した。

□ デクスメデトミジンを160 μg/hで10分間負荷投与し，その後16 μg/hで持続投与を開始したところ，鎮静は得られたが血圧が低下し，収縮期血圧＜80 mmHgとなった。

□ 血圧を維持する目的でノルアドレナリンを併用。66/1,000 γ投与により血圧は安定した。

□ 胸部X線写真では肺炎の合併が疑われ，炎症所見が経時的に上昇してきたことから，抗菌薬をアンピシリン/スルバクタム（ABPC/SBT）で開始した。

＊　　　　　　＊　　　　　　＊

◉初期治療の成否から問いかける

Question 鎮静薬による血圧の低下は予測できたか？

☐ 繰り返しになるが，本症例は左室が小さくLVOT-VTIも低値であることから，心エコーでのLVEF以上に心拍出量が低下しており，末梢血管抵抗が上昇している状態と考えられる。

☐ 鎮静薬は，うまく使えれば後負荷の軽減に寄与できる。本症例では，後負荷が下がりすぎてしまうことによって血圧を維持することができなかった。

☐ 背景の心機能をみると，血圧が低下することは十分に予測できると言わざるを得ない。

👆 オーベンからのひと言

——超高齢者における鎮静と血圧

　鎮静薬は，うまく使用することができれば，交感神経の活性化を抑制し，末梢血管抵抗を下げることで組織循環の改善が期待できる。しかし超高齢者の場合は，しばしば血圧の低下に悩まされるものである。超高齢者においては血管のトーヌスが著しく低下していることが多く，一度血圧が低下すると維持するのに難渋することがしばしばある。

　本症例では，ノルアドレナリンを調整することで血圧の維持に努めた。

➡ 次の一手は？

☐ 心エコーをはじめとする諸検査の結果からは，ドブタミンの使用を開始したいところである。

☐ 超高齢で認知症を有する状況では，点滴の自己抜去も頻回である。ドブタミンを開始しても早々に自己抜去する可能性が高く，NIPPVへの忍容性も怪しいところである。

☐ 可能な限り経口薬のみで加療を試みる。

第2病日

☐ 呼吸状態
- NIPPV（FiO_2 0.5%，CPAP 7 cmH_2O）。

● CPAPモードであるが，忍容性がなく，換気量がむしろ低下する。
□ 身体所見
　● 血圧79/44 mmHg，心拍数112/min。
　● 全肺野に湿性ラ音を認める。
　● 下腿浮腫著明。
□ 血液ガス（NIPPV使用下）

pH	PaO$_2$ (mmHg)	PaCO$_2$ (mmHg)	HCO$_3$ (mmol/L)	BE (mmol/L)	SaO$_2$ (%)	lactate (mg/dl)
7.447	119.7	35.4	23.9	0.1	92	16.6

□ 使用薬物
　● 静注薬
　　デクスメデトミジン4 μg/h → その後中止
　　ノルアドレナリン66/1,000 γ → その後中止
　　フロセミド10 mg bolus投与 → 20 mg静注
□ 水分バランス
　● 尿量は670 ml（42 ml/h），水分バランスは−285 mlのout balance。
□ 鎮静薬の調整が難しく，NIPPVの忍容性がないことからNIPPVは離脱せざるを得なかった。それに伴い，デクスメデトミジンとノルアドレナリンは中止した。

＊　　　　　＊　　　　　＊

●血行動態・呼吸状態から問いかける

Question 細胞外液量の動態を推測できるか？　その対策は？

□ 尿量は十分に確保することができず，胸部X線写真では胸水を認め，心エコーでも下大静脈は拡張している。下肢浮腫も含めて体液は過剰状態である。
□ 細胞外液量が過剰貯留の状態が続いていると判断する。フロセミドのbolus投与のみでは十分な除水ができていない。
□ 除水が十分でない理由として，心拍出量が不十分，利尿薬の量が不足（腎臓に到達する際の濃度が不十分な場合），腎うっ血の存在などの状況が想定される。
□ 心拍出量の不足へは，強心薬の使用，利尿薬の用量不足→フロセミドを増量，腎うっ血がある→トルバプタンを追加，機械的除水，カルペリチドを併用，といった対応が挙げられる。

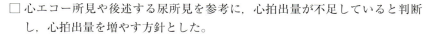

➡ 次の一手は？

- □ 心エコー所見や後述する尿所見を参考に，心拍出量が不足していると判断し，心拍出量を増やす方針とした．
- □ 一般的には，このような場合にはドブタミンを用いる．しかし，せん妄に由来する不穏状態が持続しており，末梢ラインを確保しておくことも危ぶまれた．
- □ 内服薬にて強心効果を得るために，ジゴキシン0.125 mgを開始した．

第3病日

- □ 意識レベル
  - クリアであるが，不穏状態が続いている．デクスメデトミジンを少量で再開している．
- □ 身体所見
  - 血圧79/44 mmHg，心拍数112/min．
  - 全肺野に湿性ラ音（＋）．
  - 下腿浮腫（＋）著明．
- □ 血液検査

WBC	7,500/μl	Na	144 mEq/L
RBC	236×10^4/μl	K	3.4 mEq/L
Hb	8.1 g/dl	Cl	109 mEq/L
Hct	23.2%	LDH	264 U/L
Plt	11.6×10^4/μl	AST	25 U/L
総ビリルビン	1.2 mg/dl	ALT	17 U/L
総蛋白	4.9 g/dl	ALP	211 U/L
尿素窒素	43.5 mg/dl	γ-GTP	23 U/L
クレアチニン	1.58 mg/dl	CRP	18.36 mg/dl
尿酸	10.5 mg/dl	CK	76 U/L

- □ 使用薬物
  - 静注薬
    デクスメデトミジン 4 μg/h
    フロセミド 40 mg/日の持続静注
  - 内服薬（1日量，用法）
    ジゴキシン 0.125 mg 分1 朝食後
- □ 胸部X線写真（図Ⅱ-7-4）
- □ 水分バランス
  - 尿量は1,370 ml，水分バランスは－799 mlのout balance．

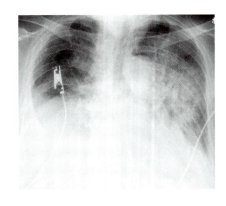

図Ⅱ-7-4 胸部X線写真：第3病日

＊　　　　＊　　　　＊

●胸部X線と水分バランスから問いかける

Question 細胞外液量の動態は改善しているか？

□ 尿量は1,000 ml/日程度で，下肢浮腫の改善は乏しい．胸部X線写真では，肺うっ血を呈している．
□ 体液は貯留しているが，フロセミドとジギタリスのみでは利尿が十分得られていない．ジギタリスの効果発現には時間を要するため，強心効果は不足していると思われる．
□ 血液検査では，BUNおよびCrが上昇している．炎症所見も上昇を続けており，腎機能障害および呼吸機能障害を呈している．

➡ **次の一手は？**

□ 可能な限り内服での加療にとどめたい状況であったことから，尿量の増加を期待してトルバプタン7.5 mgの内服を開始した．
□ トルバプタンを日常臨床で使用する機会が増えてきた．尿所見に注目することで，トルバプタンの効果を判定する試みがなされている．

> ### Lecture ▶ トルバプタンのresponder/unresponderを知る
> □ トルバプタンのresponderを予測することは難しい．しかし，トルバプタン投与前後で尿素窒素の排泄率が上昇するような患者はresponderであることが多い．これは尿中にAQP2が排泄される（Imamura T. Circ J 2013）際に尿素窒素も排泄されるためと言われており，トルバ

7 認知症を合併した超高齢者心不全　　181

プタンによる AQP2 受容体の阻害を間接的に評価していると考えられる。

□ トルバプタンは水利尿を行う薬剤と考えられているが，尿中に Na も排泄できるような患者でなければ，トルバプタンによる心不全症状の改善効果は得難い。

□ 利尿薬抵抗性の患者に対して利尿効果が期待できる薬剤であるとともに，超高齢者心不全の在院日数を短縮させることに期待がもたれる。

□ これまでの大規模臨床研究（EVEREST：Konstam MA, JAMA 2007）では，トルバプタンの急性心不全の再入院予防効果や心不全死を減少させる効果は認められていない。現時点では急性心不全の予後を改善させる薬剤ではないと認識されているが，トルバプタンの responder を判別することによる予後の改善効果の報告が待たれる。

第4病日

□ 身体所見
- 血圧 102/74 mmHg，心拍数 102/min・整。
- 全肺野に湿性ラ音を聴取。
- 下腿浮腫著明。

□ 使用薬物
- 静注薬
  フロセミド 40 mg/日の持続静注
- 内服薬（1日量，用法）
  トルバプタン 7.5 mg 分1 朝食後
  ジゴキシン 0.125 mg 分1 朝食後

□ 水分バランス
- 尿量 1,035 ml，水分バランスは＋110 ml。

*　　　　　*　　　　　*

◉水分バランスから問いかける

Question 尿量は＞1,000 ml を確保できた。これで十分か？

□ 体重は計測が困難な症例であるが，浮腫は著明であり，心エコーでも下大静脈は拡張している。水分バランスからも，除水が得られているとは考えにくい。

□ トルバプタンと利尿薬の併用では十分に尿量が確保できていない。

182 Part Ⅱ 心不全

Question 利尿薬抵抗性の状態と考えられるが，どう対処する？

□ もともとが心拍出量を稼げない心臓である。心拍出量の低下からくる腎灌流量の低下が原因と考えられる。
□ 強心薬を使用すべき状況と考える。

➡ 次の一手は？

□ 前述のように，できるだけ経口薬を用いたい状況である。
□ ドブタミンを一時的に使用して，慢性期には「強心薬なし」というプランは考えにくい。心臓がその構造上の問題で心拍出量を出せない状態なので，慢性期も強心薬が必要であると考えた。
□ ピモベンダンの内服を開始し，利尿薬の追加も行った。(1日量，用法)
　ピモベンダン 2.5 mg 分1 朝食後
　トラセミド 4 mg 分1 朝食後
　トルバプタン 7.5 mg 分1 朝食後
　ジゴキシン 0.125 mg 分1 朝食後

👆 オーベンからのひと言

──慢性心不全における経口強心薬という選択

　一般的には，慢性心不全に経口強心薬を処方すると生命予後が悪化するとされている (Lubsen J. Heart 1996)。しかし今回は，超高齢で生命予後よりも早期の原状回復を優先させるべき状況であったこと，点滴薬が使いにくい状況であったこと，ピモベンダンはそのような状況で使用できる経口強心薬であったことから，経口強心薬の導入に至った。大規模研究では5 mg/日で使用されていたため，半量の2.5 mgで導入することによりいくぶん心室不整脈を心配しないですむことも，使用に前向きになった要因の1つである。

第5病日以降の経過

□ 呼吸状態
　● 呼吸苦の訴えなし。呼吸促迫なし。

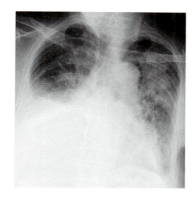

図Ⅱ-7-5 胸部X線写真:第5病日

□ 血液検査

WBC	4,300/μl	Na	142 mEq/L
RBC	234×10^4/μl	K	5.3 mEq/L
Hb	8.0 g/dl	Cl	106 mEq/L
Hct	23.4%	LDH	405 U/L
Plt	15.5×10^4/μl	AST	38 U/L
総ビリルビン	0.9 mg/dl	ALT	22 U/L
総蛋白	6.4 g/dl	ALP	271 U/L
尿素窒素	41.1 mg/dl	γ-GTP	27 U/L
クレアチニン	1.53 mg/dl	CRP	8.39 mg/dl
尿酸	9.4 mg/dl	CK	136 U/L

□ 胸部X線写真（図Ⅱ-7-5）
□ 循環動態と水分バランス

	第3病日	第4病日	第5病日	第6病日
利尿薬:静注	フロセミド 30 mg	フロセミド 40 mg	フロセミド 40 mg	off
利尿薬:経口	トラセミド 4 mg	トラセミド 4 mg	トラセミド 4 mg	トラセミド 4 mg
強心薬	ピモベンダン 2.5 mg	ピモベンダン 2.5 mg	ピモベンダン 2.5 mg	ピモベンダン 2.5 mg
血圧（mmHg）	79/44	102/74	118/52	102/49
心拍数（/min）	112	102	107	92
尿量（ml）	1,037	1,035	1,550	1,807
in-out（ml）	+110	+110	－298	－1,090

*　　　　*　　　　*

184　Part Ⅱ　心不全

◉第5病日以降の臨床経過から問いかける

Question　強心薬追加による効果はあったか？

☐ 尿量は増加し，呼吸状態は安定した。
　強心作用→心拍出量の増加→腎灌流の増加→糸球体濾過率（GFR）が上昇して利尿作用がもたらされた。
☐ GFRの上昇により，尿細管に分泌される利尿薬も増加する。利尿薬も効果を発揮しやすい状況となった思われる。
☐ 生体は危急時に脳血流と冠動脈血流を確保するように働き，末梢組織灌流を犠牲にする。この状況は，全身の体血管抵抗（ほぼ後負荷に等しい）を上昇させることになる。これはNohria-Stevenson分類でいうところのcoldの状態である。

Lecture ▶ 尿所見から組織灌流を知る！

　非侵襲的に末梢組織灌流を知る方法はないだろうか？ ここで，尿所見から組織灌流を推定する方法を紹介する。
　まず，症例の尿化学所見を示す。

	第3病日	第4病日	第5病日	第6病日
FE$_{UN}$	23.78	29.63	49.06	52.19
FE$_{Na}$	1.623	3.12	5.07	6.24
FE$_K$	57.74	57.51	51.24	44.18
TTKG	17.19	10.87	6.02	4.66
Sosm	315.11	318.64	319.44	323.33
Uosm	339.53	365.43	320.91	384.09

FE$_{UN}$（%）：尿素窒素の排泄率。利尿薬の影響を受けないことから体液量の評価に用いられる。
FE$_{Na}$（%）：腎血流の評価となるが，利尿薬の影響を強く受ける。
FE$_K$（%）：Kの排泄率は皮質集合管での分泌状況を反映する。
TTKG（transtubular K gradient）：アルドステロン活性の指標とされ，心拍出量の評価にも流用可能かもしれない。
Sosm（mmol/L）：血清浸透圧。
Uosm（mmol/L）：尿浸透圧。

　本症例では，ピモベンダンを導入した第4〜5病日にかけてFE$_{UN}$の上昇ならびにTTKGの低下を認める。循環の改善を示しており，尿量も増加した。
　組織灌流の指標としての，TTKGと呼ばれるアルドステロン活性の指標がある。

　　TTKG＝（尿中K濃度）×（血清浸透圧Sosm）/（血漿K濃度）
　　　　　×（尿浸透圧Uosm）

・髄質集合管ではKの分泌および再吸収は起こらない

・皮質集合管終末部での尿浸透圧が血清浸透圧とほぼ等しい

といった前提条件があるものの，循環の指標としてはある程度有効である。

　TTKGはKの再吸収活性（アルドステロン活性）を表し，一般に4〜5以下でアルドステロンの抑制（循環が維持されている）を示すとされる。高値になるに従ってアルドステロン活性が亢進（循環が維持できていない）している状態を表すことから，簡便な循環の指標となり得る。その一方で，TTKGの提唱者であるHalperin自身は，髄質集合管から大量に尿素が再吸収されることが判明して前提条件が崩れたとのことで，TTKGを使わないほうがよいと提言している。

➡ 次の一手は？

□ CCUからの退室が可能と判断した。

□ 必要であれば，心不全以外の併存疾患への加療も行う。本症例では不穏に対する精神科の介入を検討する。

□ 心臓リハビリテーションの継続，およびADLの拡大を目指す。心不全入院による安静加療で萎縮した骨格筋の筋力増強が期待できる。これは循環動態に有利に働くことが証明されている。

□ この症例は超高齢であり，せん妄を伴っている状態からも，可能な限り早期にCCUを退室することを目指した。幸い，トルバプタンとピモベンダンの使用でCCUから退室することができた。

□ CCU退出時薬物治療

　● 内服薬（1日量，用法）

　　ジゴキシン 0.125 mg 分1 朝食後

　　トラセミド 4 mg 分1 朝食後

　　トルバプタン 7.5 mg 分1 朝食後

　　ピモベンダン 2.5 mg 分2 朝夕食後

　　グルコン酸カリウム 7.5 g 分1 朝食後

　　スピロノラクトン 25 mg 分1 昼食後

その後の経過

□ 以後は利尿薬の調整を行い，第31病日に療養型病院へ転院となった。

□ 退院時処方（1日量，用法）

　　フロセミド 20 mg 分1 朝食後

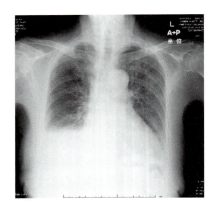

図Ⅱ-7-6　胸部X線写真：退院時

ピモベンダン 2.5 mg 分2 朝夕食後
ラメルテオン 8 mg 分1 就寝前
チアプリド 100 mg 分2 朝夕食後

□ 退院前の胸部X線
　● 右胸水の貯留を認めるものの，うっ血は著明に改善している（図Ⅱ-7-6）。
□ 転院してから4カ月後に永眠された。

● ● ●

症例から学ぶこと……

高齢者心不全はいろいろと難しい。本症例は認知症を有しており，治療への協力を得ることが困難であった。さらに，知られている以上に心アミロイドーシスの頻度も高い。NIPPVに忍容性がなく，鎮静薬で容易に血圧が低下してしまう状態であったが，バソプレッシン受容体拮抗薬の内服とPDEⅢ阻害薬の内服で改善が得られた。長期予後を見込む加療ではないが，治療に協力が得難い高齢者では内服薬のみでの治療を試みるのも一案である。

● ほぼ寝たきりとなっている高齢者は，日常生活での生活強度（ADL）が低く，心臓の仕事量がかなり抑制されているにもかかわらず，心不全を発症することがある。
● これはいかに基礎の心機能が低下しているかを反映しており，このようなADLの低下した患者では予後を期待することは難しい。

[林　隆治]

症例
8 糖尿病性腎症によるネフローゼ
症候群を合併した心不全

CCUにて……
　本日検討するのは，昨日入院となったネフローゼ症候群を合併して
いる急性心不全の患者さんです。

症　例

□ **症例**　70歳代後半，女性。

□ **主訴**　倦怠感，夜間不眠，労作時呼吸苦，下肢浮腫。

□ **現病歴**　狭心症・慢性肺高血圧症・僧帽弁逆流症を有し，ときおり胸水貯
留・下肢浮腫を認め，フロセミド投与にて当科外来で加療していた。ま
た，糖尿病性腎症による低アルブミン血症も認めていた。1カ月前に貧血の
進行ともに胸水貯留・下腿浮腫などが出現，アゾセミド60 mgに加えフロ
セミド40 mgを追加された。1週間前より倦怠感・夜間不眠・労作時呼吸苦
を認め，本日当科を定期受診したところ，貧血の進行，胸部X線写真で胸
水貯留，心エコーで肺高血圧の増悪を認めたため，精査加療目的でCCU入
室となった。

□ **家族歴**　なし。

□ **嗜好歴**　タバコ（−），アルコール（−）。

□ **内服**（1日量，用法）
硝酸イソソルビド40 mg 分2 朝夕食後，アムロジピン5 mg 分1 朝食後，ロ
サルタン50 mg/ヒドロクロロチアジド12.5 mg 分1 朝食後，アゾセミド
60 mg 分1 朝食後，リナグリプチン5 mg 分1 朝食後，ピタバスタチン
2 mg 分1 朝食後，フロセミド40 mg 分1 朝食後。

□ **既往歴**　高血圧，糖尿病，糖尿病性ネフローゼ症候群（糖尿病性腎症第4
期），脂質異常症，高尿酸血症，血小板増多症。

□ **身体所見**　身長151.2 cm，体重45.3 kg。血圧158/70 mmHg，脈拍74/min，
呼吸数12/min，体温36℃。総頸動脈：触知良好，雑音（−）。内頸静脈（45
度半座位）：怒張（＋）。心音：収縮期雑音あり。呼吸音：ラ音なし，左右差

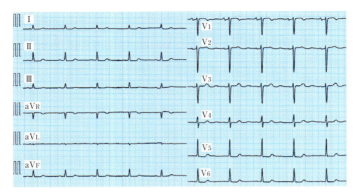

図Ⅱ-8-1 心電図：入院時

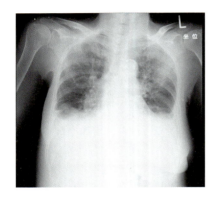

図Ⅱ-8-2 胸部X線写真：入院時

（−）。腹部：グル音（＋）。自発痛・圧痛（−），肝臓触知（＋），腫瘤触知（−）。下腿浮腫・圧痕あり，上肢浮腫あり。

- 心電図　洞調律60/min，ST-T変化なし（図Ⅱ-8-1）。
- 胸部X線写真　肺うっ血，両側胸水を認める（図Ⅱ-8-2）。
- 心エコー　LVDd/Ds 45/27 mm，EF 70%，IVS/PWTh 8/8 mm，左房径 48 mm，中等度MR。E/A 87.3/54.9＝1.59，DcT 121 msec。中等度TR，TRPG 40 mmHg。IVC径17 mm，呼吸性虚脱あり。両側胸水多量。
- 血液検査

WBC	16,100/μl	CK-MB	19 U/L
RBC	321×10^4/μl	トロポニンT	0.033 ng/dl
Hb	7.0 g/dl	CRP	0.02 mg/dl
Ht	23.0%	BNP	720.9 pg/ml
Plt	1,528×10^4/μl	尿素窒素	58.5 mg/dl
MCV	71.7 fl	クレアチニン	1.63 mg/dl
MCH	21.8 pg	尿酸	11.5 mg/dl

MCHC	30.4%	Na	134 mEq/L
St	1.3%	K	5.0 mEq/L
Seg	84.4%	Cl	102 mEq/L
Eo	5.3%	Ca	8.6 mg/dl
Ba	1.0%	無機リン	5.6 mg/dl
Ly	4.5%	AST	17 U/L
Mo	3.5%	ALT	11 U/L
総ビリルビン	0.3 mg/dl	ALP	262 U/L
総蛋白	6.6 g/dl	γ-GTP	24 U/L
アルブミン	2.2 g/dl	LDH	259 U/L
アミラーゼ	41 U/L	総コレステロール	132 mg/dl
血糖	99.4 mg/dl	HDLコレステロール	34 mg/dl
HbA1c	6.9%	中性脂肪	126 mg/dl
CK	38 U/L	LDLコレステロール	65 mg/dl
ChE	170 U/L		

☐ 血液ガス：room air

pH	PaO$_2$ (mmHg)	PaCO$_2$ (mmHg)	HCO$_3$ (mmol/L)	BE (mmol/L)	SaO$_2$ (%)	lactate (mg/dl)
7.412	58.5	34.3	21.4	−2.9	88.0	14.0

☐ 尿所見

比重	pH	蛋白	糖	蓄尿中蛋白
1.015	6.0	3+	+/−	4.3 g/日

＊　　　　　　　＊　　　　　　　＊

第1病日

☐ 救急室で酸素マスク5L投与を開始し，フロセミド20mgをbolus投与後にCCU入室となった。

◉現病歴，身体所見から問いかける

Question 急性非代償性心不全（ADHF）の発症様式はどう考える？

☐ 本症例は大量の胸水を認めており，ネフローゼ症候群による低蛋白血症のために徐々に胸水が貯留したものと考えられる。外来で利尿薬を追加投与されたがコントロールできず，さらなる胸水貯留により換気量低下を生じ，それが呼吸負荷の原因となったものと考えられる。

☐ もともと僧帽弁閉鎖不全により後負荷に対する予備力の少ない心臓である。血管内ボリュームがたまった状態でなんらかの負荷により血圧が上昇すると，後負荷が増大し，たちまち肺うっ血を生じてしまう。

190 Part Ⅱ 心不全

□ 今回も最終的には胸水貯留による呼吸負荷がきっかけとなって，急激な呼吸状態の悪化を伴う vascular failure 型の心不全を発症したものと考えられる。

●検査結果から問いかける

□ 今回の ADHF 発症には糖尿病性腎症が大きく関与していると考えられた。
□ ネフローゼ症候群の診断基準は，
　1）蛋白尿 3.5 g/日以上の持続
　2）低アルブミン血症：血清アルブミン値≦3.0 g/dl
　である。
□ 本症例では，
　1）蛋白尿 4.3 g/日
　2）血清アルブミン 2.2 g/dl
　と診断基準を満たしており，糖尿病性腎症に伴うネフローゼ症候群と考えられる。

Question 本症例での体液量の推定およびその評価方法は？

□ 細胞内液はほとんど変化しないはずである。体液量の過剰は，すべて細胞外液量過剰と考えてよい。
　　細胞外液＝血管内血漿量（plasma volume）＋間質＋サードスペース
　である。
□ ネフローゼ症候群による低アルブミン血症と貧血を認めるため，血管内ボリューム以外の水分量が非常に多い。全身の浮腫は間質液過剰を示し，胸水および腹水はサードスペースに逃げた体液量を示す。
□ 血管内ボリュームは CVP や心エコーでの右心系評価により可能であるが，血管外ボリュームを評価するために，全身の浮腫（下腿浮腫のみでなく，長期臥床の際には背部にも浮腫を生じるのでチェックすること）や胸部 X 線写真上の胸水もモニタリングする必要がある。
□ 末梢静脈ラインが非常に取りづらい症例であった。今後も静注薬の投与が必要なこと，およびリアルタイムで CVP をモニタリングする目的で，中心静脈ラインを内頸静脈から確保した（CVP は 6 mmHg だった）。

Question 除水の方法について，腎臓側からのアプローチは？

□ 低アルブミン血症と貧血を認め，これによる血管外への水分漏出により体液貯留をきたしていると考えられた。
□ 貧血に対しては，小球性低色素性貧血であり出血の可能性も考えられるた

め，消化管出血などのスクリーニングも必要である．本症例では後日検便などを施行したが，消化管出血を示唆する所見は認めなかった．腎機能低下に伴う腎性貧血と考えられたため，定期的なエリスロポエチン製剤の投与も考慮する．

☐ 過剰な細胞外液は，間質から血管内へ引き込み（refillingという），尿として除水しなければならない．すなわち，なんらかの手段で血管内膠質浸透圧を上昇させる必要がある．

☐ ネフローゼ症候群を認めるため，アルブミン製剤を投与してもすぐに尿中へ排泄される可能性が高いと判断した．膠質浸透圧上昇の手段として，輸血を行うのも一手．

☐ 腎臓にとっては低酸素状態が最もよくない．特に尿細管は虚血に弱いとされている．輸血によるHbの上昇は，腎虚血に対する治療として有効である．

☐ 症例をまとめると，
- 虚血性心疾患を基礎にもつHFpEF，僧帽弁閉鎖不全を伴っている．
- 糖尿病性腎症・ネフローゼ症候群による慢性的な細胞外液量増加がある．
- CVPは比較的低値であり，血管外volume（間質＋サードスペース）の余剰体液量が多いと考えられる．
- 徐々に細胞外液量の貯留が増大したのちに，vascular on cardiac failureの様式でADHFを発症した．

オーベンからのひと言

——輸血の際に気をつけることは？

☐ 赤血球輸血自体で血管内ボリュームは増加するが，それ以上に貧血の改善による血管内の膠質浸透圧の上昇によって間質から血管内への水分の引き込みが生じる．

☐ 本症例のように低蛋白血症と貧血が合併していると，間質の水分量は大量であり，血管内浸透圧の上昇による間質からの水分の引き込み効果は非常に大きくなる．予想よりも急速かつ大量に，血管内ボリュームが増大する可能性を考えておかなければならない．

☐ 急激な前負荷の上昇により，急性肺水腫を生じる可能性もある．利尿薬の追加投与や血管拡張薬を使用することを念頭に置いておく．

192 Part II 心不全

➡ 次の一手は？

□ 胸部X線写真からは，volume central shiftは強くない。血中酸素飽和度が
やや低めであるが，マスクによる酸素投与で経過観察することとした。
□ 血管内膠質浸透圧を上げるために，濃厚赤血球2単位の輸血を行い，フロセ
ミド40 mgを追加投与した。

👆 オーベンからのひと言

──酸素投与だけでは呼吸状態が改善しないときに考えて
おくこと

□ 酸素投与しても呼吸状態が非常に悪い場合には，まずNIPPVを
装着する。それでも改善しない場合は，気管挿管による人工呼
吸管理が必要となる。
□ これを回避する方策としては，胸水穿刺を施行して有効換気量
を上昇させる方法もある。しかしながら，胸水穿刺を施行して
も，またすぐに胸水貯留をきたすことが多いため，一時的な緊
急避難と考えたほうがよい。
□ 胸水穿刺施行する際には胸水検査も提出し，胸水貯留の原因が
ネフローゼ症候群以外にないかどうかも鑑別しておく必要があ
る。
□ 心不全患者の胸水穿刺時には再膨張肺水腫に注意する。

Lecture ▶ 再膨張肺水腫

　胸水穿刺を行った際，虚脱していた肺の再膨張が一気に起こり，肺で
の血流やリンパの再灌流が生じる。その結果，血管透過性が亢進して肺
水腫を生じる。肺虚脱時間が長く，虚脱率が大きいほど発生しやすい。
　胸水穿刺の際は，すべてを抜き切るのではなく，呼吸状態がある程度
改善するくらいにとどめるほうがよい。

第2病日

□ 呼吸状態
　● 呼吸促迫を認める。呼吸数20/min。
□ 身体所見
　● 血圧150/90 mmHg，心拍数90/min。全肺野に湿性ラ音を認める。

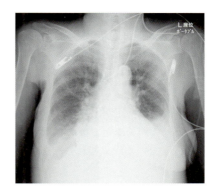

図Ⅱ-8-3　胸部X線写真：第2病日

- 下腿浮腫はほとんど認めないが，背面の浮腫は著明。
- 体重44.7 kg（-0.6 kg）。

☐ 血液ガス（酸素5L投与）

pH	PaO₂ (mmHg)	PaCO₂ (mmHg)	HCO₂ (mmol/L)	BE (mmol/L)	lactate (mg/dl)
7.424	63.4	36.6	23.4	-0.6	10.8

☐ 胸部X線写真
- 両側肺野のうっ血増強を認めた（図Ⅱ-8-3）。

☐ 水分バランス
- 尿量2,450 ml，水分バランス-800 mlのout balance。
- CVP 10 mmHg。

☐ 心エコー
- 左室収縮能に変化なし。高度MR，高度TR，TRPG 60 mmHg。
- 肺高血圧あり。IVC径21 mm，呼吸性虚脱なし。

＊　　　　＊　　　　＊

☐ 昨日に比べて状態は悪化している。心不全増悪の原因を究明しなければならない。

◉胸部X線と水分バランスから問いかける

Question　細胞外液の動態を推定できるか？

☐ 輸血によりHb値，Ht値は改善している。膠質浸透圧の上昇により，間質からのrefillingによって血管内ボリューム（plasma volume）が増加したと思われる。CVP値の上昇はこれを反映している。

194　Part II　心不全

□ その増加したplasma volumeは，心臓にとっては前負荷の増加となる。前負荷の増加に耐え得る心機能と，速やかに除水できる腎機能があればよかったのだが，本症例はどちらも十分ではなかった。

□ 心臓は基本的にはHFpEFであるので，前負荷の増加を受け止めるだけの左室拡張能を有していない，さらに加えて，僧帽弁閉鎖不全が合併しているので容易に左房圧が上昇し，肺うっ血をきたした。

□ 心エコーの簡易測定では，TRPG 60 mmHgとなっている。かなり肺高血圧が進行しているが，これも左房圧上昇に起因する肺静脈性肺高血圧と考えた。

➡ 次の一手は？

□ 引き続き，フロセミド40 mg投与を行う。

□ 前負荷の軽減と肺高血圧の改善を狙って，カルペリチド0.0125 γを開始した。

Lecture ▶ 肺高血圧症の病型分類

① 肺動脈性肺高血圧

② 左心系疾患に伴う肺高血圧

③ 肺疾患に伴う肺高血圧

④ 慢性血栓塞栓性肺高血圧

⑤ 膠原病などの多因子に伴う肺高血圧

　同じ肺高血圧でも病型ごとに治療戦略が異なるため，病型分類を意識する必要がある。

　本症例では僧帽弁閉鎖不全があり，左心系疾患に伴う肺高血圧と考えられるため，カルペリチドを使用した。

第3病日

□ 呼吸状態

　● 呼吸苦は改善し，呼吸促迫はみられなくなった。

□ 身体所見

　● 血圧120/70 mmHg，心拍数70/min，呼吸音：ラ音（－）。

　● 下腿浮腫は残存するも軽減。

　● 体重43.9 kg（－0.8 kg）。

8 糖尿病性腎症によるネフローゼ症候群を合併した心不全

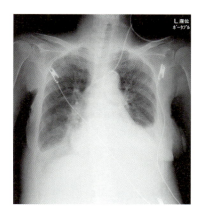

図Ⅱ-8-4 胸部X線写真：第3病日。両肺野の透過性は改善傾向であるが，肺血管陰影は増強したままである。大量の胸水を認める。

☐ 血液ガス（酸素3L投与）

pH	PaO₂ (mmHg)	PaCO₂ (mmHg)	HCO₃ (mmol/L)	BE (mmol/L)	lactate (mg/dl)
7.426	89.6	35.7	23.0	−1.0	12.6

☐ 胸部X線写真（図Ⅱ-8-4）
☐ 水分バランス

	第3病日
静注フロセミド	40 mg
カルペリチド	0.0125 γ→終了
尿量	3,200 ml
バランス	−1,520 ml
CVP	4 mmHg

☐ 第2〜3病日にかけての利尿は良好ではあったが，徐々に尿量低下傾向にある。CVP 4 mmHgへと低下した。

＊　　　　　＊　　　　　＊

●胸部X線と水分バランスから問いかける

Question 第3病日の細胞外液動態をどう判断するか？

☐ カルペリチドとフロセミドは有効であった。血管内ボリュームが減少し，肺うっ血は若干改善している。
☐ CKD，ネフローゼ症候群の患者にありがちであるが，
間質浮腫→なんらかの手段で血管内へ血漿成分のrefilling→血管内ボリュームの増大→利尿による血管内ボリュームの減少→尿量の減少

196　Part Ⅱ　心不全

という経過をたどっている。

□ ネフローゼ症候群では蛋白漏出のため，持続的な（緩徐な）血管内へのrefil-ligができないので，尿量を持続して得ることが難しい。

□ CVPは低下し，血管内ボリュームは減少したが，胸部X線写真では大量の胸水があり，血管外ボリュームはまだまだ貯留している。再度，血管内への水分の移行を図る必要がある。

□ 貧血は輸血により改善しており，血管内膠質浸透圧を上昇させるにはアルブミン補充が必要と考える。

➡ 次の一手は？

□ カルペリチドは利尿促進にも有効な薬剤であるが，今回は前負荷を軽減させる作用のほうが強く出ていると判断した。むしろ腎灌流を下げる可能性があるので，中止とした。

□ アルブミン製剤の輸血（25 g/日）を行った。

👆 オーベンからのひと言

──ループ利尿薬の効果発揮にはアルブミンが必要

　　ループ利尿薬は，血液中のアルブミンと結合して体内を循環する。腎臓に到達したループ利尿薬は，近位尿細管でアルブミンから離れ，尿細管腔に分泌されて利尿効果を発揮する。

　　したがって，ネフローゼ症候群のように低アルブミン血症の患者では，ループ利尿薬の効果が低減するため，投与量を通常量以上に増やすか，あるいはアルブミンを補充して利尿効果を上げる必要がある。

第4病日

□ 自覚症状は改善している。そろそろCCUを退室し，ADLを上げるために心臓リハビリテーションを開始しなければならない時期である。

□ 身体所見

● 血圧124/64 mmHg，心拍数70/min，呼吸音：ラ音（－）。

● 下腿浮腫ほぼ消失　背側の浮腫は残存。

8 糖尿病性腎症によるネフローゼ症候群を合併した心不全　197

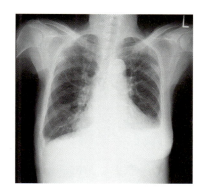

図Ⅱ-8-5　胸部X線写真：第4病日

□ 血液検査

WBC	16,700/μl	総ビリルビン	0.6 mg/dl
RBC	$422 \times 10^4/\mu l$	総蛋白	5.9 g/dl
Hb	11.0 g/dl	尿素窒素	45.2 mg/dl
Ht	32.8%	クレアチニン	1.60 mg/dl
Plt	$1,111 \times 10^4/\mu l$	尿酸	11.1 mg/dl

□ 胸部X線写真（図Ⅱ-8-5）
　● 肺うっ血なし，両側に胸水多量。
□ 水分バランス

	第4病日
静注フロセミド	40 mg
尿量	2,400 ml
バランス	− 800 ml
CVP	CVライン抜去

*　　　　　*　　　　　*

◉ 身体所見，胸部X線と水バランスから問いかける

Question 細胞外液動態をどう判断するか？

□ サードスペースの体液貯留に変化はない。内服薬と静注薬を合わせて比較的多くの利尿薬を使用している状況ではあるが，細胞間質からのrefillingがなされ，持続的な利尿が確立している状況と考えられる。

Question 亜急性期から慢性期にかけての方針はどうする？

□ 呼吸・循環の状態は安定し，ADLのアップを図るべき時期である。
□ 多くの急性期病院でCCUから一般病棟に移る前の段階として，HCU（high

care unit）が設置されている。CCUほどの集中管理は必要ないが，負荷の増大が循環を不安定にする可能性がある場合に，HCUを経由して一般病棟へ転棟する。

□ X線写真・血液検査の所見をフォローして，肺うっ血の有無と腎機能に注意する。

➡ 次の一手は？

□ CVラインを抜去し，HCUへ転出とした。心臓リハビリテーションを導入する。

□ まだ比較的多くの利尿薬を必要とする状態であるが，内服薬を補う形で利尿薬のbolus投与を適宜追加する。

👆 オーベンからのひと言

——サードスペースの扱い方

サードスペースとは文字通り，細胞内液と細胞外液以外の第3の体液貯留スペースのことを言う。腹腔内や胸腔内などの循環には関わらない場所における体液貯留であり，基本的には除水を急ぐ必要はない。

ただし，あまりにも体液貯留が多く隣接臓器に影響を及ぼす場合には，除水を考慮しなければならない。大量胸水による有効換気量の減少などがこれにあたる。

HCU転出後の経過

□ 呼吸状態
  ● 呼吸苦はみられない。SpO_2 96%，酸素投与なし。
□ 身体所見
  ● 平均して血圧130/70 mmHg，心拍数60/min・整。
  ● 下腿浮腫ほぼ消失，背部にわずかに浮腫を認める。

□ 血液検査

WBC	12,300/μl	Na	130 mEq/L
RBC	433×10⁴/μl	K	4.5 mEq/L
Hb	11.7 g/dl	Cl	92 mEq/L
Ht	36.4%	総蛋白	6.8 g/dl
Plt	1,078×10⁴/μl	アルブミン（BCP）	2.3 mg/dl
尿素窒素	33.1 mg/dl	CRP	0.04 mg/dl
クレアチニン	1.50 mg/dl		

*   *   *

●身体所見，血液検査から問いかける

Question 現在の体液量分布はどうなっていると予想されるか？

□ 血管内ボリュームは減少し，肺うっ血は改善しているが，胸水や背中の浮腫も残存しており，血管外ボリュームはまだ引ききれていない状態である。その原因として，ネフローゼ症候群による低アルブミン血症のために血管内膠質浸透圧が低下していることがある。

□ 低アルブミン血症によりループ利尿薬の効果は低減しており，増量で対応したが，利尿は不十分であった。

□ アルブミンを投与すれば尿量増加が見込めるが，投与してもすぐに尿中に排泄されてしまうこと，血液製剤使用には保険診療上も投与量に制限があることから，アルブミン製剤の追加投与を行うことは難しく，持続的な利尿の維持が困難であった。

□ 現在の全身状態は安定している。しかし，一般病棟転出から退院を考慮すると，至適体液量に調整したい。

➡ 次の一手は？

□ トルバプタンを導入する。トルバプタンは，アルブミンを介さずに薬効を発揮する。トルバプタンによる利尿効果は低アルブミン血症の患者でこそ強力であるとの報告もあり，トルバプタンの投与は検討する価値がある（Okabe T. Cardiovasc Ther 2015）。

□ それでも除水ができない場合は，CHDFなどの人工透析を用いて除水することも検討する。

□ フロセミド80 mg＋アゾセミド60 mg＋トルバプタン7.5 mgとした。

オーベンからのひと言

――トルバプタン使用時の注意点は？

- [ ] トルバプタンの強力な水利尿作用により，血清Na値の上昇をきたす場合がある．投与開始後から血液検査にて血清Na値をモニタリングし，高度の血清高Na血症をきたすようであれば投与を中止する．
- [ ] また，強い利尿作用を発揮する場合も多いので，基本的には飲水制限は行わない．

HCU～一般病棟～退院の経過

- [ ] 第14病日からトルバプタン投与開始．開始後より利尿は良好．
- [ ] 投与前体重39kg→投与後36kgと除水できた．
- [ ] 下記の検査値で示すように，胸水も減少．血清Na値の上昇もあまり認めなかった．腎機能の悪化もほとんど認めなかった．
- [ ] 酸素投与なしで$SpO_2>96\%$を維持できる．
- [ ] 血圧はほぼ安定し130/70 mmHg前後，心拍数60/min前後・整．
- [ ] 下腿浮腫，背部の浮腫も認めず．
- [ ] 胸部X線写真
    - 肺うっ血は認めず，両側胸水も減少している（図Ⅱ-8-6）．

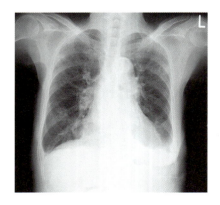

図Ⅱ-8-6　胸部X線写真：第24病日

□ 血液検査（第24病日）

WBC	12,700/µl	クレアチニン	1.11 mg/dl
Hb	11.2 g/dl	尿酸	4.5 mg/dl
Ht	34.7%	Na	134 mEq/L
Plt	$861 \times 10^4/µl$	K	4.3 mEq/L
総ビリルビン	0.2 mg/dl	Cl	102 mEq/L
総蛋白	6.1 g/dl	AST	17 U/L
アルブミン	2.0 mg/dl	ALT	9 U/L
総コレステロール	105 mg/dl	ALP	295 U/L
HDLコレステロール	29 mg/dl	γ-GTP	24 U/L
LDLコレステロール	43 mg/dl	LDH	248 U/L
中性脂肪	171 mg/dl	CK	16 U/L
血糖	95 mg/dl	CRP	0.01 mg/dl
尿素窒素	29.6 mg/dl	BNP	288.6 pg/ml

□ 第16病日にはHCUを退出し，一般病棟で心臓リハビリテーションを継続した。

□ 腎機能が安定したことを確認して，第25病日に独歩退院となった。

           ＊   ＊   ＊

➡ 今後の薬物療法はどうするか？

□ 退院時処方
- ● 内服薬（1日量，用法）
  硝酸イソソルビド40 mg 分2 朝夕食後
  アムロジピン5 mg 分1 朝食後
  ロサルタン50 mg/ヒドロクロロチアジド12.5 mg 分1 朝食後
  アゾセミド60 mg 分1 朝食後
  リナグリプチン5 mg 分1 朝食後
  ピタバスタチン2 mg 分1 朝食後
  フロセミド40 mg 分1 朝食後
  トルバプタン7.5 mg 分1 朝食後

□ 退院後に入院生活と異なり，どうしても活動量が増え，食事での塩分も増える傾向にある。そのため体液貯留傾向となりがちなので，外来での動向を注意深く観察し，利尿薬増量の必要がないかを検討する。

           ●   ●   ●

症例から学ぶこと……

僧帽弁閉鎖不全による急性心不全に糖尿病性ネフローゼ症候群が合併した症例であった。

● 貧血と低アルブミン血症により体液貯留をきたしやすくなり，除水に難渋した。このような場合，輸血やアルブミン補充により血管内浸透圧を上昇させ，血管内ボリュームを維持しながら除水を行う必要がある。一方で，血管内ボリュームが増えすぎることで一気にうっ血が増悪し，呼吸状態が悪化することもあるため，注意が必要である。

● 血管外ボリュームを除水するには，水利尿薬であるトルバプタンの使用が有用である。もう少し早期から導入すれば，入院期間が短縮できる可能性があるかもしれない。

[牧野 信彦]

Part Ⅲ

不 整 脈

不整脈のCCU入室基準

不整脈疾患が，それ単体でCCU適応となることは少ない。心室性の致死的不整脈（VT/VF）は循環破綻をきたす疾患であるので，たとえ一過性であってもCCU入室の適応である。しかし，VT/VFを呈する心臓は，なんらかの基礎心疾患をもっていることがほとんどである。さらに，多くの場合，心不全状態ないしは心臓への前負荷・後負荷が過剰となっている。CCUにおけるVT/VFの治療は，循環破綻への対処と，再発予防のための心不全治療が主体となることが多い。

徐脈性不整脈の場合にも，それのみでCCU適応となることはなく，心不全を合併している場合にCCU入室を考慮する。最近激増している心房細動に関しても同様である。特に心房細動では，患者の多くが高齢化し，なんらかの基礎心疾患をもっていることが多い。心房細動により循環破綻する場合には不整脈自体への介入を必要とし，心不全に合併する場合にはまず心不全への治療を優先する。

| 症 例 |
| 1 |

頻脈誘発性心筋症による心不全

> CCUにて……
> 本日のカンファレンスは，心不全を伴った心房細動の患者さんです。頻脈を呈しており，全身もむくみ，呼吸も苦しそうです。

症　例

□ **症例**　50歳，女性。

□ **主訴**　呼吸困難。

□ **現病歴**　1年前の検診時には心電図で不整脈の指摘はなかった。2カ月前から労作時の呼吸困難を認めていた。その後徐々に呼吸困難が増悪，1週間前からは下腿浮腫・腹部膨満感・食欲低下・便秘などの症状も出現し，夜間には起座呼吸を呈するようになった。本日，呼吸苦が改善しないため紹介医を受診した。胸部X線でうっ血性心不全を疑われ，当院へ転院搬送となった。

□ **既往歴**　血圧高値・境界型糖尿病を指摘されるも，内服加療の必要はないと言われていた。

□ **嗜好歴**　喫煙：20本/日。飲酒：ワイン1本/日。

□ **身体所見**　意識清明。身長158 cm，体重65 kg（普段は56 kg），体温37.4℃。呼吸数30/min，血圧138/114 mmHg，脈拍148/min・交互脈。SpO$_2$ 93%（room air，臥位）→96%（room air，座位）。頸静脈怒張あり。呼吸音：正常肺胞音。心音：明らかな雑音は聴取せず。四肢冷感なし，下腿浮腫両側著明。

□ **心電図**　心拍数148/min，心房粗動調律（2：1伝導），明らかなST上昇や異常Q波は認めず（図Ⅲ-1-1）。

□ **胸部X線写真**　肺うっ血および両側胸水を認める。CTR 60%（図Ⅲ-1-2）。

□ **心エコー**　全周性にごく少量の心嚢液。左房径48 mm（4 ch 50〜64 mm），LVDd/s 53/49 mm，LVEF 17%。全周性の壁運動低下。中等度MR。右心系拡大あり。IVC径23/21 mm，呼吸性変動なし。重度TR，TRPG

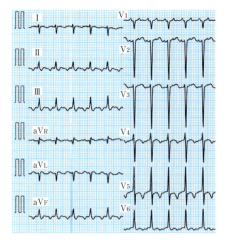

図Ⅲ-1-1　心電図：入院時

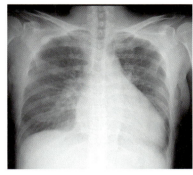

図Ⅲ-1-2　胸部X線写真：入院時

35 mmHg，左室壁厚中隔/後壁 10/10 mm，LVOT-VTI 5.4 cm。
□ **血液検査**

WBC	16,500/μl	尿素窒素	9.6 mg/dl
RBC	493×10^4/μl	クレアチニン	0.71 mg/dl
Hb	16.5 g/dl	尿酸	9.3 mg/dl
Ht	48.9%	Na	135 mEq/L
Plt	120×10^4/μl	K	4.9 mEq/L
総ビリルビン	2.0 mg/dl	Cl	106 mEq/L
総蛋白	5.8 g/dl	AST	39 U/L
CK	126 U/L	ALT	38 U/L
CK-ME	23 U/L	LDH	355 U/L
トロポニンT	0.031 ng/dl	γ-GTP	293 U/L
BNP	1,425 pg/ml	CRP	3.17 mg/dl
血糖	119 mg/dl	HDLコレステロール	50 mg/dl
HbA1c	5.6%	中性脂肪	63 mg/dl
TSH	3.12 μU/ml	LDLコレステロール	88 mg/dl
FT3	1.73 pg/ml	PT	17.2 sec
FT4	0.88 pg/ml	APTT	26.9 sec

*　　　　*　　　　*

□ 心房粗動症例は心房細動を合併していることが多く，左房内血栓の検索が重要である．リズムコントロールまたはレートコントロールを行うかの判断にも影響する．

□ 頻脈性心房細動を合併した心不全症例では，不整脈自体が心不全の原因であるのか，それとも心不全が起こったのちに発症したものであるのかをよ

206　Part Ⅲ 不整脈

く考える必要がある。

●現病歴，身体所見から問いかける

Question　現病歴・身体所見から得られる情報は何か？

☐ 心房粗動の発症時期を予測するうえで，過去の検診データや近医での心電
図があるか否かを必ず聴取する。

☐ 動悸症状がある場合は，動悸の種類（連続的か間欠的か），いつ頃から始ま
り，現在も持続しているかを聴取する。

> ### Lecture ▶ 心房細動患者では必ず動悸症状があるとは限らない
>
> 心房細動患者では脈が乱れるため，必ず動悸症状を生じるものと思っ
> ていないだろうか？ 京都のFushimi Registryにおいて，登録患者の約
> 半数が無症状であることがわかっている（Akao M. J Cardiol 2013）。
> 我々の外来でも，無症状ながら検診ではじめて心房細動を指摘された
> 患者や，心不全を発症してから心房細動をはじめて指摘される患者をよ
> くみかける。無症状の心房細動患者は，無症状であるが故に治療意欲が
> そがれ，有症状患者より心血管イベントを起こす頻度が高いという報告
> もある（Boriani G. Am J Med 2015）。

☐ 2カ月前より労作時の呼吸苦が出現しており，その頃から低心拍出による左
心不全症状をきたしていると考える。その後，起座呼吸を呈していること
から肺うっ血が著明に増悪し，また下腿浮腫・腹部膨満感も出現したこと
から右心不全も合併してきていることが容易に予測される。

☐ 心不全発症の前に高熱を認めてはおらず，感染徴候もないことから，心筋
炎は否定的であろうか。

☐ Nohria-Stevenson分類における急性心不全の病型は，
- warmの所見：末梢四肢冷感なし，傾眠傾向なし，低Na血症なし，腎機
能悪化なし
- coldの所見：小さい脈圧（138/114 mmHg）
- wetの所見：体重増加（9 kg），起座呼吸，浮腫あり

なので，warm & wetと考えるのが妥当であるが，ある程度の組織低灌流
もある。

☐ この症例の場合，1年前の検診までは異常がないことから，心房粗動の発
症・持続は最近であることがわかる。頻脈誘発性心筋症と考えれば，2カ月
前の呼吸苦の出現の少し前に心房粗動を発症したと予想される。

●心電図から問いかける

Question 心房粗動の見分け方は？

☐ 心房粗動は洞調律と見間違えることが多い。特に心不全症例では頻脈を呈しているため，洞性頻脈との鑑別が重要である。

☐ 心房粗動症例が心房細動を合併していることは多いので，モニター心電図で心房細動の合併がないかをよく確認する必要がある。心房細動の合併症として脳塞栓症があり，予後を左右するため，心房細動を有しているものとして治療を進めていくのが妥当である。

> 👉 **オーベンからのひと言**
> ——心房粗動と洞調律の見分け方
>
> 　特に2：1伝導の心房粗動は洞調律と間違えやすい。あたかもQRSの前にP波があるように見えるので，注意が必要である。
> 　四肢誘導では2：1伝導であることがわからないこともあり，胸部誘導でも心房波を確認することが重要である。
> 　症例の心電図（図Ⅲ-1-3）では，V_2誘導では明確なP波が認められ，2：1伝導であることがよくわかる。

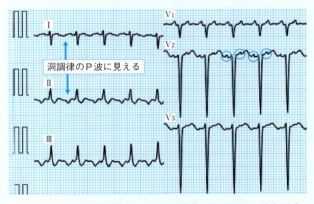

図Ⅲ-1-3　2：1伝導を見分ける。V_2誘導の丸囲みはP波を示す。

Question 基礎疾患が隠れていないか？

☐ 心不全患者であるため，高血圧の合併による左室肥大の所見がないか，心筋梗塞もしくは梗塞後の所見はないかも見極める必要がある。$V_1S + V_5R = 2.0 < 3.5 \text{ mV}$ではあるが，$V_5 \sim V_6$のT波はストレインパターン様にも見え

るので，他の検査所見からも左室肥大の有無の鑑別を行う。明らかなST上昇や異常Q波の所見はないことから，心筋梗塞の所見はみられない。

◉心エコーから問いかける

Question 壁運動低下の原因疾患は？

☐ 全周性の壁運動低下を認めることから，冠動脈灌流域に一致した壁運動異常のみられる梗塞などは除外されるであろうか。

☐ 拡張型心筋症，肥大型心筋症・高血圧性心疾患の拡張相なども否定はできないが，一般的には左室は拡大していることが多い。
　—本症例では53 mmと拡大がないことから，これらの疾患は否定的であろう。頻脈誘発性心筋症であれば，頻脈治療後の左室壁運動の正常化が見込まれる。

Question 左房負荷をきたす疾患が隠れていないか？

☐ 心房細動症例では，一般的に左房径は拡大していることが多いが，左房負荷すなわち圧負荷や容量負荷をきたすような疾患が隠れていないかの確認は必要である。
　● 圧負荷は，肥大型心筋症・高血圧性心疾患・僧帽弁狭窄症などで，
　● 容量負荷は，僧帽弁閉鎖不全症・心房中隔欠損症などで，
　認められる。
　—本症例では，弁に異常認めず，壁厚も正常であり，シャント疾患も認めないことから，上記のような器質疾患は否定的である。

◉血液検査から問いかける

Question 心房粗動・心房細動に対し，抗不整脈薬や抗凝固薬を使用する際に問題となるのは？

☐ 抗不整脈薬・抗凝固薬を使用するうえで，薬物代謝が問題となってくることから，肝機能・腎機能を必ず確認する。
　● 特にワルファリン以外の新規抗凝固薬ではCCr値により投与量が異なることから，体重・性別や年齢も含めたCCr値を算出しておく。また止血能も測定しておく。
　—AST 39 U/L，ALT 38 U/L，クレアチニン0.71 mg/dl，CCr 102 ml/min，PT 17.2 sec，APTT 26.9 secとほぼ問題なかった。

☐ なお，甲状腺機能亢進に伴う心房細動はよくみられるので，甲状腺機能は測定しておくべきである。

1 頻脈誘発性心筋症による心不全　209

Question　心筋バイオマーカーはどう評価する？

□ CK，CK-MBの上昇はなく，高感度トロポニンTが軽度上昇しているのみである。
　―症状の経過から考えて，心筋梗塞や心筋炎は否定してよさそう。

Question　心房細動における脳塞栓症発症リスクはどうか？

□ 心房細動患者において，脳塞栓症リスクを知っておくことは重要である。CHADS2スコアの項目の1つに糖尿病があるので，HbA1cや血糖値なども測定しておく。本症例のCHADS2スコアは，高血圧の既往ありとすると2点である。

□ 抗凝固療法の適応である。最近では新規抗凝固薬（直接的経口抗凝固薬direct oral anti-coagulant：DOAC）を処方することが多い。

Lecture ▶ 心房細動における脳塞栓症発症のリスクスコア

□ 非弁膜症性心房細動において，下の表に示した因子は脳梗塞の発生率を上昇させるものであり，それらが累積するとさらに脳梗塞が起こりやすいことが知られている。そこで各リスクに対する点を合算して，それぞれの頭文字をとったCHADS2スコア，CHA2DS2-VAScスコアが提唱された（表Ⅲ-1-1）。これらのスコアは，脳梗塞の年間発症率とよく相関する簡便で有用な指標として，非弁膜症性心房細動における脳梗塞のリスク評価に用いられる（Gage BF, JAMA 2001, Lip GY, Stroke 2010）。

表Ⅲ-1-1　CHADS2スコア（最大6点），CHA2DS2-VAScスコア（最大9点）

頭文字	塞栓症リスク因子	スコア
C	Congestive heart failure：心不全	1
H	Hypertension：高血圧	1
A	Age ≧ 75 yr：年齢75歳以上	1
D	Diabetes mellitus：糖尿病	1
S2	Stroke/TIA：脳梗塞／一過性脳虚血発作既往	2
V	Vascular disease：血管疾患（心筋梗塞の既往，末梢動脈疾患，大動脈プラーク）	1
A	Age ≧65 yr：年齢65歳以上	1
Sc	Sex category：性別女性	1

CHA2DS2-VAScスコアでは75歳以上は2点追加となる。

□ 日本循環器学会のガイドラインでは，CHADS2スコア2点以上のすべての患者に，ワルファリンや新規抗凝固薬による脳梗塞の予防のための抗凝固療法が推奨されている。しかしながら，抗凝固療法は塞栓予

防のベネフィットが出血リスクを上回る限りにおいて適応になると考えられ，CHADS2スコア1点以下の患者ではワルファリンによるnet clinical benefit（リスクと比較したうえでのベネフィット）が得られない（Singer DE. Ann Intern Med 2009）ことから，CHADS2スコア1点の患者においてワルファリンは推奨されず，大規模試験で頭蓋内出血の減少を示したダビガトランとアピキサバンのみが推奨される結果となっている。CHADS2スコア1点の患者は，脳梗塞発症リスクは低いものの，患者の絶対数が多いため，脳梗塞をきたす患者数としてはかなりの割合を占め，こうした患者の脳梗塞を予防することも重要である。

➡ 次の一手は？

☐ 本症例は，全周性に壁運動が極度に低下したうっ血性心不全患者である。

☐ 拡張型心筋症などがベースとなって頻脈性不整脈や心不全を呈した可能性，頻脈性不整脈から壁運動低下や心不全をきたした可能性の双方を考慮しておく必要がある。

☐ 頻脈性不整脈から低心拍出をきたしている可能性があり，レートコントロールを行いたい。しかし著しい低心機能であることから，陰性変力作用の強い抗不整脈薬は使用しにくい。

☐ 心房粗動症例の心房興奮頻度は300/min（頻拍周期200 msec）と，心房細動に比べて低く，かつ一定興奮である。心室に伝導が伝わりやすい状況となるので，一般的にレートコントロールが難しい。

☐ まずは抗不整脈薬を使うことなく，洞調律に回復する努力をして，心拍出が改善するか，EFが改善するか否かの反応を見ることとした。当然のことながら，左房内血栓の検索は必須である。

第1病日：CCU入室後の初期対応

☐ 経食道心エコー（図Ⅲ-1-4）

● 左房（LA）および左心耳（LAA）内に血栓を認めない。LAA outflow 28.3 cm/sec。

● 僧帽弁：弁の接合は保持されている。gapから偏位の乏しい逆流を認める。

● 大動脈弁：弁は三尖，弁の接合は保持されている。開放制限もなし。

● 心房中隔：一部薄いが，PFOを示唆するシャント血流は観察されない。

☐ 電気的除細動

● 左房内血栓がないことを確認後，電気的除細動を行った。洞調律を維持

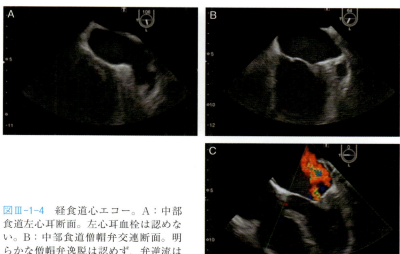

図Ⅲ-1-4 経食道心エコー。A：中部食道左心耳断面。左心耳血栓は認めない。B：中部食道僧帽弁交連断面。明らかな僧帽弁逸脱は認めず，弁逆流は偏位に乏しい。C：中部食道四腔断面。

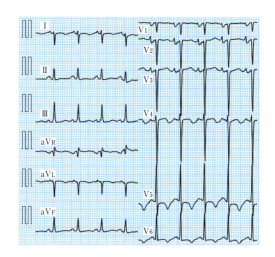

図Ⅲ-1-5 心電図：電気的除細動後。洞調律，心拍数112/min。

することが可能であった（図Ⅲ-1-5）。
□ 電気的除細動後の身体所見
　●明らかな意識障害や四肢麻痺は認めず。
　●血圧112/62 mmHg，心拍数112/min，交互脈は消失した。

212 Part Ⅲ 不整脈

👆 オーベンからのひと言

──電気的除細動ができなかったら？

　本症例では電気的除細動を選択した。ただ，頻脈のコントロール
に薬物を使用することは，必ずしも間違った選択ではない。左房内
血栓がある場合や，除細動をしてもまた頻脈が出現する場合，頻脈
のコントロールは薬物に限定される。

　日本循環器学会の心房細動治療（薬物）ガイドライン（2013年改
訂版）では，心不全を伴う場合のレートコントロールにはジギタリ
ス・アミオダロン・ランジオロールが主に使われる。ランジオロー
ルは陰性変力作用があるため，心不全の悪化がみられたらすぐに中
止する必要がある。同薬は半減期が約4分と極度に短いため，中止
後その効果がすぐに消失するのはありがたい。

　脈圧が改善しない場合や，陰性変力作用をきたすレートコント
ロール薬を使う場合は，warm upの目的で少量のドブタミンを併
用するのも一手である。

＊　　　　　　＊　　　　　　＊

◉電気的除細動後の状況から問いかける

Question　身体所見はどう変化した？

☐ 除細動後の脈圧は開大している。すなわち，coldの所見が消失し，確実に
心拍出量が増えた（すなわちwarm up された）と考えられる。交互脈の消
失も心拍出の改善を示唆する。

Question　除細動後の心電図の変化を説明せよ。

☐ 除細動後は洞調律を維持し，この時点では心房粗動の再発は認められな
かった。

☐ 心房粗動に比べれば，心拍数112/minと頻脈は改善した。

☐ 除細動直後の心エコーでは，LVEFおよびLVOT-VTIに著変（改善）がみ
られていない。

☐ 頻脈改善後に心機能の改善が認められるか否かが，頻脈誘発性心筋症の診
断のカギとなる。

➡ 次の一手は？

☐ 除細動後の身体所見はwarmと判断し，カテコラミンは使用しなかった。
☐ 血管拡張薬としてカルペリチド0.00625γ，利尿薬としてフロセミド20 mg/日を開始し，前負荷軽減と利尿を図った。
☐ 極度の体液貯留がある。腸管浮腫の影響による内服薬吸収不良が懸念されるので，まずは点滴薬のみで加療した。
☐ 心不全に対する除水の際に脳梗塞発症のリスクもあるため，抗凝固療法は点滴薬で行った（ヘパリン1万単位/日）。

第2病日：初期対応後の経過

☐ 血行動態，尿量，身体所見
- 心拍数110〜115/min，洞調律。血圧120〜130/50〜60 mmHg，呼吸数20/min，体重は63.2 kg（前値65.0 kg）へと減量した。
- カルペリチド0.00625γ，フロセミド20 mg/日。
  尿量：2,300 ml/24 h。in-out balance：−900 mlのout balance。
☐ 胸部X線写真
- うっ血残存，CTR 57%と心拡大を認める（図Ⅲ-1-6）。
☐ 心エコー（CCUでの簡易測定）
- 壁運動の改善なし，LVOT-VTIは6 cm程度と低値。
- TRPG 30 mmHg。IVC径20/18 mm，呼吸性変動に乏しい。
☐ 薬物治療
- 点滴薬
  カルペリチド0.00625γ
  フロセミド20 mg/日
  ヘパリン1万単位/日

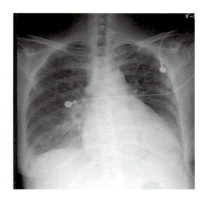

図Ⅲ-1-6　胸部X線写真：第2病日

- 内服薬なし

*　　　　　*　　　　　*

●胸部X線，心エコーから問いかける

Question 心機能・うっ血の改善はみられているか？

- □ 心胸部X線写真上，うっ血はまだ残存している．さらに除水が必要である．
- □ 心エコー上，壁運動の改善もまだみられず，IVC径の縮小なく，三尖弁の圧較差も改善乏しく，肺うっ血は残存していると考えてよい．

➡ 今後の治療方針は？

Question 薬物療法はどうするか？

- □ 血圧は120台となり，脈圧も保たれている．心不全症例であり，血圧高値の既往もあることから，長期予後の観点からもエナラプリル1.25 mgを開始した．
- □ 除水は順調に進んでいるが，肺うっ血の所見がまだ残存しているため，カルペリチドは続行することとした．点滴の利尿薬に加え，内服のフロセミド20 mg，長期予後も考慮してのスピロノラクトン25 mgも併用した．

第3病日：病態急変

- □ 血行動態，尿量，身体所見
  - ● 心拍数95〜100/min，洞調律．血圧100〜110/50〜60 mmHg．呼吸数20/min．体重62.4 kg（前値63.2 kg）．
  - ● カルペリチド0.00625 γ，フロセミド20 mg/日．
  - ● 尿量：1,400 ml/24 h．
- □ 同日夕方……
  洞調律を維持し心拍数も低下しつつあったが，夕方になり突然心房細動が出現した（図Ⅲ-1-7）．電気的除細動を再度行ったが洞調律を維持できず，心房細動が持続した．
- □ 胸部X線写真
  - ● うっ血が再び増強（図Ⅲ-1-8）．
- □ 心房細動出現後の身体所見
  - ● 心拍数130/min，SpO$_2$ 94%，血圧130/70 mmHg．呼吸数30/min．
  - ● 呼吸促迫を認めた．

1 頻脈誘発性心筋症による心不全   215

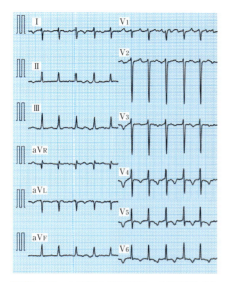

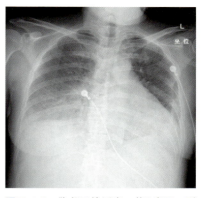

図Ⅲ-1-8　胸部X線写真：第3病日。再びうっ血増強。

図Ⅲ-1-7　心電図：第3病日。心房細動（心拍数130/min）。

□ 心エコー
● 壁運動は心房細動下でも若干改善しEF 30％，LVOT-VTI 13 cm。
● TRPG 35 mmHg。IVC径26/18 mm，呼吸性変動に乏しい。

*　　　　　*　　　　　*

●心電図から問いかける

Question 心房細動が出現し，しかも頻脈を呈している。次はどうする？

□ もう一度電気的除細動を行い，一時的に洞調律に復帰はするも，すぐさま心房細動に移行した。
□ 心不全状態，うっ血が残存している状態を改善させなければ，洞調律の維持は難しいと考えられる。
□ 心房粗動に比べれば，心房細動のほうが薬物によるレートコントロールが容易である。まず心不全の加療を行い，心房細動はレートコントロールを行うのが妥当。

●胸部X線，心エコーから問いかける

Question 心機能・うっ血は改善したか？

216   Part Ⅲ 不整脈

□ 胸部X線写真上，うっ血はむしろ悪化。

□ 心エコー上，壁運動の改善はみられるも，IVC径の縮小なく，TRPGも改善乏しく，肺うっ血は残存していると考えてよい。尿の流出もやや緩慢となってきている。

➡ **次の一手は？**

Question 心房細動出現後，除細動の効果が得られない。心不全治療はどうする？

□ 明らかに心房細動による頻脈が出現し，全身状態は悪化している。肺うっ血も再び増悪，呼吸数も増加しており，早期の除水が望まれる。

□ 「オーベンからのひと言」（p.212）で述べたような事態がまさしく起こった。頻脈改善後はEFとLVOT-VTIが改善していることを考慮し，レートコントロールをすべきと判断した。

□ 陰性変力作用のないジゴキシン0.25 mgを投与したが，レートコントロールが120/minと不十分であったため，ランジオロールを1.5 γから開始した。さらに，まだ肺うっ血も残存し除水も必要と判断して，カルペリチドを0.00625 γから0.0125 γへ増量した。

□ 薬物治療
　● 点滴薬
　　カルペリチド 0.00625→0.0125 γ
　　ランジオロール 1.5 γ
　　フロセミド 20 mg/日
　　ヘパリン 1万単位/日
　● 内服薬（1日量，用法）
　　エナラプリル 1.25 mg 分1 朝食後
　　フロセミド 20 mg 分1 朝食後
　　スピロノラクトン 25 mg 分1 朝食後

👆 **オーベンからのひと言**

　　──アブレーション施行のタイミングは？

　　心房細動に対するカテーテルアブレーションは，脳塞栓症，心タンポナーデ，胃・食道迷走神経障害などの合併症があるため，できるだけ全身状態が良いときに行うのが望ましい。すなわち，本症例

では心不全の状態が落ち着き，左房（肺静脈）の構造や食道の位置関係を把握するため，造影CTを施行してから行うこととした。

しかしながら，頻脈性心房細動の心レートコントロールには陰性変力作用をきたす薬を使うことが多々あり，カテコラミンやIABP（大動脈内バルーンパンピング）を併用しても十分な心拍出が得られないこともあり得る。

その場合，急性期ではあるが，心房細動に対するアブレーションを行うことも考慮する。最近では侵襲の少ないクライオバルーン（冷凍凝固）によるアブレーションも施行できるようになり，肺静脈隔離術のみを急性期に短時間で行うことが可能となった。

第4病日：病態急変後の経過

☐ 薬物治療

カルペリチド0.00625→0.0125 γ

ランジオロール1.5 γ→洞調律回復後に中止

フロセミド20 mg/日

ヘパリン1万単位/日→ウィーニングを行い，経口抗凝固薬に置換

☐ 血行動態　尿量，身体所見

● 心拍数95〜105/min（前値130/min）へと改善，心房細動調律。血圧120〜130/80 mmHg前後，呼吸数20/min（前値30/min），体重60.4 kg（前値62.4 kg）。SpO$_2$ 98%。下腿浮腫：両側に軽度残存。

● 尿量4,900 ml/24 h。

☐ 同日夕に，心房細動から2：1心房粗動に移行した。心拍数155/minへと上昇したが，血行動態の破綻はなく，呼吸促迫もみられなかった。

☐ 電気的除細動を行い，洞調律へ回復した。心拍数85/min。

＊　　　　　　＊　　　　　　＊

●血行動態，尿量から問いかける

Question 体液量バランスをどう考えるか？

☐ 尿量が十分得られ，体重も減量してきている。除水は着実にできていると判断する。体液量バランスは至適に近づいてきているが，浮腫も残存しているので，もう少し除水を行う。

☐ 2：1伝導心房粗動となっても血行動態は破綻せず，呼吸促迫もみられなかった。除水がある程度できている証左である。

218　Part Ⅲ　不整脈

➡ 次の一手は？

□ 再び心房細動・心房粗動へ移行するリスクも考慮し，陰性変力作用の少な
　いアミオダロン内服を追加した。また，ランジオロールは洞調律復帰後中
　止した。

□ 除水も進み，腸管の浮腫も改善していると考え，抗凝固薬としてリバーロ
　キサバン 15 mg の投与開始とした。

□ 薬物治療
　● 内服薬（1 日量，用法）
　　リバーロキサバン 15 mg 分 1 朝食後
　　エナラプリル 1.25 mg 分 1 朝食後
　　フロセミド 20 mg 分 1 朝食後
　　スピロノラクトン 25 mg 分 1 朝食後
　　アミオダロン 100 mg 分 1 朝食後

Lecture ▶ 抗凝固療法の使い分け

□ 抗凝固療法で使用される薬剤は大きく分けて，ワルファリンと直接経
　口抗凝固薬（直接トロンビン阻害薬，第 Xa 因子阻害薬）の 2 種類があ
　る。

□ ワルファリンは，人により投与量が異なる。PT-INR が，70 歳未満で
　は 2.0〜3.0，70 歳以上では 1.6〜2.6 となるように，投与量を調節する
　必要がある。また，ワルファリンの効果はビタミン K を多く含む食品
　や薬物摂取により弱められてしまい，特に納豆摂取は腸内で納豆菌が
　ビタミン K を産生するため，その効果は特に弱まる。したがって，食
　事にもかなり気を使う必要がある。

□ 一方，新規抗凝固薬は，年齢・体重・腎機能・併用薬によっては減量
　することもあるが，基本的に投与量は決まっている。ただ，腎機能低
　下により血中濃度が上昇することもあるので，多くはクレアチニンや
　CCr が減量基準に入っており，定期的な腎機能の検査は必要となる。
　● 直接トロンビン阻害薬であるダビガトランは，唯一の腎代謝薬であ
　　るため，低腎機能患者には使用しにくいが，中和薬が使用できるメ
　　リットはある。
　● 第 Xa 因子阻害薬には，1 日 1 回投与のリバーロキサバン・エドキサ
　　バン，1 日 2 回投与のアピキサバンがある。前者 2 剤は，飲み忘れ
　　の多い患者や認知症患者などで一包化する際には便利である。アピ
　　キサバンは，肝・腎代謝のみならず消化管・胆汁排泄経路もあるた
　　め，低腎機能・肝障害患者で血中濃度が上昇しにくく，使いやすい。

第5病日：その後の経過

- 血行動態，尿量，身体所見など
    - 心拍数85/min，洞調律。血圧135/60〜70 mmHg，呼吸数15/min，体重55.8 kg（前値60.4 kg）。下腿浮腫を認めない。
    - カルペリチド0.125γ，フロセミド20 mg/日。
    - 尿量：5,900 ml/24 h。
- 心電図
    - 洞調律，心拍数85/min。
- 胸部X線写真
    - CTR 52%と縮小し，うっ血改善（図Ⅲ-1-9）。
- 心エコー
    - 壁運動はかなり改善し，EF 43%。LVOT-VTIも14 cmまで改善。
    - TRPG 28 mmHg。IVC径14/6 mm，呼吸性変動（＋）。

*　　　　　*　　　　　*

➡ 慢性期に向けての治療方針は？

- 尿量の減少やうっ血の増悪がないかを確認しながら，カルペリチドを漸減する。
- 血圧の上昇もみられており，エナラプリルを2.5 mgまで増量予定とした。
- また，心不全の予後も考慮し，β遮断薬を開始する予定とした。カルベジロール1.25 mgから開始し，2.5 mgへと増量予定とした。

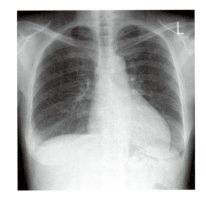

図Ⅲ-1-9　胸部X線写真：第5病日。うっ血改善・CTR縮小を認める。

退院時

- ☐ 血行動態，身体所見
  - 心拍数54/min，洞調律。血圧110〜120/50〜60 mmHg，呼吸数18/min，体重52.5 kg（入院時65 kg）。
- ☐ 心電図
  - 洞調律を維持し，心拍数も低下（図Ⅲ-1-10）。
- ☐ 胸部X線写真
  - CTR 43%と縮小し，肺うっ血なし（図Ⅲ-1-11）。
- ☐ 心エコー
  - 壁運動はさらに改善し，EF 56%。LVOT-VTIも22 cmまで改善。
  - IVC径12/5 m，呼吸性変動（+）。軽度TR，TRPG 22 mmHg。右心系拡大なし。
- ☐ 心不全加療を終え，第17病日に退院となった。
- ☐ 退院後は心房細動に対するカテーテルアブレーションを考慮する。
- ☐ 退院時処方は以下の通り（1日量，用法）。
  リバーロキサバン15 mg 分1 朝食後
  エナラプリル2.5 mg 分1 朝食後
  フロセミド10 mg 分1 朝食後
  スピロノラクトン25 mg 分1 朝食後
  アミオダロン100 mg 分1 朝食後
  カルベジロール2.5 mg 分1 朝食後

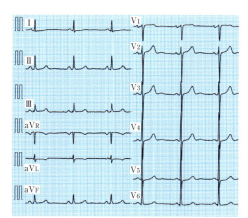

図Ⅲ-1-10　心電図：退院時。洞調律維持，心拍数54/min。

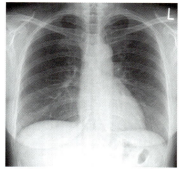

図Ⅲ-1-11　胸部X線写真：退院時。うっ血改善・CTR縮小。

1 頻脈誘発性心筋症による心不全　221

● ● ●

症例から学ぶこと……

頻脈誘発性心筋症により心不全を呈した症例である。洞調律化後も除水がはかどらず，心房細動として頻脈が再発し，そのレートコントロールに難渋した。

● 心機能低下が著しい患者では，レートコントロールよりも，心房と心室の非同期を改善すべく洞調律化を目指すことがある。

● 頻脈をコントロールする際には，ときに陰性変力作用のある薬剤を使用せねばならない。頻脈を改善しても陰性変力作用が勝ってしまえば，心拍出量を低下させるリスクがあることを常に念頭に置いておくことが重要である。

[平田 明生]

症 例
2

頻脈性心房細動により容易に 循環破綻する肥大型心筋症

> **CCUにて……**
>
> 本日のカンファレンスは，心房細動発作を起こすたびに心不全入院を繰り返す肥大型心筋症の患者さんです．心房細動に対する加療をいかに行うかが鍵となります．

症 例

- □ **症例** 45歳，女性。
- □ **主訴** 呼吸困難。
- □ **現病歴** 18年前に肥大型心筋症と診断されていたが，自覚症状もなく無治療で経過していた。2年前にはじめて心房細動による頻脈発作が出現し，シベンゾリン・ベラパミル・カルベジロールの投与にて洞調律を維持していた。1年前の3月以降，子宮体癌からの出血による貧血を契機に，うっ血性心不全にて2回入院。シベンゾリン・ベラパミルを中止のうえアミオダロンを導入したのちも，心房細動発作を契機に心不全入院を繰り返した。そのため，同年10月に心房細動に対するアブレーションを行った。その後も心房細動発作を繰り返し，心機能低下が心房細動の発症に関与していると判断，完全左脚ブロックを伴った左室壁運動低下に対し，12月に両室ペーシング機能付き植込み型除細動器（CRT-D）を植込んだ。しかし，翌年以降も心房細動発作と心不全入院を繰り返し，直近は3日前に退院したばかりであった。退院翌日より労作時の呼吸困難が出現していたが，利尿薬を頓用で内服していた。

  入院当日，午後になり全身倦怠感・動悸の自覚あり，脈拍≧150/minと頻脈を認め，呼吸困難も増強。救急要請し当院へ救急搬送となった。
- □ **既往歴** 27歳時：肥大型心筋症，36歳時：房室結節リエントリー性頻拍アブレーション，37歳時：糖尿病・うつ病，44歳時：うっ血性心不全・子宮体癌摘出術・発作性心房細動アブレーション・両室ペーシング機能付き植込み型除細動器（CRT-D）植込み。

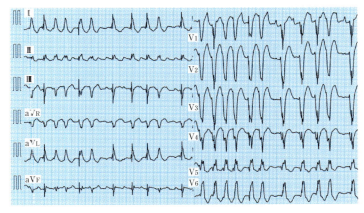

図Ⅲ-2-1　心電図：入院時

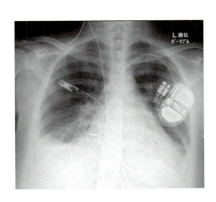

図Ⅲ-2-2　胸部X線写真：入院時

- □ **家族歴**　父：拡張型心筋症，妹：肥大型心筋症。
- □ **嗜好歴**　喫煙：10本/日。飲酒なし。
- □ **身体所見**　意識清明。身長165 cm，体重65.8 kg（前回退院時は62 kg），体温 36.5℃。呼吸数30/min，血圧134/101 mmHg，脈拍152/min。SpO$_2$ 93%（room air 臥位）→100%（酸素5 L，座位）。頸静脈怒張あり。呼吸音：正常肺胞音。心音：明らかな雑音は聴取せず。四肢冷感あり，下腿浮腫両側著明。
- □ **心電図**　心拍数141/min，心房細動調律（図Ⅲ-2-1）。
- □ **胸部X線写真**　肺うっ血および両側胸水を認める，CTR 63%（図Ⅲ-2-2）。
- □ **心エコー**　左房径49 mm（4 ch 47〜66 mm），LVDd/s 52/43 mm，LVEF 35%。全周性の壁運動低下，心尖部瘤あり。高度MR。右心系拡大あり。IVC径24/16 mm，呼吸性変動なし。中等度TR，TRPG 49 mmHg，肺うっ血あり。左室壁厚中隔/後壁17/9 mm，LVOT-VTI 6 cm。

224　Part Ⅲ 不整脈

□ 血液検査

WBC	8,400/μl	尿素窒素	8.8 mg/dl
RBC	630×10^4/μl	クレアチニン	0.68 mg/dl
Hb	13.7 g/dl	尿酸	7.6 mg/dl
Ht	43.6%	Na	136 mEq/L
Plt	33.1×10^4/μl	K	5.0 mEq/L
総ビリルビン	1.0 mg/dl	Cl	95 mEq/L
総蛋白	7.5 g/dl	AST	29 U/L
CK	103 U/L	ALT	16 U/L
CK-MB	12 U/L	LDH	489 U/L
トロポニンT	0.051 ng/dl	γ-GTP	144 U/L
NT-proBNP	3,163 pg/ml	CRP	0.62 mg/dl
血糖	247 mg/dl	HDL コレステロール	65 mg/dl
HbA1c	6.8%	中性脂肪	117 mg/dl
TSH	4.35 μU/ml	LDL コレステロール	192 mg/dl
FT4	1.18 pg/ml	PT	15.8 sec
KL6	188 U/ml	APTT	29.9 sec

□ 入院時処方（1日量，用法）

アピキサバン 10 mg 分2 朝夕食後
エナラプリル 1.25 mg 分2 朝夕食後
アゾセミド 15 mg 分1 朝食後
スピロノラクトン 25 mg 分1 朝食後
アミオダロン 100 mg 分1 朝食後
カルベジロール 2.5 mg 分2 朝夕食後
ピモベンダン 2.5 mg 分2 朝夕食後
レボチロキシン 25 μg 分1 朝食後
その他，抗うつ薬・糖尿病薬。

＊　　　　　＊　　　　　＊

□ 頻脈性心房細動発作を契機に悪化する心不全症例であり，本章ではその入院の典型例を提示する。しかしながら，その背景には肥大型心筋症，心房細動，CRT-Dの設定，内服調整などさまざまな因子が関連しており，その前後の経過についても言及する。

◉現病歴から問いかける

□ 非常に病歴が長く，複雑な患者である。入院までの経過と治療についてレビューする。

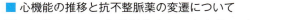

■ 心機能の推移と抗不整脈薬の変遷について

- 2年前はじめて心房細動を起こした際には，EFは63%と壁運動低下もなく，収縮能に問題はなかった。当初は陰性変力作用のあるシベンゾリン200 mg，ベラパミル80 mg，カルベジロール10 mgの使用が可能であり，なんとか洞調律を維持していた。
- 1年前には，心房細動発作がないものの貧血を契機に心不全入院となっている。この頃から左室の収縮能が低下し始めている。初回の心不全入院では，ACE阻害薬を導入，シベンゾリンを陰性変力作用の少ないアミオダロン100 mgに変更，利尿薬を増量し，退院となっている。
- 貧血を契機に再び心不全入院した際には，ベラパミルを中止，カルベジロールも2.5 mgへ減量，ピモベンダン2.5 mgを追加され退院となっている。
- この頃から左房径も徐々に拡大しており，収縮不全・拡張不全ともに進行していたものと思われ，左房負荷が強いためか心房細動発作が頻回になり，心不全入院を繰り返した。

■ 退院後の日常生活について

- 患者は日常生活における労作制限ならびに水分摂取制限ができない。退院後すぐに外出や過度の水分摂取を繰り返すため，退院後数日で常時体重は3～4 kg増加する状況であった。退院後の日常生活についての指導を行うも，効果が得られない状況が続いていた。

■ 非薬物療法について

- 心房細動発作自体を抑制すること，左心機能を上げ左房圧を下げることが心房細動発作を抑制し心不全入院を減らす一手と考え，今回の入院の3カ月前には，
  ① 心房細動に対するアブレーション
  ② CRT-Dの植込み
  を行っている。
- 心房細動に対するアブレーションは，術中左上肺静脈を起源とする期外収縮から心房細動に移行することが確認されたため，左右肺静脈隔離術を中心に行い，天井ライン・ボトムライン作成後壁隔離を追加した。最後はイソプロテレノール4.0 μg/min投与下でも心房細動が誘発されないことを確認し，アブレーションを終了している。
- 一般的に肥大型心筋症患者においては，左室の拡張障害も強く左房圧負荷がかかり，左房のリモデリングも高度であることが多い。本症例もその例に違わず，左房容積は193 mlと著明に拡大しており，肺静脈隔離術・後壁隔離術のみで十分な効果が得られない可能性も考えられた。

Lecture ▶ 当患者のCRT-Dの植込みについて

　患者は，NYHA Ⅳの心不全を呈しており，EF≦35%，CLBBB，QRS幅189 msec，非虚血性肥大型心筋症低心機能症例と考えると，日本循環器学会ガイドラインではclass ⅠのCRT-D植込み適応となる。

　さまざまなCRTに関する大規模試験は，薬物治療抵抗性のNYHA心機能分類ⅢまたはⅣの重症心不全で，LVEF≦35%，洞調律，QRS幅が120〜150 msec以上の症例を対象としている。CRTは運動耐容能・左室リモデリングを改善し，EFを増加し，総死亡や心不全入院を減少させている。COMPANION (Bristow MR. N Engl J Med 2004)，CARE-HF (Cleland JG. N Engl J Med 2005) では，それぞれQRS幅≧148 msec，≧160 msecの例において死亡率を有意に減少させており，生命予後の観点からもこの患者は幅広いQRS症例であり，その効果が期待できる。

　図Ⅲ-2-3では，CRT-D植込み時の右室・左室リードの位置を示している。左室リードは心尖部寄りに留置するとdyssynchronyの改善効果がなくなるので，心尖部寄りにならないようにRAO像で位置を確認しながら挿入することが重要である (Thébault C. Eur Heart J 2012)。LAO像では，右室と左室のリードがしっかりと左室を挟み込んでいることが見てとれる。左室には4極リードを挿入しており，横隔膜神経のtwitchingが起こった際にはペーシングの極性を変更することが可能である。

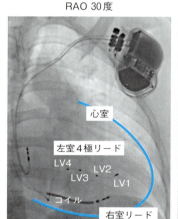 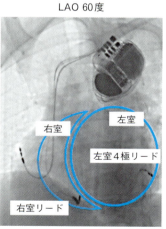

図Ⅲ-2-3　CRT-D植込み時のシネアンギオ写真

　植込み後のQRS幅は189→156 msecと狭小化し，左室のdyssynchronyが改善していることがわかる (図Ⅲ-2-4)。

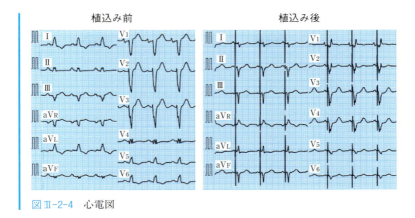

図Ⅲ-2-4　心電図

□ さて，今回の心不全入院である．身体所見からはやはり心不全の所見がみられる．
□ 退院後の過度の水分摂取と過労が重なり，3 kgの体重増加があるところに心房細動発作が起こり，入院となっている．
□ Nohria-Stevenson分類における急性心不全の病型は，
　● warmの所見：低Na血症なし，腎機能悪化なし
　● coldの所見：末梢冷感あり，傾眠傾向あり，小さい脈圧（138/114 mmHg）
　● wetの所見：体重増加（3 kg），下腿浮腫あり，頸静脈怒張あり
　より，cold & wetと考えるのが妥当であろうか．

●心電図から問いかける

> Question　入院時の心電図をみて思うところは？ CRTは正常作動しているのか？

□ 心房細動を合併したCRT植込み患者においては，心房細動発作が増加すると両室ペーシング率が低下し，心不全の予後を悪化させる．そのため，両室ペーシングが正常に作動しているかを見極めることは非常に重要である．
□ 入院時の心電図は心房細動であるが，QRS幅は広く，CRT-D植込み前の12誘導と比較すると，明らかにQRS形状が同じものがほとんどを占めている（図Ⅲ-2-5）．すなわち，心房細動下では設定最大心拍数を超えると，まったく両室ペーシングは働いていない．
□ 最新のCRTでは，心房細動時に右室の波形を感知し，それに追随して左室のペーシングを入れることで両室ペーシング率を上げる機能が付いている．しかしながら，図Ⅲ-2-5の青線で囲んだ波形に注目すると，ペーシングスパイクが入っているにもかかわらず，これもQRSは自己波形と同じ形

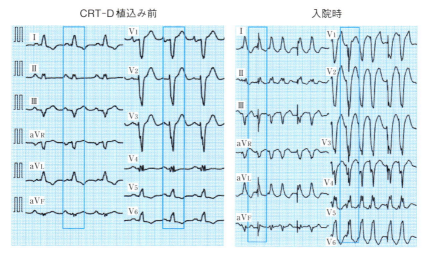

図Ⅲ-2-5 心電図：QRS形状の比較

状となっていることがわかる。

Question 両室ペーシング率低下の原因は？

☐ デバイス設定を確認すると，両室ペーシング率は40％となっていた。当然，設定心拍数を超える心房細動の心室応答も原因の1つではあるが，今回は左室のペーシング閾値の上昇によりペーシング不全をきたしていたことも判明した。
☐ また，洞調律時には左室リードが心房ペーシングをオーバーセンスし，左室ペーシングが行われていなかったことも判明した。
☐ 一般的に両室ペーシング率が低下する原因は，閾値の変動によるペーシング不全，心房細動・心室期外収縮の多発などが挙げられる。
☐ CRTに関しては，古くより両室ペーシング率が93％あれば生命予後を改善するとされてきたが，最近の大規模コホート研究では，両室ペーシング率98.5％以上で最大限の生命予後改善効果が得られると言われている。心房細動を合併したCRT症例でも同様である（Hayes DL. Heart Rhythm 2011）。

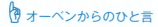オーベンからのひと言

── CRT植込み患者における両室ペーシング率

デバイス外来で両室ペーシング率が高いからといって安心はでき

ないことを覚えておきたい。デバイスがペーシングをしていると判断した場合は，ペーシング率に加算される。すなわち，pseudo-fusion波形やfusion波形など，有効な両室ペーシングが行えていないものも率に加算される。

　実際，デバイス上では90％以上の両室ペーシング率を記録しているにもかかわらず，24時間Holter心電図上でCRT患者の波形を確認すると，40％が無効なpseudo-fusion波形やfusion波形であったとの報告がある。また，治療に反応するレスポンダー群では，その無効なペーシング波形が少なかった（Kamath GS. J Am Coll Cardiol 2009）。

　したがって，最終的に有効なペーシングが行えているかどうかについては，モニター心電図や12誘導心電図の生波形をよく観察し，判断することが重要である。

◉胸部Ｘ線，心エコーから問いかける

Question 心臓と循環の状態を評価せよ。

□ この1年で心筋障害は進み，全周性の壁運動低下が著しい。左房径も徐々に拡大しており，収縮不全・拡張不全ともに進行しているものと思われる。

□ LVOT-VTIは6cmしかなく，心拍出量は十分とは考えにくい。また，下大静脈の呼吸性変動もなく，TRPGも増大している。肺うっ血の所見もみられ，かなりのover volumeと考えられる。胸部Ｘ線写真上も心エコーの所見と違わず，肺うっ血と両側の胸水貯留が認められる。

◉血液検査から問いかける

Question 心房細動の発症リスク，脳塞栓症発症リスクはどうか？

□ アミオダロン服用に伴う甲状腺機能低下があり，レボチロキシン25μgを内服していたが，甲状腺機能に異常は認めなかった。

□ 患者のCHADS2スコアは，心不全と糖尿病の既往があり，2点である。

□ 直接経口抗凝固薬（DOAC）であるアピキサバンはすでに導入済みである。

Question 心房細動に対する抗不整脈薬・抗凝固薬の使用に際し，確認すべき事項は？

□ 薬物代謝が問題となってくることから，肝機能・腎機能を必ず確認する。本症例ではともに問題はない。

- アミオダロンもすでに導入済みである。副作用として間質性肺炎の指標となるKL6も正常値であった。
- 抗凝固薬はアピキサバン10 mgを使用している。もしもCr≧1.5 mg/dl，体重≦60 kg，年齢≧80歳の3項目中2項目以上を満たす場合は，減量基準に相当して5 mg/日となる。本症例は減量基準を満たさない。
  - アピキサバンはPTやAPTTは延長しにくいが，延長している際には止血能の異常もしくは血中濃度の上昇を考える。本症例はPT 15.8 sec，APTT 29.9 secとほぼ問題なかった。

Question 心不全の評価および治療に関する問題点は？

- NT-proBNPは，退院時1,367→入院時3,163 pg/mlと，明らかに心不全が悪化している。
- クレアチニンの上昇はなく，腎機能は正常範囲内である。利尿薬の増量やジギタリスの投与は可能と判断できる。

◉内服薬から問いかける

Question 心不全に対する内服薬の再調整は可能か？

- 長期予後を考慮し，すでにACE阻害薬であるエナラプリルは導入済みである。最近の心機能低下に対し，ピモベンダンも2.5 mg導入されている。
- 利尿薬はアゾゼミド30 mgのみであり，増量は可能な範囲である。

Question 不整脈に対する薬物治療の内容を評価せよ。

- アミオダロン100 mg投与下でも心房細動発作が出現している。薬物コントロール困難症例である。
- 心不全に対しての使用であるが，カルベジロールは2.5 mgしか投与できていない。陰性変力作用を考慮するとこれ以上の増量はできず，心房細動のレートコントロールとしては不十分な量と考えられる。

➡ 次の一手は？

- 心不全の病型としてはcold & wetと考えられ，ドブタミン1.5 γと内服の利尿薬に加え，フロセミドの静脈投与も行った。
- 頻脈性心房細動からくる低心拍出があり，レートコントロールを行いたいが，著しい低心機能であることから，陰性変力作用の強い抗不整脈薬は使用しにくい。陰性変力作用のないジゴキシン0.25 mgを静脈内投与しても，レートコントロールはできなかった。心拍出量が不足しているために頻脈

を呈している可能性もあり，また体液貯留が著明な状態では除細動を行ってもまたすぐに心房細動を再発するリスクがあるため，ドブタミンと利尿薬の投与により除水とwarm upができた状態で除細動を行うこととした。
- □ 心不全悪化の原因として，両室ペーシング率の低下も挙げられる。左室リードのペーシング極性をより閾値の低いLV3-Coil（左室リード先端から3極目と右室リードのコイル間）に変更し，また心房ペーシングのオーバーセンスを回避すべくセンシング極性もLV1-Can（左室リード先端1極目とジェネレータ間）に変更した（図Ⅲ-2-3）。以降は，ペーシング不全・オーバーセンスとも消失し，良好な左室ペーシングが行えるようになった。

第2病日：初期対応後の経過

- □ 血行動態，尿量，身体所見など
  - ● 心拍数130〜140/min，洞調律。血圧100〜110/70 mmHg。呼吸数20/min，体重65.8→63.2 kg。
  - ● ドブタミンおよびフロセミドを開始し，CCU入室後からの尿量は3,500 ml/24 hと流出良好である。輸液と摂取水分を含めてinは1,400 mlであることから，水分バランスはマイナスで，除水は良好に進んでいる。
- □ 心電図（図Ⅲ-2-6）
  - ● 心房細動が持続しており頻脈状態であるため，左室ペーシングの自己波への追従は不良で，一部fusion波形があるもpseudo-fusion波形が多い。
- □ 胸部X線写真（図Ⅲ-2-7）
  - ● うっ血は軽度改善し，CTR 60%とやや縮小傾向。
- □ 心エコー
  - ● LVOT-VTIは8 cm程度とやや改善。中等度MRへ。
  - ● TRPG 38 mmHgと低下。IVC径20/16 mmで，まだ呼吸性変動に乏しい。
- □ 薬物治療
  - ● 点滴薬
    ドブタミン1.5 γ
    フロセミド20 mg/日

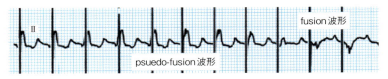

図Ⅲ-2-6　心電図：第2病日の除細動前

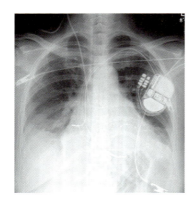

図Ⅲ-2-7　胸部X線写真：第2病日

- 内服薬
  アゾゼミド15→30 mgに増量
  ジゴキシン0.25 mg開始

　　　　　＊　　　　　＊　　　　　＊

●心電図から問いかける

Question　頻脈性心房細動のままでよいか？

☐ 頻脈性心房細動が持続しており，左室ペーシングも追従できてはいない。
☐ なんらかの介入を必要とする。レートコントロールかリズムコントロールか，悩ましい。

●胸部X線，心エコーから問いかける

Question　心機能とうっ血の改善はみられるか？

☐ 胸部X線写真上，肺うっ血は改善傾向。
☐ LVOT-VTIも上昇し，心拍出は増加していると考える。IVC径の縮小あり，TRPGも改善し，肺うっ血も軽減していると考えてよい。

➡ 次の一手は？

☐ 尿量も十分に得られ，肺うっ血も改善し，LVOT-VTIも上昇していることから，warm upは行えていると考えた。
☐ 心不全のさらなる改善を期待し，除細動によるリズムコントロールを行うこととした。

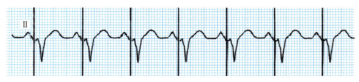

図Ⅲ-2-8　心電図：第2病日の除細動後

第2病日：除細動後の経過

☐ 抗凝固薬は内服しており，電気的除細動を行った．洞調律を維持することが可能であった．
☐ 心電図（図Ⅲ-2-8）
　● 除細動後は洞調律を維持し，良好な両室ペーシングが行われるようになった．
　● 心房波は自己波形で，心拍数93/minと頻脈は改善した．
☐ 身体所見
　● 除細動後，血圧112/60 mmHgと脈圧が出てきたため，末梢冷感も消失しており，coldの所見が消失した．
☐ 心エコー
　● 除細動後LVOT-VTIは8→10.4 cmと上昇した．左室の再同期については，見た目のみではなかなか判断できない．
　● TRPGは低下しているものの，下大静脈の呼吸性変動も乏しく，まだうっ血の所見は残存している．

*　　　　　*　　　　　*

◉除細動後の経過から問いかける

Question　血行動態と体液量分布はどうなったか？

☐ 脈圧は上昇し，LVOT-VTIも増加して，warmの状態となったと考える．
☐ 体液量分布としては，TRPGもまだ高値で，下大静脈の呼吸性変動も乏しいことから，血管内ボリュームは依然としてoverと考える．また，全身のむくみや胸水も残存していることから，間質のvolumeもoverと思われる．

➡ 次の一手は？

☐ 点滴治療は，利尿薬としてフロセミド20 mg/日を継続し，引き続き前負荷軽減と利尿を図った．
☐ 退院すると水分摂取が過剰になり心不全を繰り返していることから，内服

薬としてトルバプタンを3.75 mgから開始することとした。
□ 薬物治療
　● 点滴薬
　　ドブタミン1.5 γ
　　フロセミド20 mg/日
　● 内服薬
　　アゾゼミド30 mg増量のままで続行
　　トルバプタン3.75 mg追加

　　　　　　　＊　　　　　　＊　　　　　　＊

□ 本症例は上記のように心房細動を契機に心不全が悪化し入院を繰り返しているが，異なる経過をたどる肥大型心筋症例を紹介する。

Mini Case ■ 心房細動発作から失神に至った閉塞性肥大型心筋症例

症例は40歳，女性。外食・飲酒後歩行中に，突然の全身倦怠感・めまいが出現した。そののち意識消失し，当院救急搬送。救急車内では，頻脈性心房細動と洞調律の繰り返しで，頻脈時にはSpO₂ 90%，収縮期血圧は触診にて60台まで低下した（心房細動：心拍数200/min。心電図を図Ⅲ-2-9に示す）。

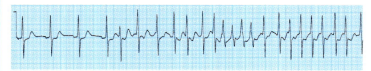

図Ⅲ-2-9　救急搬送中の車内モニター心電図

搬送後，電気的除細動を行うも，すぐさま頻脈性心房細動を再発し，血行動態の破綻を繰り返すため，ランジオロールとアミオダロンの静脈内投与を行った。その後は洞調律を維持し，急場をしのぐことに成功した。
　もともと肥大型心筋症で通院中の患者であり，心エコー上，圧較差が94 mmHgの著明な左室流出路狭窄を認め，収縮期前方運動（systolic anterior motion：SAM）による僧帽弁逆流も中等度と悪化していた（図Ⅲ-2-10）。
　心房細動の発症を契機に，血圧低下・意識消失をきたし，さらに急性心不全まで呈していることから，器質的な左室流出路狭窄の解除と心房細動の再発予防が必須であると考えられた。そこで，この症例では外科的に大動脈弁下狭窄部心筋切除術および肺静脈隔離術（maze手術）を行った。僧帽弁に対しては，流出路狭窄のジェット流により変性したと

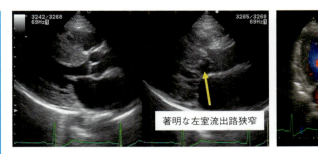

図Ⅲ-2-10　心エコー：術前

思われる異常腱索を切除し，人工腱索による弁形成術も追加している。
　術後は，流出路狭窄も改善し（圧較差9 mmHg），僧帽弁閉鎖不全も中等度まで改善している（図Ⅲ-2-11）。

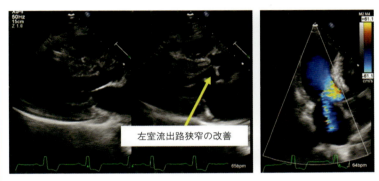

図Ⅲ-2-11　心エコー：術後。流出路狭窄および僧帽弁逆流の改善がみられる。

　現在は心電図上も心エコー上も左室肥大が改善していることから，流出路圧較差がさらなる左室肥大を誘発していたのかもしれない。左室肥大も改善し，僧帽弁逆流も改善したことから，左房圧の低下もみられ，以降は心房細動の出現なく経過しており，当然のことながら意識消失も認められない。

第3病日：洞調律維持後の経過

□ 血行動態，尿量，身体所見など
- 心拍数80〜90/min，洞調律，血圧100〜110/60 mmHg，呼吸数17/min，体重63.2→61.5 kg。SpO$_2$ 98%。
- 尿量はトルバプタン導入後，2,500 ml/24 hと利尿良好となり，除水も良好となった。

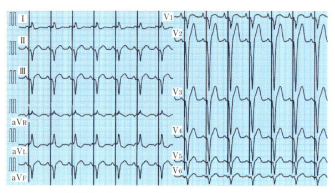

図Ⅲ-2-12　心電図：第3病日。良好な両室ペーシング。

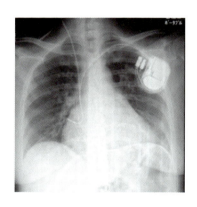

図Ⅲ-2-13　胸部X線写真：第3病日。うっ血改善，CTR縮小。

□ 心電図
　●洞調律を維持し，両室ペーシングも良好（図Ⅲ-2-12）。
□ 胸部X線写真
　●CTR 57%と縮小し，うっ血もかなり改善（図Ⅲ-2-13）。
□ 心エコー
　●壁運動は変わらないものの，LVOT-VTIも13 cmまで改善。
　●TRPG 25 mmHg。IVC径20/11 mm，呼吸性変動（＋）。

　　　　　＊　　　　　＊　　　　　＊

◉洞調律維持後の血行動態，全身状態から問いかける

——急性期を脱したと考えてよさそうである。少なくとも洞調律を維持できれば，なんとかなりそうだが……

Question 慢性期に向けての治療方針は？

☐ 尿量の減少やうっ血の増悪ないかを確認しながら，ドブタミンを漸減する。
☐ 点滴のフロセミドは内服薬に変更予定とした．退院後の体液貯留が，心不全悪化の一因と考え，トルバプタンは継続とした．
☐ また，退院前にはCRTにおけるAV delayとVV delayを再設定した．

Lecture ▶ CRTにおける至適AV delayとVV delay

　QRS幅やEFなどの適応基準を満たしてCRTを植込んでも，その効果が出ないnon-responderが3割にのぼると言われている．左室リードが心尖部に留置されていること，心房細動や心室期外収縮の合併も含め両室ペーシング率の低下することなどが要因として挙げられるが，AV delayやVV delayが患者に適応して設定されていないこともその要因として重要である．

　図Ⅲ-2-14は，AV delayが短すぎても長すぎても，僧帽弁口血流速波形不都合が生じていることを示すものである．AV delayが長すぎると，E波とA波が融合してしまい，拡張期に僧帽弁逆流をきたしてしまう．一方，短すぎると，左房からの流入中に左室が収縮してしまう．そのため，左房からの流入を中断しない範囲で，左室の拡張期流入時間が最大となるAV delayを設定することが重要である．

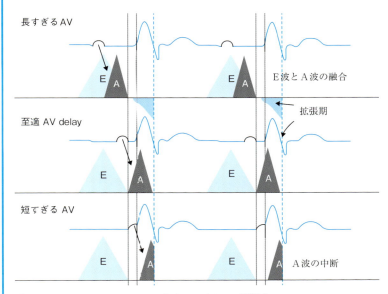

図Ⅲ-2-14　transmitral flow によるAV delayの最適化

VV delayは，心エコー上でLVOT-VTI（大動脈流入路波形）が最大となるように設定することが推奨されている。

最近のCRTのなかには，AV delayやVV delayを自動で至適化してくれる機能がついている機種も出てきた。Medtronic社のAdaptivCRT™やAbbott社のSyncAV™ CRTは，異なる機能ではあるがコンセプトは一部重なっており，時々刻々変化する自己のAV伝導時間に合わせて，AV delayを調整することに加え，両室ペーシングもしくは左室単独ペーシングを行うことで，左室収縮機能を向上させるものである（Varma N. J Am Heart Assoc 2018）。これらの機能を使用することで，心機能や生存率が改善することも報告されつつある（Turuco E. JACC Clin Electrophysiol 2018，Singh JP. HRS 2018 Abstract）。

第15病日：退院時

- [ ] 血行動態，身体所見
    - 心拍数75/min，洞調律。血圧100～110/50～60 mmHg。呼吸数15/min，体重61.5→61.0 kg。
- [ ] 心電図
    - 洞調律を維持し，心拍数も低下，すべて心房ペーシングとなっている（図Ⅲ-2-15）。
- [ ] 胸部X線写真
    - CTR 52%と縮小し，肺うっ血なし（図Ⅲ-2-16）。
- [ ] 心エコー，CRTのAV delayとVV delay設定
    - 壁運動は変わらず，LVOT-VTI 17.3 cmまで改善。

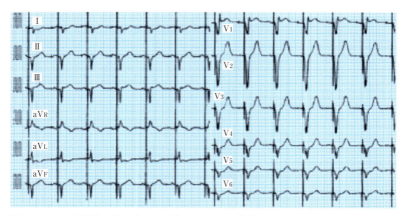

図Ⅲ-2-15　心電図：第15病日。両室ペーシング良好。

2 頻脈性心房細動により容易に循環破綻する肥大型心筋症　239

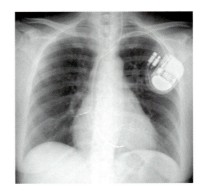

図Ⅲ-2-16　胸部X線写真：第15病日。うっ血が改善，CTRは縮小。

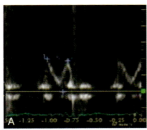
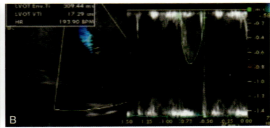

図Ⅲ-2-17　AV delay/VV delay調整後のtransmitral flow およびLVOT-VTI

- 左房径47 mm（60〜72 mm），LVDd/s 56/49 mm，LVEF 48%。軽度TR，TRPG 24 mmHg。IVC径19/7 mm，呼吸性変動（＋）。右房拡大のみ。
- AV delayはTMFがE波/A波の融合なく，左房からの流入を中断せず，左室の拡張期流入時間が最大となるpaced AV 130 msec, sensed AV 160 msecで設定した。その結果，VV delayを変更してもほぼLVOT-VTIに変化はなく17.3 cmと，良好な値を得ることができた（図Ⅲ-2-17）。
□ ドブタミンを徐々に減量してフロセミド内服20 mgに切り替え，また，アゾセミドの増量を行うことで，尿量の低下なく経過。
□ 心不全加療を終え，第15病日に退院となった。
□ 循環器系の退院時処方は以下の通り（1日量，用法）。
　アピキサバン10 mg 分2 朝夕食後
　エナラプリル1.25 mg 分2 朝夕食後
　アゾセミド60 mg 分1 朝食後
　フロセミド20 mg 分1 朝食後
　ピモベンダン2.5 mg 分2 朝夕食後
　ジゴキシン0.25 mg 分1 朝食後

アミオダロン100 mg 分1 朝食後
カルベジロール2.5 mg 分2 朝夕食後
スピロノラクトン25 mg 分1 朝食後
レボチロキシン25 μg 分1 朝食後

◉   ◉   ◉

症例から学ぶこと……

頻脈性心房細動が出現するたびに心不全入院を繰り返す肥大型心筋症例である。ここ数年の心機能低下の進行が著しく，心房細動の出現で容易に心不全に陥った。
- 心不全を繰り返し，陰性変力作用のあるレートコントロール薬を使用できない場合は，異なる観点からのアプローチが必要である。
- 心不全悪化の背景には，退院後の体液貯留と両室ペーシング率の低下も関与していたものと考えられる。それらを補正することで，心不全の改善を図る。

[平田 明生]

症例	
3	過去にペースメーカのトラブル があったCCU入室患者

> **CCUにて……**
>
> 本日のカンファレンスは，徐脈により軽い心不全を起こした患者さんです。過去にはペースメーカにまつわるいろいろなことがありましたので，そちらについても言及します。

症 例

☐ **症例** 87歳，女性。

☐ **主訴** 労作時呼吸苦，全身倦怠感，ふらつき感。

☐ **現病歴** 26年前に失神を伴う洞不全症候群（Rubenstein Ⅱ）に対しDDDペースメーカ植込みが行われた。以後，外来通院にて定期的にペースメーカのチェックを行っていたが，11年前の3月より慢性の心房細動へ移行。当初，抗凝固薬はワルファリンしかなく，本人の希望で抗凝固療法は行っていなかった。同年12月にペースメーカの電池消耗にて，ジェネレーター交換施行。翌年の1月になりポケット内感染を生じ，創部洗浄および大胸筋下へのジェネレーター再植込みを施行。同年3月，ポケット内再感染，ジェネレーター除去＋リード切断・血管内埋没術を施行し，抗菌薬投与にて退院。心房細動持続下では失神は起こらなかった。2年前より徐々に心拍数が低下し，徐脈性心房細動（心拍数41/min）となった。テオフィリン投与により心拍数55/min前後まで上昇したので，外来にて経過観察していた。

入院1カ月ぐらい前から，ふらつき感と全身倦怠感，特に労作時の呼吸苦が出現。ペースメーカ定期外来受診時の心電図で高度徐脈を認め，緊急入院となった。

☐ **既往歴** 56歳時：緑内障・白内障，62・70歳時：先天性股関節症（人工骨頭置換術） 65歳時：胃炎，85歳時：うっ血性心不全，86歳時：非結核性抗酸菌症。

☐ **身体所見** 呼吸数20/min，血圧120/70 mmHg，脈拍37/min・不整。肺野ラ音（－）。心雑音：聴取せず。下腿浮腫軽度。体重43.4 kg。

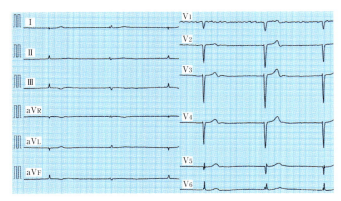

図Ⅲ-3-1 心電図：入院時

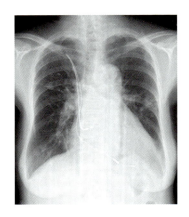

図Ⅲ-3-2 胸部X線写真：入院時

- [ ] **心電図** 心拍数31/min，心房細動調律（図Ⅲ-3-1）。
- [ ] **胸部X線写真** CTR 62%，両側CP angle鈍，軽度肺うっ血（図Ⅲ-3-2）。
- [ ] **心エコー** 左房径44 mm（4 ch 46〜64 mm），LVDd/s 41/28 mm，LVEF 61%。軽度MR。右心系拡大軽度あり。IVC径13/5 mm，呼吸性変動あり。中等度TR，TRPG 30 mmHg。軽度肺うっ血あり。左室壁厚中隔/後壁 6/8 mm。
- [ ] **血液検査**

WBC	6,300/μl	尿素窒素	29.7 mg/dl
RBC	318×10^4/μl	クレアチニン	1.46 mg/dl
Hb	10.3 g/dl	尿酸	10.7 mg/dl
Ht	31.1%	Na	138 mEq/L
Plt	16.6×10^4/μl	K	3.8 mEq/L
総ビリルビン	0.6 mg/dl	Cl	100 mEq/L
総蛋白	6.5 g/dl	AST	38 U/L

CK	141 U/L	ALT	16 U/L
血糖	106 mg/dl	LDH	288 U/L
HbA1c	5.3%	NT-proBNP	2,426 pg/ml
CCr	18.6 ml/min	CRP	0.84 mg/dl
PT	18.2 sec	TSH	3.95 μU/ml
APTT	45.1 sec	FT4	1.14 ng/ml

□ 入院時内服薬（1日量，用法）

アピキサバン 5 mg 分 2 朝夕食後

テオフィリン 200 mg 分 2 朝夕食後

ラベプラゾール 10 mg 分 1 朝食後

フェブキソスタット 20 mg 分 1 朝食後

アゾセミド 30 mg 分 1 朝食後

エプレレノン 25 mg 分 1 朝食後

クエン酸第一鉄ナトリウム 50 mg 分 1 朝食後

*   *   *

●現病歴を補足する

——過去にペースメーカ感染を起こしており，容易に再植込みができない症例である。

Question 過去のデバイス抜去はどのような経緯で行われたか？ レビューせよ。

□ ペースメーカのジェネレーター交換は，カテーテル室で通常通り行われた（11年前の12月）。術後1カ月半で，ポケット部の発赤・腫脹・熱感を認め，ポケット感染を疑い緊急入院。創部切開し不良肉芽を除去・洗浄のうえ，大胸筋下にジェネレーターを再留置した。この際に，ポケットからは淡黄色の滲出液・組織を採取し，培養検査を行ったが，血液培養検査とともに結果は陰性であった。抗菌薬投与し，入院期間1カ月にて退院。

□ 退院後1カ月で，ポケット部の腫脹・発赤・圧痛が出現，再入院となった。デバイスの全抜去も考慮し，手術室で創部切開術を行った。ポケット内には黄白色の大量の膿を認め，組織と膿の培養からはMRSE（メチシリン感受性表皮ブドウ球菌）が検出された。当時は日本でリード抜去手技（エキシマレーザーも含めた）が保険償還される前で，姑息的手術としてジェネレーターを取り出してリードを断端処理（リードを用手的に牽引してみたが，まったく抜去できず）して埋没させ，不良肉芽の掻爬と創部洗浄を行った。胸部X線写真では，リードの断端は鎖骨下静脈の奥深くに位置している。抗菌薬投与し，以後は再感染なく経過することとなった。

□ 患者はもともと洞不全症候群でペースメーカが植込まれている。経過中に

心房細動調律となっており，2回にわたるペースメーカ感染の際に長期間入院していたが，洞調律に復帰することはなかった。抜去前のペースメーカ心拍数60/min設定に対して，心室のペーシング率は9%と低いことから，心房細動の状態でペーシングに依存することは少ないと考えられた。実際ジェネレーター抜去後，心房細動にて心拍数50/min前後を保ち，ふらつきや失神も認めなかった。そのため，ペースメーカ再挿入は行わない方針となった。

Lecture ▶ デバイス感染への対処法

デバイス感染を疑った時点で，血液培養とポケット培養を行う。デバイス抜去システムが普及するまでは，ポケット感染のみにとどまる場合は創部洗浄および抗菌薬投与のみで切り抜けることもままあった。

しかしながら，ポケット部に限局する腫脹・発赤・熱感のみであっても，すでにリードにまで感染が及んでおり，全身性の感染へと移行することもあり得る。そこで経食道心エコーを必ず施行し，リードの疣贅も確認しておく。デバイスを温存することが死亡率を上昇させるため，現在ではデバイスシステムの完全抜去を行うべきとされている（Athan E. JAMA 2012）。

デバイス感染を考慮すると，ペースメーカ手術は手術室で行うことが望ましい。また，ポケット感染の際にリード抜去が行えなかった場合は，エキシマレーザーの使用できる施設での全抜去を行う。その際に，リードを断端処理し埋没させるとlocking styletを用いたレーザー抜去ができないため，リードの近位端はポケットから長さをある程度残して処理することが重要である。

◉現病歴から問いかける

Question 非常に高齢の徐脈性不整脈患者である。徐脈のみを問題にしてよいのか？

☐ 不整脈による心拍出量の低下を原因として脳虚血の症状（めまい，失神など）をきたす病態を，Adam-Stokes症候群という。高齢者はそもそもADLが低いため，明確なAdam-Stokes症候群を呈さない場合がある。

☐ 例えば，心拍出量の低下から易疲労感・尿量減少などの心不全症状を呈する場合がある。さらに，脳虚血症状により周囲からは認知症と思われていた高齢者であっても，ペースメーカ挿入後は見違えるように認知機能が回復することがある。

☐ 本症例の場合は，後述するように軽症ながらも心不全症状を呈していた。

👆 オーベンからのひと言

──ペースメーカが挿入できないときは？

　若年者でペースメーカの電池交換を何度も必要とする場合や，高齢者で異物を体内に植込むことが感染のリスクを伴うような場合は，姑息的に内服薬で加療を行うことがある。アセチルコリン拮抗薬であるロートエキス，β受容体刺激作用のある徐放性イソプレナリン錠，キサンチン誘導体であるテオフィリン徐放剤などが使用される。

　本症例は慢性的に気管支炎をよく起こす患者であったため，気管支拡張作用があるテオフィリンを投与した。薬剤への反応は良く，心拍数55/min程度まで増加し，自覚症状も改善したため，なんとかペースメーカ再挿入はせずにしばらく経過を見ることができた。

　投薬により，ふらつきや労作時の息切れなどの徐脈症状が消失した際には，しばらくは続行できるものと判断する。ただし，これらの薬剤は交感神経を活性化するため，長期投与により心不全を合併するリスクも考えておく必要がある。

◉心電図から問いかける

──洞不全症候群をどう考えるか？　今回入院となった不整脈は過去と同じものか？

Question　ペースメーカ抜去後の徐脈は？

□　そもそも，ペースメーカ植込みを行った原因疾患は洞不全症候群であり，突然の洞停止による失神であった。植込み当初は，洞停止の際に心房ペーシングが入り，失神を予防していたものと考えられる。

□　ペースメーカ抜去後は，常時心房細動調律であり，心拍数を規定するのは房室結節の伝導となる。すなわち，今回の入院の原因疾患は房室ブロックである。

□　テオフィリン投与後も若干徐脈傾向ではあったが，今回の入院では心拍数31/minと脈が一定した徐脈となっており，心房細動下ですべてが補充調律になっているものと考えられた。

Lecture ▶ 洞不全症候群の病型（Rubenstein分類）

洞不全症候群は，Rubenstein分類により以下のように分けられる（図Ⅲ-3-3）。

Ⅰ群：洞性徐脈（HR<50/min）

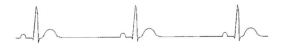

Ⅱ群：洞停止・洞房ブロック

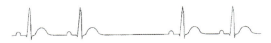

Ⅲ群：徐脈頻脈症候群

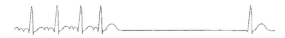

図Ⅲ-3-3　洞不全症候群のRubenstein分類

　Ⅰ群は常時徐脈であることが多く，Ⅱ・Ⅲ群は一時的に徐脈となることが多い。病型は1つの群のみとは限らず，Ⅰ群とⅢ群の双方を呈する場合もよくみられる。Ⅱ群に関しては，洞停止の時間がRR間隔の整数倍であれば，洞房ブロックであることが疑われる。Ⅲ群については，洞機能が低下している場合に心房が頻脈を呈していると，心拍が担保されているものと洞結節が勘違いし，洞調律に復帰した際に刺激を出さないことで起こると言われている。

　なお，心房頻拍であれば，心房細動でも上室頻拍でも，あらゆる頻脈でⅢ群は起こり得る。

●血液検査から問いかける

Question 来院時の炎症反応は何を示す？ NT-proBNP高値をどう読むのか？ 腎機能の低下はどう考える？

☐ 炎症反応は，軽度上昇している程度であり，ペースメーカリードの再感染は否定的である。炎症の有無は今後ペースメーカを植込む際に重要な要素となってくる。一時的ペースメーカの挿入も感染の悪化をまねくことがあるため，慎重に考える必要がある。

☐ NT-proBNPに関しては，高度徐脈がなかったときには1,400 pg/ml弱であったことから，徐脈による心不全を軽度合併していると考える。

□ クレアチニンの上昇は以前からみられており，今回の入院で悪化したわけではない。もともと心房細動の徐脈があり，以前うっ血性心不全が悪化した際に利尿薬が投与されている。その頃から，徐々に腎機能は悪化しつつあった。徐脈が解除された際には，利尿薬の中止・減量を考慮してよいかもしれない。

◉胸部X線，心エコーから問いかける

`Question` 心不全の程度は？

□ 胸部X線写真上，うっ血とCTR拡大を認めるが，ともに軽度である。
□ 心エコー上のTRPGも30 mmHg（前回検査時21 mmHg）と軽度上昇にとどまり，肺高血圧の症状としては労作時のものがメインであった。
□ 軽度の心不全と診断する。

◉内服薬から問いかける

`Question` 症例の抗血栓薬の使用はこれでよいのか？

□ 以前は抗凝固薬はワルファリンしかなく，本症例でもペースメーカ感染の際にワルファリン続行にて肉芽除去を行ったため，出血のコントロールにも難渋した経緯がある。
□ その後，新たに直接経口抗凝固薬（DOAC）としてダビガトランが発売され，投与を開始した。次第に腎機能悪化が顕著となりCCrが30 ml/minを下回ったため，アピキサバン2.5 mg 2回投与に変更して現在に至っている。
□ 出血性合併症を気にする場合，DOACは効果のキレがよく使いやすい。本症例でも，デバイス再挿入を考慮する際に有効である。

CCU入室後

➡ 次の一手は？

`Question` テンポラリーペーシングを必要とするか？

□ CRPも軽度上昇にとどまり，テンポラリー（一時的）ペーシングの挿入は可能ではあったが，以前にブドウ球菌のペースメーカ感染をきたしていることから，なるべく皮膚を介しての異物を挿入しない方向での加療とした。
□ 安静時には症状もないことから，テンポラリーペーシングは挿入せず，安静度を下げて様子を見ることとした。

Question 永久ペースメーカの再植込みは？

□ 今回はテオフィリン投与下でも補充調律（心拍数31/min）の頻度が増えており，薬物治療も限界であると考えられた。

□ ペースメーカ感染，特にポケット感染を繰り返しており，従来のペースメーカ植込みは難しい。

□ そこで，本症例はポケット感染のリスクがないリードレスペースメーカの植込みを行うこととした。

👉 オーベンからのひと言

──心不全のコントロールがつかないときの，永久ペースメーカを入れるタイミングは？

徐脈による心不全は，徐脈そのものを治療しない限り改善は望めないので，うっ血が著明な場合は迷わずテンポラリーペースメーカを挿入すべきである。永久ペースメーカを植込むまでに，できるだけうっ血を取り除いておくことが望ましい。合併症が起こったときのことを考慮し，できるだけ全身状態が良いときにペースメーカ植込みを行うべきである。

テンポラリーペースメーカの長期留置は感染のリスクもあるため，永久ペースメーカ植込みは可及的速やかに行うべきである。もちろん，植込み術を行う手術室やカテーテル室の空き状況を考慮する必要もある。

抗凝固薬や抗血小板薬は，患者の状況により術前に中止するか，続行のままで行うかを決定する。最近ヘパリン置換は推奨されておらず，薬剤続行のままで行う例が増えている。術中ポケット内の止血を十分に行うことが重要である。ただし，血腫が感染の原因となるため，止血困難例と判断した場合はそれら薬剤を中止し，手術を行うこともある。その際の手術のタイミングは，各薬剤の中止期間に依存する。抗血小板薬は1〜2週間前の中止が必要であるが，新規抗凝固薬（DOAC）は1〜2日の中止でよい。

*　　　　　*　　　　　*

第3病日：リードレスペースメーカ植込み

□ リードレスペースメーカ植込みを施行（図Ⅲ-3-4）。

□ 従来のペースメーカ留置とは異なり，手技はカテーテル経由となるため，

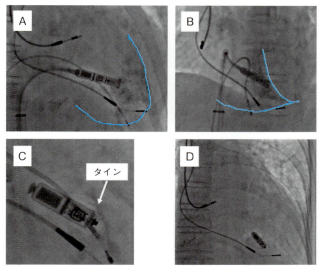

図Ⅲ-3-4　リードレスペースメーカ植込み。A：右前斜位。右室の心尖部が造影されている（青線は右室腔）。B：左前斜位，右室の中隔が造影されている。C：本体固定時には4本のタインと呼ばれるアンカーが出ている。D：正面，留置終了後の本体の位置。

術中はヘパリン化が望ましい。
□ 術当日朝のアピキサバンのみ中止し，術中はヘパリン化し，術後は夕方よりアピキサバンを再開した。血栓リスクも出血リスクも最小限に抑えられ，術中の心タンポナーデや術後の鼠径部の血腫など，合併症はまったく認めなかった。
- リードレスペースメーカ植込み術時の重要な合併症として，心タンポナーデが挙げられる。その多くは右室の心尖部で本体を展開することにより，タインと呼ばれる針状のアンカーが心外膜側に心筋を穿孔することで，心腔内に出血をきたすものである。急変時に備え，人工心肺挿入も考慮し，動脈・静脈ともルートはキープしておく。
- 心タンポナーデを防ぐためには，下のLectureに示すように右室の心尖部より離れた中隔方向での展開が重要となる。

Lecture ▶ リードレスペースメーカの特徴

リードレスペースメーカは，2017年9月より本邦にて挿入可能となったデバイスである。本体のサイズは26 mm×7 mm程度で，従来のペースメーカより93％小型化している。本体とリード線が一体化した構造に

なっており，心臓の中に直接固定・留置されるものである。大腿静脈経由での植込みとなり，植込み後は右室に小さな本体が残るのみである。

利点としては，リード線とポケットがないため，感染のリスクが少ない（図Ⅲ-3-5）。一方，現時点ではまだVVIモードで心室のペーシングしかできないという欠点があるため，徐脈性心房細動患者が植込みの最も良い適応となる。

心房・心室に本体を留置し，同期したペーシングを行うリードレスペースメーカも現在開発途中である。

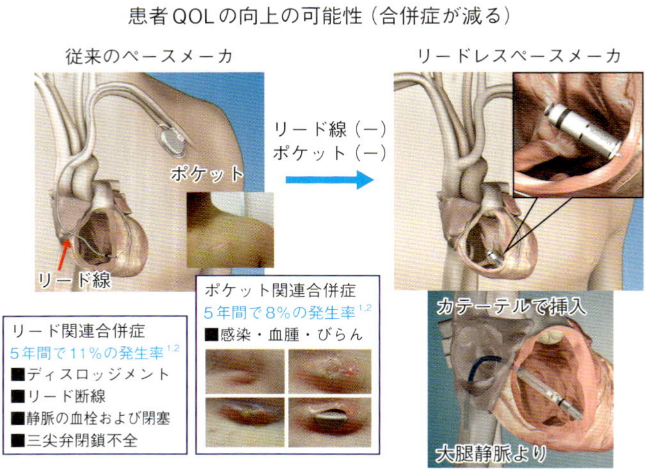

図Ⅲ-3-5　リードレスペースメーカの概要（提供：日本メドトロニック株式会社）

文　献
1) Udo EO, et al. Incidence and predictors of short- and long-term complications in pacemaker therapy : the FOLLOWPACE study. Heart Rhythm 2012 ; 9 : 728-35.
2) El-Chami MF, et al. Updated performance of the Micra transcatheter pacemaker in the real-world setting : A comparison to the investigational study and a transvenous historical control. Heart Rhythm 2018 ; 15 : 1800-7.

第4病日：リードレスペースメーカ留置2日後CCU退出時

□ 心電図
　● 心拍数60/min，心室ペーシング調律（図Ⅲ-3-6）。
□ 血圧116/72 mmHg，尿量1,800 ml/日。

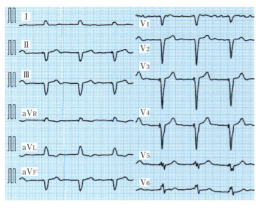
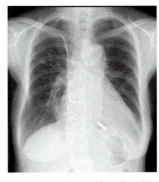

図Ⅲ-3-7 胸部X線写真：第4病日

図Ⅲ-3-6 心電図：第4病日。心室ペーシング調律。

- □ 胸部X線写真
  - CTR 58%，両側CP angle鋭。肺うっ血改善傾向（図Ⅲ-3-7）。
- □ 心エコー
  - 左房径41 mm（4 ch 36〜64 mm），LVDd/s 44/27 mm，LVEF 70%。MRわずか。右心系拡大軽度あり。IVC径 8/0 mm，呼吸性変動あり。中等度TR，TRPG 22 mmHg。肺うっ血なし。左室壁厚中隔/後壁 5/8 mm。心嚢液なし。
- □ ペースメーカの各種パラメーター
  - 最低心拍数を60/minに設定した。pulse幅0.24 msecにて，ペーシング閾値は0.63 V，センシング閾値は5.3 mVであった。

＊　　　　＊　　　　＊

●心電図から問いかける

Question ペースメーカ留置後の注意点は？

- □ 自己波を検知し，設定心拍数で打っているかどうかを，モニターで確認することが重要である。本症例は高度徐脈のため，すべてがペーシングとなっており，わかりやすい。心室のペーシング波形は左脚ブロックで上方軸となっていることから，右室の下壁寄りに留置されていることはわかる。
- □ ペースメーカを点検し，ペーシング・センシングの閾値を知っておく必要がある。術後，ペーシングの閾値は0.63 Vとかなり低い値であるため，電池消耗を少なくできることを示唆する。センシング閾値もかなり良好なため，万一自己波形が出現した際も，検知は十分にできるものと思われる。
- □ 本症例はもともと徐脈であり，心拍数60/min設定でも症状は改善するであ

ろうが，労作時の症状を改善するためには，体動時の心拍レスポンスを入れておくのが一般的である。本症例も退院時には設定をonにした。

◉胸部Ｘ線，心エコーから問いかける

Question 徐脈への対応後，心不全の改善はあったか？

☐ 徐脈改善後2日目ではあるが，尿量もかなり得られ，体重も41 kgと，2 kgの除水ができた。労作時の息切れやふらつきは完全に消失し，胸部Ｘ線写真においても，CTRの縮小および肺うっ血の改善がみられた。

☐ 心エコー上も，胸部Ｘ線写真と同様，TRPGが減少し，肺うっ血の所見も消失した。心嚢液の貯留もなく，心嚢腔への出血はないものと考えられた。

👆オーベンからのひと言

──心不全に対する至適心拍数とは？

　もちろん高度の徐脈は心拍出量が絶対的に不足していることから，ペースメーカなどの介入が必要であるが，頻脈に関してはどうであろうか？

　心拍が速すぎると左室の拡張時間が十分にとれないため，十分な心拍出が得られず，β遮断薬などを使用してレートコントロールを行うわけであるが，過度なレートコントロールはときに心不全を悪化させる。

　心房細動のレートコントロールに関して，RACEⅡでは，安静時心拍数＜110/minを目指す群と，安静時心拍数＜80/minで運動時心拍数＜110/minを目指す群で，自覚症状や有害事象の発現率，心不全の重症度は同程度であった（Van Gelder IC. N Engl J Med 2010）。このことは，薬物による過度なレートコントロールはかえって心事故を増やしてしまう可能性があることを示唆している。

　ただし緩やかなレートコントロール群でも，慢性期には8割近くの患者が100/minまで下がっており，安静時心拍数は平均85/min程度となっていることから，筆者は90〜100/min程度を目指してコントロールを行うようにしている。この点については，EFの保たれた心不全（HFpEF）患者においてβ遮断薬の予後改善効果が明確になっていないところを反映しているかもしれない。

その後の経過

□ 徐脈改善後，心不全は改善，自覚症状も消失し，リードレスペースメーカ植込み後5日で退院となった。

□ 退院時ペースメーカ設定

VVIRモード：HR 60，心拍レスポンスはon。

ペーシング出力は自動閾値測定・自動出力調整。

退院時：ペーシング閾値はパルス幅0.24 msec，0.63 V，センシング閾値は11.1 mVと，両域値とも良好。

□ 退院時内服薬（1日量，用法）

アピキサバン5 mg 分2 朝夕食後

ラベプラゾール10 mg 分1 朝食後

フェブキソスタット20 mg 分1 朝食後

アゾセミド30 mg 分1 朝食後

エプレレノン25 mg 分1 朝食後

クエン酸第一鉄ナトリウム50 mg 分1

□ 退院後初回のペースメーカ外来でも感染の所見はなく，ペーシング・センシング閾値とも良好で，心室のペーシング率はほぼ100%であるにもかかわらず，12年近くの電池寿命が予測された。

□ 退院後初回外来では，うっ血も認めず，NT-proBNPも2,426→1,097 pg/mlと改善していた。

◉　　　　◉　　　　◉

🖐 症例から学ぶこと……

本症例はリード抜去がまだ本邦で保険償還される前にポケット感染を繰り返した患者で，ポケットを作成する従来のペースメーカ植込みがためらわれた。

● このような例では，内服薬で心拍数を上昇させることで，数年間はペースメーカ留置することなく経過観察することができる。

● ポケット・リード感染をまったく気にすることなく植込みが可能なリードレスペースメーカが本邦で使用可能となった。現時点では同期した心房と心室のペーシングしかできないが，心室のペーシングのみで徐脈も回避でき，心不全症状の改善にも有用である。

［平田 明生］

Part Ⅳ

その他の疾患

その他の疾患のCCU入室基準

急性肺塞栓症，および大血管疾患がこれに相当する。

　急性肺塞栓症の本質は，急激な肺血管床の減少による酸素化障害と，左室前負荷低下である。これは血栓塞栓量の大小によって異なるので，酸素化不良や血圧低値がみられればCCU入室適応となる。また，酸素化が保たれている症例であっても，比較的多量の肺塞栓が存在し腸骨静脈にも多量の血栓が残存している状況であれば，循環・呼吸破綻の可能性があると判断してCCU入室を考慮すべきである。

　大血管疾患では，急性大動脈解離および大動脈瘤切迫破裂がこれに相当する。いずれも外科的修復術を考慮しなければならない。急性大動脈解離Stanford B型であれば保存的加療を選択することが多いが，それでも病勢が現在進行形（すなわち解離が進展している状況）であるかどうかを見極める期間はCCU滞在が必要である。

症例
1

待期的に修復術を行った
急性大動脈解離

CCUにて……
　本日のカンファレンスは，昨日入院したStanford A型大動脈解離
の患者さんです。胸部症状は落ち着き，動脈ライン圧は収縮期
120 mmHg前後で経過しています。

症　例

□ **症例**　80歳代，男性。
□ **主訴**　腰背部痛。
□ **現病歴**　高血圧などで近医通院中であったがADLは保たれており，胸腹部
背部などの症状はなかった。入院当日15時30分頃に急激な腰痛を訴え，改
善しないため救急要請。同日16時に救急室へ搬送された。
□ **身体所見**　意識混濁JCSⅡ-10。身長158 cm，体重52 kg。血圧54/43 mmHg,
脈拍98/min・整。腰部から背部にかけて疼痛が持続。眼瞼血膜：貧血あ
り，眼球結膜：黄染なし。呼吸数20/min，正常肺胞音，心音：清。四肢末
梢冷感あり。
□ **既往歴**　高血圧症，糖尿病，慢性腎不全，高尿酸血症，C型慢性肝炎。
□ **内服薬**（1日量，用法）
　　フェブキソスタット20 mg 分1 朝食後，アジルサルタン20 mg 分1 朝食
後，カルベジロール2.5 mg 分1 朝食後，フロセミド20 mg 分1 朝食後，ラ
ベプラゾール10 mg 分1 朝食後。
□ **胸部X線写真**（図Ⅳ-1-1）　縦隔陰影の拡大。明らかな肺うっ血所見や胸水
はみられない。
□ **胸腹部CT**（図Ⅳ-1-2，Ⅳ-1-3）
　　● 上行大動脈から下行大動脈にかけて偽腔を認め，造影効果は認めないた
め，血栓化しているものと考えられる。心嚢液を認める。
　　● 肝・腎・腸管などの主要臓器灌流は保たれている。
□ **心エコー**　心嚢液は全周性に2～3 cm。簡易計測：左室壁運動異常なし，

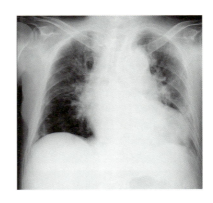

図Ⅳ-1-1 胸部X線写真：来院時

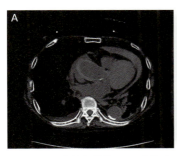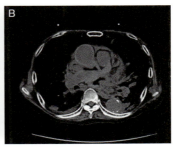

図Ⅳ-1-2 胸腹部単純CT：来院時。A：心囊液を認める。上行大動脈の辺縁に高輝度部位を認める。B：上行大動脈および下行大動脈の辺縁に高輝度部位を認める。

LVDd 50 mm，LVEF 65%。軽度AR，MRなし。IVC径15 cm。

血液検査

WBC	11,700/μl	尿素窒素	58.2 mg/dl
Hb	9.0 g/dl	クレアチニン	2.03 mg/dl
Neut	79.3%	Na	140 mEq/L
Lymp	14.9%	K	5.4 mEq/L
総ビリルビン	0.3 mg/dl	ALT	5 U/L
総蛋白	6.8 g/dl	ALP	258 U/L
CK	67 U/L	CRP	0.50 mg/dl
CK-MB (J)	19 U/L		

血液ガス：ABG（酸素5 L投与）。

pH	PaO$_2$ (mmHg)	PaCO$_2$ (mmHg)	HCO$_3$ (mmol/L)	BE (mmol/L)	lactate (mg/dl)
7.370	162.8	33.0	18.6	−6.0	10.8

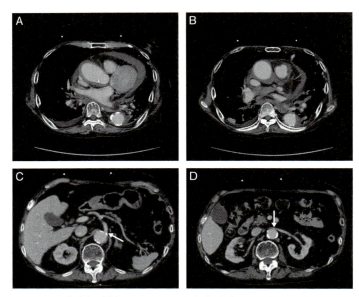

図Ⅳ-1-3　胸腹部造影CT。A・B：上行大動脈から下行大動脈の辺縁で高濃度を呈している。血栓閉塞性大動脈解離と思われる。心囊液を認める。C：腹腔動脈分岐部の腹部大動脈には解離は認めない。腹腔動脈（矢印）の血流は保たれている。D：腎動脈（矢印）の血流は保たれている。

*　　　　　*　　　　　*

救急搬送当日を振り返る

□ 病院到着時にショック状態であったのでERにて急速輸液を行い，収縮期圧90 mmHg以上に改善した．背部痛があることと，胸部X線写真で特徴的な縦隔陰影拡大がみられるので，急性大動脈解離を疑い，次の検査に移った．

◉画像診断から問いかける

> Question　CT画像からStanford A型急性大動脈解離と診断できる．どのような病態なのか？　緊急性はどう考えるか？

□ 単純CTにて大動脈周囲に高輝度の腔を認め，大動脈解離が疑われる．確定診断のためには造影CTを撮影する必要がある．本症例ではベースに腎機能低下がある．CT像から大動脈解離を強く疑い，腎機能悪化が予想されるが，救命のために造影CTを施行した．

□ 造影CT検査にて上行大動脈から下行にかけて解離を認める．解離は腹腔動

脈よりも上方の腹部大動脈まで進展しており，DeBakey I 型である。救命のためには，緊急の外科的修復術も選択肢に入れなければならない疾患である。

□ 偽腔へ向けての造影剤の滲出はなく，血栓閉塞型と診断した。解離のentryは明らかではない。腹部重要臓器への血流障害もみられなかった。

□ 教科書的には胸痛・背部痛が典型的症状として記載されるが，本症例のように胸痛が明らかではなく腰痛を訴える症例もある。

□ 心嚢液を認めている。これはValsalva洞に解離が進展し，心嚢腔へ穿破したことを示している。多くの場合，心タンポナーデと重篤な大動脈弁閉鎖不全を伴い，ショックが遷延することとなる。

□ 本症例に，輸液負荷により速やかにショックから離脱できた。急速な心嚢液貯留が生じると，（迷走神経反射も加わって）血圧低下がみられることも多い。本症例では，速やかに血栓化したため，血圧低下が遷延するほどの心タンポナーデが避けられたと思われる。重篤な大動脈弁閉鎖不全を伴わなかった理由はわからないが，幸運であった。

□ このような病態の場合は，Stanford A型解離であっても時間的余裕をもって外科的修復術の可否を検討できる。

□ 経過

● CCU入室として，降圧加療を行った。ニカルジピン（ペルジピン®）持続静注を開始した。

● 循環器内科と心臓外科の医師が合同で（これをハートチームという）ディスカッションを行い，上記の病態を確認。降圧加療ののちに待期的にステントグラフトを含む外科的修復術を予定することとした。

👆 オーベンからのひと言

──ハートチームとは？

　内科と外科の垣根を取り払い，合同で治療方針を決定していく仕組みが推奨されるようになった。当初は冠動脈疾患に関して心臓血管外科医・循環器内科インターベンション医・循環器内科非インターベンション医で構成されるハートチーム（heart team）がディスカッションを行い，治療方針を決定することがclass I として推奨されていた。

　最近では，冠動脈疾患のみならず，弁膜症・大動脈疾患・補助人工心臓・心臓移植症例においてもハートチームでディスカッションすることが望ましいとされている。このチームには，看護師や薬剤

260　Part Ⅳ　その他の疾患

師，理学療法士などを含めたコメディカルスタッフも参加すること
がある。

Lecture ▶ 血圧の管理目標値と降圧手段

☐ 急性大動脈解離の際の降圧目標は収縮期血圧100～120 mmHgとす
る。解離の進展防止のため，早急な降圧が必要となる。まずはニカル
ジピン，ニトログリセリンなどの点滴静注薬を使用する。飲水が可能
なら（意識がはっきりして嚥下が可能なら）内服薬もほぼ同時に追加
していく。

☐ ニトログリセリンを降圧目的に使用すると，耐性が生じて降圧効果が
弱くなってくる。内服薬の増量が必要になることが多い。

☐ 内服薬は，カルシウム拮抗薬を第1選択とする。腎機能を見てACE
阻害薬/ARBを加える。β遮断薬を使用することも多い。上記でも降
圧効果が弱いようであれば，α遮断薬を導入する。

☐ 心臓・大血管にとっては，血圧と同様に心拍数も後負荷の要因とな
る。心拍数を落とす意味でも，β遮断薬の効果が期待できる。

☝ オーベンからのひと言

──ニカルジピンは中心静脈ラインから

大動脈解離の急性期には高血圧が難治性で，ニカルジピン投与量
が多くなる症例もよく経験する。この場合，ニカルジピンの末梢静
脈ライン投与は高率に静脈炎を惹起し，なかには組織壊死を起こす
こともあるので注意が必要である。基本的に中心静脈ラインから投
与すべき薬剤である。

本症例も第2病日に中心静脈ラインを挿入してニカルジピンの投
与を継続した。

──本症例は，降圧加療ででき得る限り病変を安定させてから，待期的に外科
的修復術を行うこととなった。

Question　予期せぬ事態で外科的介入が必要になるとすれば，どういう場合か？

☐ 特に大動脈解離のような進展・再発すれば致死的となる疾患では，不測の
事態を想定しておくことが重要である。

☐ Valsalva洞の再解離により心タンポナーデを生じる可能性がある。収縮期

1 待期的に修復術を行った急性大動脈解離　261

血圧の急激な低下，脈圧の減少，心拍数の上昇などを認めれば，すぐに心エコーにて心嚢液評価を行う必要がある。心タンポナーデを生じるようであれば，すぐに心嚢穿刺や外科的手術の検討が必要となる。

□ また，解離が末梢側に進展し臓器虚血を生じる場合にも，緊急での外科的手術介入が必要となる。腹部症状にも注意しておかなければならない。

➡ 次の一手は？

□ 引き続き降圧加療を行い，可能であれば内服薬を足していく。

第2病日

□ 意識清明，胸部症状なし。
□ 血行動態
　● ニカルジピン0.67 γ，ニトログリセリン0.67 γ投与下。
　● 血圧110〜120/70 mmHg，心拍数60〜70/min，中心静脈圧（CVP）5 mmHg。
　● 尿量770 ml/日，直近で150 ml/6 h。in-out balance：＋1,000 ml。
□ 血液検査

WBC	15,000/μl	Na	137 mEq/L
Hb	8.7 g/dl	K	5.3 mEq/L
Neut	86.2%	Cl	108 mEq/L
Lymp	7.1%	AST	20 U/L
総ビリルビン	0.6 mg/dl	ALT	6 U/L
総蛋白	5.7 g/dl	ALP	176 U/L
アルブミン	2.8 g/dl	γ-GTP	26 U/L
CK	130 U/L	CRP	9.33 mg/dl
尿素窒素	55.1 mg/dl		
クレアチニン	2.32 mg/dl		

□ 血液ガス：酸素5 L投与

pH	PaO$_2$ (mmHg)	PaCO$_2$ (mmHg)	HCO$_3$ (mmol/L)	BE (mmol/L)	lactate (mg/dl)
7.373	101.4	32.2	18.3	− 6.1	12.2

□ 呼吸状態：酸素5 L投与
　● 呼吸困難感なし。SpO$_2$ 99%。

＊　　　　　＊　　　　　＊

262 Part Ⅳ その他の疾患

●血行動態から問いかける

Question 尿量減少の理由は？

□ 次の2点を考えておかなければならない。
  ① 腎性腎不全：もともと腎硬化症によると思われる腎機能低下があり，診断のために造影剤を使用したことから，造影剤腎症を生じた可能性がある。
  ② 腎前性腎不全：もともと腎硬化症による腎不全があり，降圧による糸球体内圧の低下のため尿量減少したことが考えられる。体血圧を上昇させれば尿量が増加する可能性もあるが，大動脈解離急性期には降圧を優先したほうがよい。
□ また，大動脈解離により周囲組織を含めた炎症が生じ，胸水などとして血管外へ水分が移動する。それによる血管内脱水も生じ，腎前性腎不全を生じる場合もある。
□ 解離が腎動脈まで進展し，腎血流が低下し尿量低下する可能性もある。

オーベンからのひと言

――造影剤腎症とは

　ヨード造影剤投与後72時間以内に血清クレアチニン値が前値より0.5 mg/dl以上または25％以上上昇した場合に，造影剤腎症と診断する。造影剤腎症を生じてしまった場合は有効な治療法はなく，対処療法のみであるため，予防が重要である。eGFR＜60 ml/min/1.73 m^2 の場合は，造影剤使用時に予防策を講じる必要がある。
　予防策としては，生理食塩水による造影検査前後の輸液が推奨されている。

➡ 次の一手は？

□ 腎機能の悪化は予後を不良にすると思われる。CVPも低く，血管内は脱水傾向と考えられるため，まずは輸液負荷を行い，尿量の増加がみられるかを検討する。
□ 生理食塩水100 ml/hで負荷を行った。

第3病日

- □ 意識清明，胸部症状なし。
- □ 血行動態
    - ● ニカルジピン1.3 γ，ニトログリセリン0.67 γ投与下。
    - ● 血圧120/70 mmHg，心拍数60〜70/min，CVP 7 mmHg。
    - ● 尿量300 ml/日，直近で50 ml/6 h。in-out balance：+2,600 ml。
- □ 血液検査

WBC	10,800/μl	Na	139 mEq/L
Hb	8.0 g/dl	K	5.6 mEq/L
Neut	81.0%	Cl	110 mEq/L
Lymp	10.9%	AST	17 U/L
総ビリルビン	0.5 mg/dl	ALT	6 U/L
総蛋白	5.0 g/dl	ALP	163 U/L
アルブミン	2.3 g/dl	γ-GTP	23 U/L
CK	150 U/L	LDH	186 U/L
尿素窒素	65.7 mg/dl	CRP	17.36 mg/dl
クレアチニン	3.49 mg/dl		

- □ 血液ガス：酸素5 L投与

pH	PaO$_2$ (mmHg)	PaCO$_2$ (mmHg)	HCO$_3$ (mmol/L)	BE (mmol/L)	lactate (mg/dl)
7.304	99.2	31.9	15.5	−9.9	9.8

- □ 呼吸状態：酸素5 L投与
    - ● 呼吸困難感なし。SpO$_2$ 99%。
- □ 胸部X線写真（図Ⅳ-1-4）
    - ● 肺うっ血なし。左胸水貯留を認める。

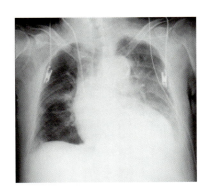

図Ⅳ-1-4　胸部X線写真：第3病日

264　Part Ⅳ　その他の疾患

　　　　　　　　＊　　　　　　＊　　　　　＊

◉検査結果から問いかける

──血圧のコントロールはよさそうである。しかし，比較的高流量の酸素を必要
とし，動脈血液ガス所見も悪化している。

Question　呼吸状態悪化の原因は？

☐ 胸部X線写真では肺うっ血はわずかだが，左側優位に胸水を認める。胸水
は大動脈解離による周囲組織での炎症により生じている。それに加え，安
静臥床による受動性無気肺も生じ，呼吸状態が悪化したものと考えられる。
☐ 腎機能の悪化は遷延し，代謝性アシドーシスを呈している（BE −9.9 mmol/
L）。代償作用として，生体は$PaCO_2$を下げるために換気量を増やしてい
る。酸素投与中ということを考えれば，PaO_2は低く，見た目以上に呼吸状
態が悪化していると思われる。

➡ 次の一手は？

☐ 胸部症状などを認めない。血圧のコントロールも良好で，急性大動脈解離
としてはこのまま経過観察でよい。しかし，腎機能の悪化は大動脈解離と
同様に生命予後に影響する。注意が必要である。
☐ 腎機能については，引き続き輸液負荷を行って経過を観察する。ただし，
尿量は減少傾向にあるので，呼吸状態については炎症反応が寛解したのち
に胸水が減少するのを待つしかない。胸水による肺換気量の低下が強けれ
ば，胸水穿刺も検討する。
☐ 点滴降圧薬の内服置換を開始する。まずは長時間作動型のカルシウム拮抗
薬を処方した（1日量，用法）。
　アムロジピン5 mg 分1 朝食後

第4病日：腎機能のフォローと対策

☐ 血行動態
　● 血圧114/60 mmHg，心拍数80/min。酸素5LマスクにてSpO_2 98%，
　　CVP 9 mmHg。
　● 尿量165 ml/日。in-out balance：＋1,500 ml。
　● ペルジピン1.3 γ，ニトログリセリン0.67 γ。

1 待期的に修復術を行った急性大動脈解離　265

□ 血液検査

WBC	6,500/μl	Na	137 mEq/L
Hb	8.7 g/dl	K	5.9 mEq/L
Neut	78.0%	Cl	109 mEq/L
Lymp	12.5%	AST	14 U/L
総ビリルビン	0.4 mg/dl	ALT	6 U/L
総蛋白	5.4 g/dl	ALP	175 U/L
アルブミン	2.4 g/dl	γ-GTP	24 U/L
CK	135 U/L	LDH	233 U/L
尿素窒素	75.6 mg/dl	CRP	17.87 mg/dl
クレアチニン	4.58 mg/dl		

□ 血液ガス：酸素5L投与

pH	PaO$_2$ (mmHg)	PaCO$_2$ (mmHg)	HCO$_3$ (mmol/L)	BE (mmol/L)	lactate (mg/dl)
7.263	104.8	30.3	13.4	− 12.4	8.3

*　　　　　　*　　　　　　*

◉血液検査から問いかける

Question 腎機能の悪化はどこまで経過を見るべきか？

□ CVPの推移からすると，腎前性腎不全の要素は輸液によりほぼ解消できていると思われ，現在の腎機能悪化の主因は造影剤腎症と考えられる。

□ 尿量の確保されていない状態でのこれ以上の輸液負荷は胸水の増加や呼吸状態の悪化につながる恐れがあり，生理食塩水による輸液負荷は終了とした。

□ 造影剤腎症に対しては有効な治療方法はなく，全身状態を整えながら腎機能の改善を待つしかない。血清K値の上昇や代謝性アシドーシスがコントロールできないようであれば，一時的に透析療法を施行する必要もある。

➡ 次の一手は？

□ 乏尿が続き，急性腎障害の進行が止まらない。そろそろ侵襲的な介入も視野に入れなければならない。

第6病日：腎機能のフォローと対策

□ 血行動態
● 血圧118/64 mmHg，心拍数82/min。酸素5LマスクにてSpO$_2$ 96%，CVP 9 mmHg。

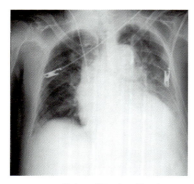

図Ⅳ-1-5　胸部X線写真：第6病日

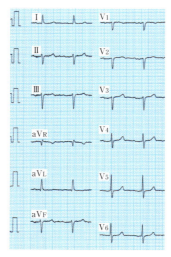

図Ⅳ-1-6　心電図：第6病日

- 尿量130 ml/日。in-out balance：＋1,600 ml。
- ペルジピン3.3 γ，ニトログリセリン0.67 γ。

☐ 胸部X線写真（図Ⅳ-1-5）
- 両側胸水を認める。

☐ 心電図（図Ⅳ-1-6）
- 洞調律71/min，PR 200 msec，QRS 120 msec，QT 480 msec。

☐ 血液検査

尿素窒素	82.4 mg/dl	Na	136 mEq/L
クレアチニン	5.71 mg/dl	K	6.5 mEq/L
		Cl	107 mEq/L

☐ 血液ガス：酸素5L投与

pH	PaO$_2$ (mmHg)	PaCO$_2$ (mmHg)	HCO$_3$ (mmol/L)	BE (mmol/L)	lactate (mg/dl)
7.174	82.0	37.0	13.3	－14.1	8.7

☐ 第6病日に入っても尿量増加の兆しはなく，血清K値は上昇を続け，アシデミアは進行してきている。

*　　　　*　　　　*

◉ 心電図から問いかける

Question 急性腎障害による電解質異常がみられる。心電図からわかることは？

□ 腎機能悪化により血清 K 値上昇を認める患者では，心電図所見が早急な対処が必要かどうかの判断材料となる。

□ 高 K 血症の際には，以下のような心電図変化を生じる。
　● PR 延長，QT 短縮，テント状 T 波，QRS 幅の増大，洞停止。

□ 洞停止をきたしている場合には，一時的ペースメーカ挿入の検討も必要である。

□ 本症例ではこれらの PR 延長，QRS 幅の軽度増大は認めるが，洞停止は今のところ認めない。注意深く経過観察する必要がある。

➡ 次の一手は？

□ 血清 K 値は 6.5 mEq/L を超え，いつ洞停止を生じてもおかしくない状態である。尿量も減少したままであり，腎機能の回復まではまだ時間がかかりそうである。

□ 血清 K 値を下げる方法として GI 療法もあるが，輸液量が増えるため，自尿の出ていない本症例での実施はリスクが高い。

□ 一時的に持続的血液濾過透析（CHDF）を施行し，血清 K 値を低下させることとする。また，肺うっ血を軽度認めるが，血管内ボリュームはまずまず適正と考えられるため，除水は行わないこととした。

👆 オーベンからのひと言

── CHDF 導入時の血圧低下

　CHDF を導入する際に血圧低下が問題となる場合がある。本症例の場合は，電解質補正が主目的であり，除水は現時点では必ずしも必要ではない。

　まずは CHDF での除水なしで開始し，それでも血圧低下するようであれば，一時的にカテコラミンを投与する必要もある。

第 7 病日：CHDF 導入後

□ 血行動態
　● 血圧 110/50 mmHg，心拍数 75/min。酸素 5 L マスクにて SpO₂ 98%。

- CVP 9 mmHg。
- CHDF 施行中。除水はなし。CHDF 開始後，血圧低下してきたためペルジピン，ニトログリセリンは中止。

☐ 血液検査

尿素窒素	47.0 mg/dl	Na	139 mEq/L
クレアチニン	2.98 mg/dl	K	5.0 mEq/L
CK	81 U/L	Cl	108 mEq/L
CRP	14.42 mg/dl		

☐ 血液ガス：酸素5L投与

pH	PaO_2 (mmHg)	$PaCO_2$ (mmHg)	HCO_3 (mmol/L)	BE (mmol/L)	lactate (mg/dl)
7.356	98.6	34.5	18.9	−6.0	7.8

＊　　　　　＊　　　　　＊

◉血液検査結果から問いかける

Question　CHDF による効果はみられるか？

☐ 電解質補正されている。血液ガス所見でもアシデミアは改善し，呼吸性代償も認めなくなっている。酸素化も改善傾向。

☐ CRP も低下傾向に入り，炎症所見も peak-out した可能性あり。

➡ 次の一手は？

☐ 引き続き CHDF を施行し，電解質補正，水分量の補正を行う。造影剤腎症による腎機能の悪化もそろそろ底を打つ頃であり，自尿を見ながら CHDF の離脱を図る。

👆オーベンからのひと言

── CHDF が奏功しないとき

　CHDF を施行し，腎機能の回復を待っても自尿が得られない場合は維持透析が必要となる。CHDF 導入の際には，その可能性についても患者本人・家族への説明が必要である。

第9病日：腎機能の回復期

□ 血行動態
- 血圧 120/70 mmHg，心拍数 66/min。酸素 3 L マスクにて SpO$_2$ 98%。
- CHDF 施行中。除水はせず。
- 尿量 800 ml/日。

□ 血液検査

尿素窒素	18.1 mg/dl	Na	138 mEq/L
クレアチニン	1.29 mg/dl	K	3.5 mEq/L
CRP	12.03 mg/dl	Cl	108 mEq/L

□ 血液ガス：酸素 3 L 投与

pH	PaO$_2$ (mmHg)	PaCO$_2$ (mmHg)	HCO$_3$ (mmol/L)	BE (mmol/L)	lactate (mg/dl)
7.423	119.1	39.0	24.9	1.5	10.9

* * *

◉ CHDF 導入より 3 日時点での全身状態から問いかける

Question 自己の腎機能としては回復しているか？

□ CHDF により電解質バランスは改善し，アシデミアも解消された。CRP も順調に低下傾向である。
□ 自尿が安定して得られるようになってきた。CHDF 離脱できる可能性が高くなっている。

➡ 次の一手は？

□ CHDF を終了して，自尿により水分バランスや電解質が適正に維持できるかどうかを試みる。

その後の経過

□ その後は炎症反応も落ち着き，CHDF 離脱後も尿量は確保され，腎機能の悪化もなく，X 線上の胸水も改善していった（図Ⅳ-1-7）。
□ 薬物治療
- 降圧に関しては，内服に移行した（1日量，用法）。
  アムロジピン 10 mg 分 2 朝夕食後

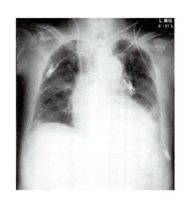

図Ⅳ-1-7　胸部X線写真：第14病日

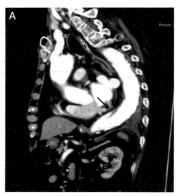
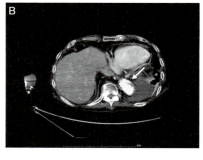

図Ⅳ-1-8　造影CT。A：矢状断面。B：体軸断面横隔膜レベル。矢印部位にULPを認める。

　　シルジニピン10 mg 分1 朝食後
　　カルベジロール2.5 mg 分1 朝食後
□第14病日
　経過良好にてCCU退室。
□第20病日
　フォローアップのため造影CT施行（図Ⅳ-1-8）。下行大動脈に潰瘍様突出像（ulcer-like projection：ULP）が出現しており，手術適応と判断した。
□第30病日
　下行大動脈のULP部位にステントグラフトを挿入している（図Ⅳ-1-9）。

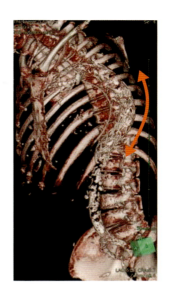

図Ⅳ-1-9　3D再構築を行った造影CT (volume rendering法による)。矢印部位の下行大動脈にステントグラフトを挿入している。

Lecture ▶ リハビリテーション

　急性大動脈解離の際には，病状に合わせてリハビリテーションを行っていく．発症当初はベッド上安静で解離の進展を予防し，徐々に安静度を上げていき，退院につなげる．

　日本循環器学会の大動脈瘤・大動脈解離診療ガイドラインによると，病型 (Stanford分類)，偽腔が血栓化されているか否か，大動脈の最大径などにより，短期プログラム (16日間) にするか通常プログラム (22日間) にするかが示されている．リハビリテーションの詳細は日本循環器学会の大動脈瘤・大動脈解離診療ガイドラインを参照のこと．

　本症例ではStanford A偽腔閉塞型であったため，本来は標準リハビリコースの対象である．しかし，腎機能の悪化が著明でCHDFを導入したため，ベッド上安静の期間が長く，通常通りのリハビリプログラムを組むことができなかった．

● ● ●

症例から学ぶこと……

本症例は血栓閉塞型Stanford A型急性大動脈解離であった．
- Stanford A型急性大動脈解離は緊急手術を行うことも多いが，本症例のように血栓閉塞を生じ血行動態が安定すれば，急性期を保存的治

療で乗り越えることができる場合もある。外科的介入のタイミングを見逃さないように慎重に管理する必要がある。

● 急性大動脈解離では，炎症によるサードスペースへのボリュームシフトや，診断のために使用した造影剤の影響，降圧による糸球体濾過圧の低下により，腎機能低下・尿量低下をきたすことが多い。血管内ボリュームを維持しながら腎機能の保護を行い，急性腎不全からの回復を待つ必要がある。本症例のように腎機能回復が追いつかない場合は，透析療法が必要となる。

[牧野 信彦]

症例 2	循環破綻に至った急性肺塞栓

> **CCUにて……**
>
> 本日の新患は，急性肺塞栓の患者さんです。生命に関わる急性疾患であり，本症例も人工呼吸管理が行われているうえに，経皮的心肺補助装置（PCPS）が装着されています。

症　例

- [ ] **症例**　56歳，男性。
- [ ] **主訴**　呼吸困難。
- [ ] **現病歴**　入院当日午前1時半頃に突然の胸痛と呼吸困難を認めた。自ら救急要請をし，当院に搬送となった。
- [ ] **既往歴**　29歳時：外傷性脳出血で右頭頂部開頭術。そのほか，高尿酸血症，脂質異常症。
- [ ] **家族歴**　特記すべきことなし。
- [ ] **身体所見**　意識：GCS E4V5M6。身長175 cm，体重56 kg。呼吸数24/min，血圧105/78 mmHg，脈拍130/min・整，頸静脈怒張あり。呼吸音：正常肺胞音。心音：頻拍，明らかな心雑音を聴取せず。末梢冷感あり。下腿浮腫：両側軽度。SpO$_2$ 86%（リザーバーマスク12 L/min）。
- [ ] **心電図**　心拍数138/min，洞調律，I誘導に深いS波，III誘導にQ波と陰性T波，III・aVR誘導にST上昇（図IV-2-1）。
- [ ] **胸部X線写真**　心陰影拡大（CTR 57%），うっ血・胸水を認めず（図IV-2-2）。
- [ ] **心エコー**（緊急時で検査を行ったため画像なし）　右室による心室中隔の圧排像あり，左室は狭小化。左室壁運動は保たれるも，心室中隔は圧排の影響もあり，奇異性運動を認める。右室拡大。軽度TR，TRPG 64 mmHgと肺高血圧を認める。IVC径は27 mmと拡大し，呼吸性変動は認めない。
- [ ] 状態が悪く，細かい計測は行えない。限定的な評価である。

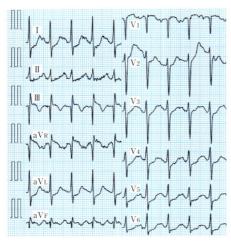

図Ⅳ-2-1 心電図：入院時

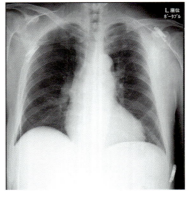

図Ⅳ-2-2 胸部X線写真：入院時

□ 血液検査

WBC	9,700/μl	Na	139 mEq/L
RBC	515×10⁴/μl	K	3.5 mEq/L
Hb	18.1 g/dl	Cl	98 mEq/L
Ht	52.1%	AST	17 U/L
Plt	17.4×10⁴/μl	ALT	43 U/L
総ビリルビン	0.6 mg/dl	γ-GTP	17 U/L
総蛋白	7.1 g/dl	ALP	85 U/L
CK	27 U/dl	LDH	224 U/L
CRP	4.30 mg/dl	PT	14.7 sec
血糖	331 mg/dl	APTT	32.0 sec
尿素窒素	6.1 mg/dl	FDP	95.3 μg/ml
クレアチニン	0.84 mg/dl	D-dimer	30.20 μg/ml
尿酸	9.9 mg/dl		

□ 血液ガス

pH	PaO_2 (mmHg)	$PaCO_2$ (mmHg)	HCO_3 (mmol/L)	BE (mmol/L)	lactate (mg/dl)
7.241	92.6	24.6	10.3	−14.8	95.1

*　　　*　　　*

◉現病歴から問いかける

──胸痛・呼吸困難を認める急性発症の病態である。特定の所見があるわけではない。自分で救急への連絡ができたことから，中枢神経系の問題があるわけではない。

Question どのような病態が予想できるか？

□ 急性発症の胸痛・呼吸困難を呈する疾患としては，急性心筋梗塞・急性大動脈解離・急性心不全・気胸・徐脈あるいは頻脈性不整脈，そして，急性肺血栓塞栓症がある。
□ 症状のみでは病態の評価が困難であり，客観的検査を進めなくてはいけない。
□ 重症感を感じることは重要である。その後の対応にスピードを要する状態であることを感じる必要がある。

◉身体所見から問いかける

──身体所見において著しい頻脈を認めること，そして酸素飽和度が著しく低いことが特徴である。また，血圧は維持こそされているが，末梢冷感が著しく，末梢循環不全が示唆される。

Question 身体所見より病態把握は可能か？

□ 著しい頻脈を認め，末梢冷感を認める。典型的には，低心拍出であるか，あるいは酸素化が著しく不良であるかのどちらかである。収縮期血圧が100 mmHg以上あるので明らかなショック状態ではないが，末梢冷感を認める状況からはプレショック状態と考えられ，重症感のある状態と言える。
□ 酸素投与下ながら酸素飽和度が低く，酸素化は著しく不良である。左心不全に伴う所見，急性肺血栓塞栓症による所見であることを疑わなくてはいけない。もちろん，気胸や急性大動脈解離においても同じような所見を認めることがあり，身体所見のみからの鑑別は困難である。
□ 現病歴と併せても，急性の病態，かつ生命の危機に瀕するような病態を考えなくてはならず，客観的検査を急がなくてはいけない。

◉胸部X線から問いかける

── CTR拡大こそ認めるものの，肺うっ血や胸水を認めない。右肺野は特に透過性が高い。

Question 胸部X線像より疑われる病態はどのようなものか？

276　Part Ⅳ　その他の疾患

□ 著しい頻脈，酸素化不良を認めているにもかかわらず，肺野に明らかな問題を認めない。典型的な左心不全からの肺うっ血像は認めない。著しい両心不全状態（低左心機能の結果，肺高血圧が高度で，低心拍出と右心不全の所見を呈する）の場合にこのような胸部Ｘ線像を認めるが，左第4号の拡大はそれほどではない。右肺野の透過性の亢進を考慮すると，肺血栓塞栓症の可能性はやはり考えなくてはいけない。
□ 気胸を示唆する所見は認めない。

◉心電図から問いかける

——本症例では，著しい洞性頻脈を認め，Ⅰ誘導に深いＳ波，Ⅲ誘導にＱ波，陰性Ｔ波，Ⅲ・aVRにＳＴ上昇を認める。移行帯はV4→V5と時計回転が疑われる。

Question　心電図より疑われる病態はどのようなものか？

□ SⅠQⅢTⅢといえば，急性肺血栓塞栓症に典型的な所見である。また，V4〜V6のＳ波が目立ち，時計方向回転を呈するのも同様の所見と言える。
□ ただし本症例では，右脚ブロック波形を認めず，V1〜V3の陰性Ｔ波も認めず，急性肺血栓塞栓症の典型的な所見とは言えない。四肢誘導・胸部誘導での非典型的ＳＴ低下は，急性肺血栓塞栓症に認める所見ではあるが，虚血性心疾患の可能性も否定できない。
□ 現病歴・身体所見・心電図所見・胸部Ｘ線像より，急性疾患の可能性を考えるが，左心の問題であるのか，右心の問題であるのか，明確ではない。この点を明らかにする意味で，心エコー検査を行う必要がある。

◉血液検査から問いかける

—— D-dimerは明確な高値を認める。その一方で，心筋バイオマーカーの上昇は認めていない。クレアチニン高値，BUN高値などの腎血流の低下を示すような所見を認めていないものの，尿酸値は著しい高値を示しており，低心拍出の可能性は否定できない。また，血液ガスデータ上，著しいアシドーシスである。血清乳酸値の上昇と低炭酸ガス血症を認め，典型的な代謝性アシドーシスを呈している。

Question　血液検査から病態評価につながる所見はあるか？

□ D-dimer高値は，急性冠症候群においてもあり得る所見である。しかし，本症例の上昇はそういった症例の程度を大幅に超えており，なんらかの重症血栓症の病態を考えなくてはいけない。

2 循環破綻に至った急性肺塞栓　277

□ 高度の代謝性アシドーシスを認めており，末梢低灌流の存在を考えなくて
はいけない。しかも状態は高度であり，呼吸性に代償できていない。この
ような病態は急変の可能性を考えなくてはならず，注意を要する。
□ 現状では，少なくとも心筋バイオマーカーの上昇を認めておらず，虚血性
心疾患の可能性を示唆する所見を認めない。

◉心エコーから問いかける

——心エコー所見を要約すると，右室による左室圧排像を認め，三尖弁逆流は
高度ではないにもかかわらず，著しい肺高血圧を認める。左室機能は保たれ
ているが，左室は狭小であり，1回心拍出量は低下している。

Question　心エコー検査から考えられる病態は？

□ 左室圧排像と肺高血圧を呈する病態は，肺血栓塞栓症，もしくはその他の
肺動脈性肺高血圧症ということになる。本症例では，急性に病態の進行を
認めていること，D-dimerが著しく高値であることから，前者を強く疑う。
□ 心エコー上，1回心拍出量が低下していることを疑う状況においては，重症
の肺血栓塞栓症であることを覚悟し，その後の診断を進めなくてはいけない。

👆 オーベンからのひと言

——急性肺血栓塞栓症

　　まず本症例をまとめると，急性の胸痛，呼吸困難で来院してい
る。その発症様式からは急性疾患の存在を考える必要がある。現病
歴・身体所見より，低心拍出の病態を考えなくてはならず，重症度
が高いことを想定したうえで，迅速に診断に当たる必要がある。こ
のような症例の場合には，スタッフを呼び集め，急変の際にも迅速
な対応ができるように準備する必要がある。

　　心電図で比較的典型的な所見を認め，心エコー上明らかな右心負
荷所見を認めることから，急性肺血栓塞栓症を強く疑うことは問題
ないだろう。血液検査上のD-dimer高値の所見も，その診断をサ
ポートする。もっとも，肺動脈性肺高血圧症の急性増悪の場合にも
このような病態を呈することがあるので，頭の片隅に置いておく。

　　急性肺血栓塞栓症を疑う以上，このあとに必要な検査は，造影
CTであり，ひとまず必要な治療は抗凝固療法である。その後に造
影CTを行うのだが，救急の診察室を出ることとなり，急変の可能
性も考え，人手を確保し精査を続行する。

なお，診察室で行える急性肺血栓塞栓症の診断につながる最も有用な検査は，（特に血行動態不良例においては）心エコー検査である。ショックの鑑別診断には特に有用性が高い。右室による左室の圧排像が最も典型的な所見である。この場合，三尖弁逆流は決して高度ではない。肺血栓塞栓症では，圧負荷が主であり，三尖弁逆流が高度でなくても肺高血圧を認める場合があることを覚えておく。実際，三尖弁逆流がわずかでも肺高血圧を認めた経験がある。それが左心不全，うっ血を認める心不全の所見と異なる点である。

□ ひと通りの検査が終了した後のバイタルサインは，血圧107/81 mmHg，心拍数110/min，リザーバーマスク10 L/minにてSpO$_2$ 94%であった。

➡ 次の一手は？

□ かろうじて検査のための移動が可能な病態であると判断し，造影CT検査で肺血栓塞栓症であることを診断する。

□ 日本循環器学会と合同研究班参加学会による肺血栓塞栓症および深部静脈血栓症の診断，治療，予防に関するガイドライン（2017年）には，重症度判定のためのPCSIスコアが示されている。この症例のPCSIスコアは〔年齢（56点）＋男性（10点）＋心拍数110/min以上（20点）＋SpO$_2$ 90%未満（20点）〕の106点でリスクが高いと判断する。

□ リスクが中等度以上であれば，治療として抗凝固薬の投与が必要になる。この場合は，ヘパリンの投与を考慮する。APTT＜35 secであり，ヨーロッパのガイドライン上は，80単位/kgをbolusで投与，あるいは5,000単位を投与する，とある。本症例においても，5,000単位のヘパリンを投与することとした。

□ このままの全身状態であれば，そのままCCUに入室となる。ただ，血行動態の変化を認めるようであれば，PCPS挿入の可能性やカテーテル検査所見により血栓溶解療法や外科的加療の可能性も考慮する。

□ 造影CT検査（図Ⅳ-2-3）

● 肺動脈に関しては，右肺動脈近位部（図Ⅳ-2-3 A・C）から上葉枝・中間肺動脈幹・下葉枝（図Ⅳ-2-3 B）に，さらに左肺動脈近位部（図Ⅳ-2-3 A・C）から上葉枝・下葉枝（図Ⅳ-2-3 B）にかけて血栓を認める。下肢静脈に関しては，左大腿静脈から膝窩静脈・腓骨静脈にかけて造影欠損を認め，深部静脈血栓の存在が診断された。また，この造影CTにて右室拡大の所見も得られた。

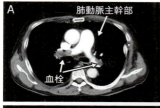
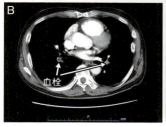
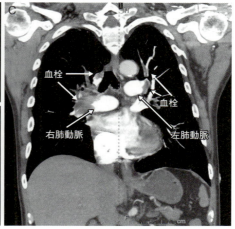

図Ⅳ-2-3 造影CT検査

●造影CT検査から問いかける

Question 造影CT検査から考えられる病態は？

- □ 造影CT検査により，肺血栓塞栓症の確定診断を得た。
- □ 血栓の存在する範囲は広く，左右肺動脈近位部から末梢まで存在する。
- □ 造影CTから得られた右室拡大所見は，予後不良との報告がある。

Question 以上の所見から，予後不良因子を挙げ，現在の状態を評価せよ。

- □ 日本循環器学会のガイドラインでは早期死亡に影響を与える因子として，以下のものが挙げられる。
  - ● 臨床指標として：ショック，低血圧（新たに生じた不整脈・脱水・敗血症を原因としない，収縮期血圧90 mmHgあるいは40 mmHg以上の血圧低下が15分以上継続）。
  - ● 右室機能不全の所見として：心エコー上の右室拡大・壁運動低下・圧負荷所見，CT上の右室拡大，BNP（カットオフ値75～100 pg/ml）あるいはNT-proBNP（カットオフ値600 pg/ml）高値，右心カテーテル検査での右室圧上昇。
  - ● 心筋損傷の指標として：トロポニンTまたはIの上昇。
- □ 本症例では，低血圧を伴うショックを示していないものの，心エコーおよび造影CT上で右室機能不全の所見を認め，NT-proBNPも高値を示している。
- □ また，先述のPCSIスコアでもリスクは高いと判断されている。

280　Part Ⅳ その他の疾患

□ 以上の状況を考えると，このままの臨床指標（ショック・低血圧なし）で
　あっても，中等度（そのなかの高）リスクとなる。

➡ 次の一手は？

□ 造影CTの検査結果より，肺血栓塞栓症の確定診断を得た。これまでに得ら
　れた臨床所見・検査所見より，高リスクに近い中等度リスクと判断した。
□ 血圧・呼吸状態はかろうじて維持されていること，また，ぎりぎり中等度
　リスクと判断していることから，持続的な抗凝固療法を優先した。PCPS挿
　入や外科的介入については，現時点では行わない方針とした。
□ 人工呼吸管理を行うか否かに関しては，その後の呼吸状態に応じて柔軟に
　対応する方針とした。
□ 抗凝固療法を開始した直後，あるいは検査などでの移動後に，状態の急変
　を経験することがある。急変の可能性にも注意をはらう必要がある。
□ 急変の場合には，この時点で選択しなかった治療，しかも複数の治療法を
　合わせて行わなくてはならない。引き続き予断を許さない状態であり，
　CCU管理の必要な典型的な疾患であると判断した。

👆 オーベンからのひと言

──急性肺血栓塞栓症の抗血栓療法

　造影CTの検査結果より，肺血栓塞栓症の確定診断を得た。血栓
量は多く，バイタルサインはぎりぎりのところで保たれている状態
であり，この時点では次の手をどのように打つのか非常に迷うとこ
ろである。
　診断がついたこの時点で，治療の方向性を決定しなければいけな
い。薬物療法としては抗血栓療法，
● 静注療法：抗凝固薬（ヘパリンほか。ヘパリン静脈投与済み）
● 血栓溶解薬：遺伝子組換え組織プラスミノーゲンアクチベーター
　（t-PA）
● 内服療法：経口抗凝固薬（ワルファリン，直接作用型経口抗凝固
　薬DOAC）
……が最も重要となるが，いずれの手法であれ，速やかな対応が必
要となる。
　そのほかにも，肺血栓塞栓症の結果生じる循環動態の破綻や呼吸
状態の破綻に対して，循環維持・改善目的でPCPS挿入を要するか
否か，呼吸状態の維持・改善目的で気管挿管を行ったうえで人工呼

吸管理を行うか否か，外科的介入（開胸手術のうえでの血栓除去術）を行うか否か，について治療に伴う合併症リスクと治療による利益を天秤にかけて判断しなくてはならない。

　本症例では，最も重要な抗血栓療法を優先し，状態に合わせて対応していく方針とし，それを詳細に観察できるCCUに入室した。

第1病日：CCU入室後の急変

□ 造影CT施行後，CCUに入室し，ヘパリン20,000単位/日の持続投与。
□ 入室後まもなく，

血圧116/86 mmHg，心拍数125/min，SpO$_2$ 87%（酸素10 L/min投与下）
呼吸困難出現

　↓

意識レベルの低下，無脈性電気活動（pulseless electrical activity：PEA）
頸動脈拍動触知せず

　↓

CPR（心肺蘇生）開始，アドレナリン1 mg静脈内投与
自己心拍再開

　↓

血圧131/103 mmHg，心拍数149/min，SpO$_2$ 75%（酸素15 L/minバッグバルブマスクで用手換気下）

＊　　　　　　＊　　　　　　＊

◉急変した経過から問いかける

Question　現在の状態を評価せよ。

□ ショックバイタルを呈することとなり，急性肺血栓塞栓症の病態として，高リスクの病態に移行した。CPRにより蘇生はされたものの，非常に不安定な状態である。
□ 肺血栓塞栓症の最も重要な治療は抗血栓療法であるが，血栓が消失するには時間を要する。その間に，循環が維持できず酸素化が維持できないのであれば，予後は期待できない。
□ 循環・酸素化を維持する治療が必要である。

➡ 次の一手は？

☐ 気管挿管を行い人工呼吸管理を開始したうえで，PCPS挿入を行った。
☐ 抗血栓療法を行う際には，血管にアクセスする侵襲的な処置は出血の観点から避けたいところである。しかしながら，循環が維持できない，酸素化が維持できないという状態はそのリスクを上回るだけの病態であると判断し，PCPS挿入の判断に至った。心臓カテーテル検査室へ。

気管挿管・PCPS挿入・肺動脈造影を行い，Swan-Ganzカテーテルを留置したうえで，CCUに再入室

☐ 肺動脈造影（図Ⅳ-2-4）
　● 右肺動脈幹から上葉枝・中間肺動脈幹にかけて，左肺動脈下葉枝に血栓を認めた。
☐ 血行動態〔PCPSサポート（3 L/min）下〕
　● PCPS挿入直後：血圧110/84 mmHg，心拍数87/min，PA圧54/34（40）mmHg，RA圧14 mmHg
　● CCU入室後：血圧134/104 mmHg，心拍数70/min，PA圧39/25（29）mmHg，RA圧10 mmHg
☐ 動脈血液ガスデータ（CCU入室後）

	pH	PaO$_2$ (mmHg)	PaCO$_2$ (mmHg)	HCO$_3$ (mmol/L)	BE (mmol/L)	SpO$_2$ (%)
右橈骨動脈より採取	7.49	145.2	29.4	22.2	0.0	98.7
PCPS本体より採取	7.405	271.7	40.5	24.8	0.1	99.5

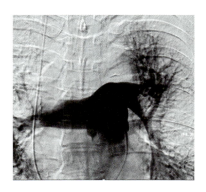

図Ⅳ-2-4　肺動脈造影

□ 尿量1,000 ml/6時間
□ 心エコー
- ● PCPSフロー3 L/min　右心系の拡大は入院時に比し改善。TRも低下傾向を認める。TRPGはトレースできず。
- ● PCPSフロー1 L/min　右心系の再拡大がみられ心室中隔が圧排される。TRも高度認められ，TRPG 60 mmHg。Swan-Ganzカテーテルによる PA圧測定74/54（60）mmHg。

＊　　　　　　＊　　　　　　＊

◉血行動態から問いかける

—— PCPSサポート下において，血圧は維持され，尿量も確保されている。肺高血圧や右房圧高値は継続しているも，いずれもPCPS挿入直後に比し，数値は低下している。動脈血液ガスデータでは，右橈骨動脈より採取した血液ガスデータとPCPSより採取したデータとで少し乖離を認める。ただ，PCPSサポートを軽減すると肺高血圧所見・右心負荷所見が増強する。

Question　現在の血行動態を評価せよ。

□ PCPSによる血行動態サポートは非常に有効であるといえる。PCPSサポート直後に比し肺動脈圧が低下していることを考慮すると，血栓が溶解している可能性も期待できる。ただ，ひとたびPCPSサポートを減量すると，肺高血圧は増悪する。

□ PCPSサポート下には安定した病態のように見えるが，まだまだ不安定な病態である。

□ PCPSより採取した動脈血液ガスデータと右橈骨動脈から採取した動脈血液データに乖離がみられる。右上腕への血流には，PCPSによる補助循環からの血流だけでなく，患者自身の心臓から拍出された血流が届いていることを示す。つまり，循環動態が完全にPCPSに頼っているわけではない。ただし，PCPSサポートを低下させた状態では，かなり右心負荷がかかる状況であり，やはり不安定な病態を示している。

□ PCPSの送血管は右大腿動脈より挿入しているので，その先端は右総腸骨動脈あたりにある。PCPS送血により十分な腎血流が得られ，その結果，利尿が保たれているように見える。血行動態の破綻した不安定な状態でも，腎臓の状態はPCPSサポートのおかげで保たれている。

Question　このあとの治療の選択肢は？

□ 抗凝固療法を行っているが，PCPSサポートを開始しても依然として不安定

- □ な状態が継続している。
- □ PCPS依存の状態を根本的に改善しなければ，補助循環からの離脱が望めない。
- □ 病態の本質は，肺循環の破綻による酸素化不良と，右心→左心血流交通の障害である。原因となる肺動脈内血栓にアプローチしなければならない。
- □ もともと肺動脈中枢側の血栓の存在が造影CT・血管造影にて確認されていることを考えると，外科的血栓摘除術あるいは経カテーテル的血栓摘除術の適応になる。これらは血栓に対する最も積極的な方法と考えるが，侵襲度も高い。外科的血栓摘除術は開胸手術であり，侵襲度は高いが，直視下に血栓を摘除することができる。肺動脈中枢側に血栓が存在する場合には，最も確実に血栓が除去できる。
- □ 抗凝固療法に加え，血栓溶解療法も選択肢の1つとなる。ただ，PCPSサポート中には，送血管・脱血管の刺入部からの出血がコントロール不良となる可能性がある。
- □ PCPSサポートにて組織灌流を維持しながら，抗凝固療法のみを継続し経過を観察する方法も間違いではない。ただ，どの程度血栓が溶解されるかはわからない。急性期の安定化は得られても，末梢部の血栓が残存することで慢性血栓塞栓性肺高血圧症につながる可能性がある。
- □ どの治療を選択するか，明確なアルゴリズムや治療指針はない。逆に言うと，患者の背景因子，治療に対する反応性などを見ながら判断していくしかない。

➡ **次の一手は？**

- □ 患者は比較的若年であり，ショック後の病態でありながらも，侵襲的な手法にも耐え得る状態であると判断し，外科的血栓摘除術を行うこととした。
- □ CCU入室当日に，PCPSサポート下に手術室に出室へ。

外科的血栓摘除術後の経過

- □ 両側肺動脈に切開を入れ，外科的血栓摘除術を施行。できる限りの血栓の摘除に成功した（図Ⅳ-2-5）。
- □ その後，カテコラミンなどの薬剤サポート下ながら循環動態は安定，第4病日にはPCPSも抜去が可能となり，第7病日には人工呼吸器から離脱可能となった。
- □ 術後にはヘパリンによる抗凝固療法を継続しつつ，ワルファリンの内服も開始した。

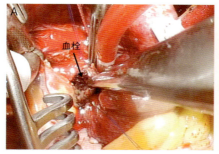
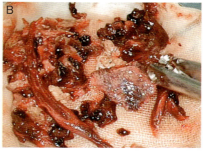

図Ⅳ-2-5　外科的血栓摘除術。A：肺動脈を切開すると充満した血栓が確認でき，それらを摘出している。B：摘出された血栓。

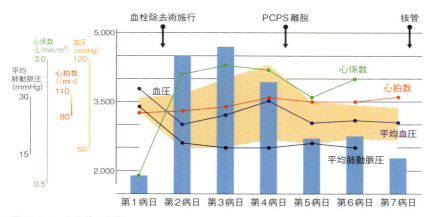

図Ⅳ-2-6　入院後の経過

- 第22病日に施行した造影CT検査では，左下葉肺動脈に血栓が残存する程度であった。心エコー上の肺高血圧は消失し，右心負荷所見も消失したことを確認。
- リハビリテーションを十分に施行したうえで，第54病日に独歩で退院となった。
- 退院時処方（1日量，用法）
  ワルファリン4 mg 分1 朝食後
- 入院後の経過を図Ⅳ-2-6に示す。

286　Part Ⅳ その他の疾患

症例から学ぶこと……

症例は血行動態の破綻を示す高リスクの急性肺血栓塞栓症であった。
- 呼吸苦・胸痛を示す急性疾患として，急性肺血栓塞栓症は鑑別に挙げなくてはならない。
- 致死的な状態につながる疾患であり，その診断は緊急を要する。また，治療の継続と経過の観察には，CCUでの管理を要する。
- 血行動態の破綻をきたすほどの不安定な病態においては，PCPSサポートを躊躇する必要はないが，脱血管・送血管の刺入部からの出血に悩まされる可能性がある。
- PCPSサポートを要する血行動態不安定の高リスク急性肺血栓塞栓症患者でも，外科的肺血栓摘除術にて劇的な血行動態の改善が得られ，独歩退院につなげることは可能である。
- 外科的肺血栓摘除術は侵襲的であり，施設によっては手術施行の可否があるのも事実である。ただ，奏功した場合の効果は絶大であり，生命予後だけでなく，機能予後にも期待ができる。

参考文献
1）日本循環器学会．肺血栓塞栓症および深部静脈血栓症の診断，治療，予防に関するガイドライン（2017年改訂版）（http：//www.j-circ.or.jp/guideline/pdf/JCS2017_ito_h.pdf）

Mini Case ■ ヘパリンおよび経口抗凝固薬が有効な典型的経過をたどった肺血栓塞栓症例

　　症例は45歳の女性。もともと高血圧性心疾患にて外来加療中であった。胸痛と息切れを主訴に救急外来を受診。
□ **来院時身体所見**　血圧92/64 mmHg，心拍数88/min・整，SpO₂ 92%。
□ **血液検査**　トロポニンTの上昇を認めない一方，BNPは264 pg/mlと高値を認めた。
□ **心エコー**　症状およびBNP上昇の原因精査目的に施行。左室拡大なし（LVDd/s 40/24 mm），左室壁運動異常なし，大動脈弁・僧帽弁の異常を認めなかった。一方，心室中隔圧排を伴う右心系の拡大と，明らかな肺高血圧（TRPG 56 mmHg）を認め，IVC径の拡大（呼吸性変動を認めず，径26 mm）など，右心負荷所見を認めた（図Ⅳ-2-7）。
　　これらの所見から急性肺血栓塞栓症を疑い，造影CT検査を施行。左右肺動脈本幹部に血栓を認めた。

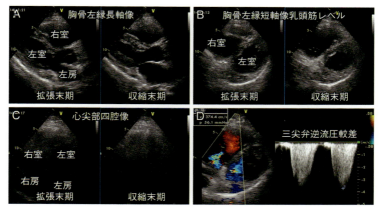

図Ⅳ-2-7 心エコー所見。A：胸骨左縁長軸像。B：胸骨左縁短軸像乳頭筋レベル。C：心尖部四腔像（poor image）。D：心尖部四腔像カラードプラ像（左），三尖弁逆流圧較差（右）。左室壁運動，大動脈弁・僧帽弁の異常を認めず。心室中隔圧排を伴う右心系の拡大と，明らかな肺高血圧（TRPG 56 mmHg）を確認した。

　意識レベルには問題なく，酸素化・血圧も比較的安定する一方，肺動脈の中枢側に血栓を認めており，CCUでの管理を行った。なお，この時点で下肢静脈に血栓は認めなかった。ヘパリンの投与を開始し，APTTを参考に調整，結果的には40,000単位/日まで増量することでAPTT比にして2倍までの延長が得られた。この間，血圧低下などは認めず，心エコー上の肺高血圧は改善された。この時点でCCUは退室，一般病床に入床した。

　この後，抗凝固療法を点滴加療から内服加療に移行する方針とし，ヘパリンからDOACによる抗凝固療法に移行。フォローアップの造影CTでは，末梢側肺動脈に血栓の残存こそ認めるものの，心エコー上の肺高血圧は認めないままであった。状態の安定を確認したうえで，DOAC内服を継続したままで退院となった。

[竹田 泰治]

索　引

【欧文索引】

ACE阻害薬／ARB　13, 60, 87, 260
Adam-Stokes症候群　244
AV delay　237

BiVAD (biventricular assist device)　123
BNP　279

CABG　56
CAPRICORN　13
cardiac failure　72, 102, 160, 174
CCU入室基準　2
　　──虚血性心疾患　3
　　──心不全　67
　　──その他の疾患　255
　　──不整脈　203
CHADS2スコア　209
CHA2DS2-VAScスコア　209
CK release　15, 32
CK/CK-MB　12, 43, 120
COMPANION　226
CRP　120

D-dimer　276
DOAC (direct oral anti-coagulant)　209, 247, 280
DOSE　75

EVEREST　93, 181
EVEREST研究サブ解析　79

FOLLOWPACE　250
Fushimi Registry　206

H2受容体拮抗薬　17
HFpEF (heart failure with preserved ejection fraction：EFの保たれた心不全)　68, 70, 174, 252
　　──原因や特徴　73
　　──治療　81
HFrEF (heart failure with reduced ejection fraction：EFの低下した心不全)　70, 88, 97

IABP (intra-aortic balloon pumping)　40, 109, 122, 165
　　──抜去　48, 131
ICM (ischemic cardiomyopathy)　62, 85
Intermacs Registry　171
ischemic preconditioning　6

Killip分類　3
Kussmaul徴候　24

LMT病変　54
LVAD (left ventricular assist device)　128, 170

necrosis　12, 36
NIPPV　56, 176, 192
Nohria-Stevenson分類　102, 206, 227
NSTEMI　54, 57
NT-proBNP　120, 246, 279

PCI　11, 26, 38, 56, 62
PCPS (percutaneous cardiopulmonary support)　27, 39, 122, 169, 282
　　──離脱　46
PCSIスコア　278
PDE Ⅲ阻害薬　108
PND (paroxysmal nocturnal dyspnea)　70
pre-infarction angina　6, 36

reciprocal change　7
Rubenstein分類　246
RVAD (right ventricular assist device)　128, 170

SAM (systolic anterior motion)　234
STEMI　54
ST上昇　8
　　── aVR誘導　54
Swan-Ganzカテーテル　27, 123, 128, 282
　　──抜去　31

t-PA　280

Universal Definition 56

VAD (ventricular assist device) 169
vascular failure 53, 72, 102, 146, 190
vascular on cardiac failure 191
VV delay 237

WRF (worsening renal function) 77,
112

【和文索引】

あ

アスピリン 17, 81
アセチルコリン拮抗薬 245
アセトアミノフェン 96
アピキサバン 210, 218, 230
アミオダロン 212, 224
アルドステロン 184
α遮断薬 260
アルブミン 196

イソプレナリン 245
一時的ペーシング 126, 247
陰性変力作用 212

右室拡大 279
右室梗塞 21
右室補助装置 (RVAD) 128, 170
右心カテーテル 50, 279
右心不全 158
うっ血解除 79, 112
うっ血性心不全 172, 204, 222
右房圧 134, 283

永久ペースメーカ 248
エドキサバン 218
エナラプリル 13, 60
エリスロポエチン 191
炎症性物質 127
炎症反応 37, 75, 246

オキシコドン 96

か

拡張型心筋症 97, 162
拡張期雑音 68
拡張不全 70, 224
下肢虚血 45
下肢浮腫 68, 83, 100, 119, 140, 158,
187, 204, 223
カテーテルアブレーション 170, 216,
222
カテコラミン 27, 40, 47, 94, 124
→強心薬なども参照
下壁心筋梗塞 21
カルシウム拮抗薬 260
カルベジロール 13, 32, 224
カルペリチド 104, 146
肝腫大 100

完全房室ブロック　125
冠動脈造影　38
貫壁性虚血　54

機械的補助　45
気管支喘息　99
気管挿管　282
脚ブロック　56
急性冠症候群　128
急性心筋炎　117
急性心筋梗塞　3
　　──onsetの推測　13，35
　　──機械的合併症　18
急性心筋心膜炎　8
急性心不全　134
　　──アプローチ　73
急性大動脈解離　256
　　──血圧管理目標値と降圧手段　260
急性肺塞栓／肺血栓塞栓症　273
　　──抗血栓療法　280
急性非代償性心不全（ADHF）　68，83，
　162，174，189
狭心症　187
強心薬　87，91，104，182　→カテコラミ
　ンなども参照
胸水　52，84，134，140，158，172，188
胸痛　4，21，273
虚血性心筋症（ICM）　62，85
虚血性心疾患　3
　　──CCU入室基準　3
　　──心不全　52
虚血耐性　6
巨細胞性心筋炎　126
緊急カテーテル検査　57

クリニカルシナリオ　102
クレアチニン　43，77，112
クロピドグレル　19

経カテーテル的大動脈弁置換術（TAVI）
　175
頸静脈怒張　24，68，100，119，140，
　204，223，273
経食道心エコー　155，210
経皮的心肺補助装置（PCPS）　27，39，
　46，122，169，282
劇症型心筋炎　122
血圧低下　267
血管拡張薬　56，74，104，148，191
血管内膠質浸透圧　191

血行再建術　52
血栓摘除術　284
血栓溶解薬　280
腱索断裂　144
倦怠感　187

高K血症　267
高Na血症　200
抗凝固薬／抗凝固療法　208，218，229，
　248，277，286
抗菌薬　75，244
高血圧　74
抗血小板薬　19，248
抗血小板薬2剤併用療法（DAPT）　16
好酸球性心筋炎　126
拘束性換気障害　68
梗塞前狭心症　6
抗不整脈薬　208，224，229
高齢　35，53，74，172，177，244
呼吸困難／呼吸苦　34，52，68，83，97，
　140，158，172，204，222，241，273

さ

サードスペース　198
再灌流傷害　12，26
再膨張肺水腫　192
左室圧排　277
左室拡大　101
左室自由壁破裂　18
左室内血栓　44
左室補助装置（LVAD）　128，170
左室リモデリング　88
左房圧　121
左房内血栓　205
左房負荷　208
サルコイドーシス　161
三尖弁逆流　101
酸素投与　56，74，192
酸素飽和度　119，275

ジギタリス　212
持続的血液濾過透析（CHDF）　267
失神　234，245
湿性ラ音　100，119，140
シベンゾリン　224
若年亜急性心筋梗塞　34
収縮期雑音　100，117，140，187
収縮期前方運動（SAM）　234
収縮不全　43，224
重症心不全　158，164

終末期心不全　86，94
出血性合併症　45
出血性梗塞　44
循環破綻　222，273
女性　74，161
ショック　3，18，24，34，258，279
徐脈性不整脈　244
心エコー　121，278
　　──急性期　16
心拡大　158，172
腎機能障害／低下　15，37，79，91，
　218，246，258
心筋 hibernation　62
心筋 stunning　16，27，43
心筋 viability　37
心筋炎
　　──急性　117
　　──巨細胞性　126
　　──劇症型　122
　　──好酸球性　126
心筋梗塞
　　── protective な因子　36
　　──右室　21
　　──下壁　21
　　──若年亜急性　34
　　──前壁　4
　　──前壁中隔　44
　　──陳旧性　68
　　──定義と分類　56
心筋症
　　──拡張型　97，162
　　──虚血性（ICM）　62，85
　　──たこつぼ型　8
　　──二次性　103，161
　　──肥大型　222
　　──頻脈誘発性　162，204
心筋生検　123
心筋バイオマーカー　8，37，55，59
心原性ショック　3，34
心室期外収縮（PVC）　52，228
心室中隔穿孔　18
心臓喘息　99
心臓リハビリテーション　17，271
心タンポナーテ　260
心内膜下虚血　54
　　── ST 低下と陰性 T 波　59
心囊液　18，256
深部静脈血栓　278
心不全　67，204
　　── CCU 入室基準　67

　　──右　158
　　──うっ血性　172，204，222
　　──緩和ケア　89，96
　　──急性　73，134
　　──急性非代償性（ADHF）　68，83，
　　　162，174，189
　　──虚血性心疾患合併　52
　　──至適心拍数　252
　　──重症　158，164
　　──終末期　86，94
　　──チーム医療　95
　　──超高齢者　172
　　──入退院を繰り返す　83
心房細動　68，150，206，241
　　──徐脈性　241
　　──脳塞栓症発症のリスクスコア　209
　　──頻脈性　222
心房粗動　204，207
心房頻拍　160

水分バランス　180，193
ステロイド　161
ステロイドパルス療法　123
ステント血栓症　19，56
ストロングスタチン　17，25
スピロノラクトン　87

全身倦怠感　97，117，241
全身浮腫　190
前壁心筋梗塞　4
前壁中隔心筋梗塞　44

造影 CT　278
造影剤腎症　262
僧帽弁逸脱　144
僧帽弁閉鎖不全／逆流　101，140，151，
　187
　　──器質的　152
　　──機能的　152
　　──虚血性　87
組織灌流　104，112，149，184

た
体液貯留　160，198，231
体液量分布　233
代謝性アシドーシス　264，276
対側性変化　7
大動脈内バルーンパンピング（IABP）
　40，109，122，165
　　──抜去　48，131

大動脈弁逆流　71
大動脈弁狭窄症　175
たこつぼ型心筋症　8
多枝病変　19, 54, 122, 128
ダビガトラン　210, 218
タファミジス　176

超高齢者
　　——鎮静と血圧　177
　　——心不全　172
直接経口抗凝固薬（DOAC）　209, 247,
　280
陳旧性心筋梗塞　68

低アルブミン血症　91, 187
低血圧　23, 279
低心拍出量症候群　163
低炭酸ガス血症　276
低蛋白血症　191
テオフィリン　245
デクスメデトミジン　176
電解質異常　267
電気的除細動　210, 233

動悸　158, 206
洞性頻脈　276
糖尿病　35, 74
糖尿病性腎症　187
洞不全症候群　241, 246
ドパミン　93
ドブタミン　26, 92, 109, 163, 212
トルバプタン　93, 166, 200
　　—— responder/unresponder　180
トロポニンT　55, 120, 279

な
難治性心不全　87

ニカルジピン　260
二次性心筋症　103, 161
ニトログリセリン　61, 146, 151, 260
乳頭筋断裂　18, 87
尿酸値　276
尿量　30, 90, 107, 148, 262
認知症　172, 244

ネフローゼ症候群　91, 187

脳塞栓症　44
ノルアドレナリン　177

は
ハートチーム　259
肺うっ血　84, 97, 188, 46
肺高血圧　98, 140, 273
　　——病型分類　194
　　——慢性血栓塞栓性　194
肺静脈隔離術　224
肺水腫　34, 52
肺動脈楔入圧（PCWP）　28, 101, 124,
　134
肺動脈造影　282

微小循環　12, 39
ビソプロロール　13, 32
肥大型心筋症　222
　　——閉塞性　234
ビタミンK　218
ピモベンダン　182
病歴聴取　174
貧血　15, 46, 59, 74, 190, 224
頻脈性心房細動　222
頻脈性不整脈　160
頻脈誘発性心筋症　162, 204

副鼻腔炎　68
不整脈　203
　　—— CCU入室基準　203
プラスグレル　17, 19
フレイル　74
フロセミド　30, 75, 151, 164
プロトンポンプ阻害薬　17

ペースメーカ　241
　　——永久　248
　　——リードレス　248
ペースメーカ感染　244
β遮断薬　13, 87, 252, 260
壁運動異常　9, 16, 41, 55, 101, 121,
　208
ヘパリン　278, 286
ベラパミル　224
弁膜症　140

発作性夜間呼吸困難（PND）　70

ま
末梢（四肢）冷感　100, 140, 223, 256,
　275
末梢塞栓　12, 39
慢性血栓塞栓性肺高血圧　194

慢性腎臓病（CKD）　74
慢性心不全　86
慢性肺高血圧症　187

ミネラルコルチコイド受容体阻害薬
　（MRA）　87
ミルリノン　93，108，164

メチルプレドニゾロン　123

モルヒネ　96

や

夜間不眠　187
薬剤性腎障害　77
薬効評価　163

輸血　191

溶血性貧血　46
腰背部痛　256

ら・わ

ランジオロール　212

リードレスペースメーカ　248
リズムトラブル　22，162
利尿薬　74，91，163，191，222
利尿薬抵抗性　91，181
リバーロキサバン　218
両室ペーシング機能付き植込み型除細動器
　（CRT-D）　222，226
両心補助人工心臓（BiVAD）　123

ループ利尿薬　196

レートコントロール　210，230，252

老人性アミロイドーシス　175

ワルファリン　81，209，218，280

症例から問いかける
CCU カンファレンス　　　　　　　　　　　　　定価：本体 5,000 円 + 税

2019 年 2 月 27 日発行　　第 1 版第 1 刷 ⓒ

編　著　樋口 義治

発行者　　株式会社 メディカル・サイエンス・インターナショナル
　　　　　代表取締役　金子 浩平
　　　　　東京都文京区本郷 1-28-36
　　　　　郵便番号 113-0033　電話 (03)5804-6050

印刷：アイワード／表紙装丁：トライアンス

ISBN 978-4-8157-0147-5 C3047

本書の複製権・翻訳権・上映権・譲渡権・貸与権・公衆送信権 (送信可能化権
を含む) は，㈱メディカル・サイエンス・インターナショナルが保有します。
本書を無断で複製する行為 (複写，スキャン，デジタルデータ化など) は，「私
的使用のための複製」など著作権法上の限られた例外を除き禁じられていま
す。大学，病院，診療所，企業などにおいて，業務上使用する目的 (診療，研
究活動を含む) で上記の行為を行うことは，その使用範囲が内部的であっても，
私的使用には該当せず，違法です。また私的使用に該当する場合であっても，
代行業者等の第三者に依頼して上記の行為を行うことは違法となります。

JCOPY　〈㈳出版者著作権管理機構 委託出版物〉
本書の無断複写は著作権法上での例外を除き禁じられています。
複写される場合は，そのつど事前に，㈳出版者著作権管理機構
(電話 03-5244-5088，FAX 03-5244-5089，info@jcopy.or.jp) の
許諾を得てください。